SANDRA CAMMANN

Herzen fühlen
Kamasutra für Einsteiger

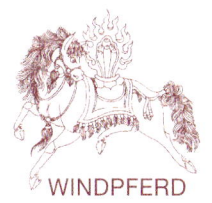

WINDPFERD

Wichtiger Hinweis

Die Informationen und Intensitätsangaben in diesem Buch sind mit Sorgfalt überprüft und lediglich eine Richtlinie. Dennoch übernehmen Autor und Verlag – auch im Hinblick auf mögliche Schreibfehler – keine Gewähr für die Richtigkeit. Der Autor ist nicht haftbar oder verantwortlich für irgendwelche Nachteile oder Schäden, die angeblich aus in diesem Buch enthaltener Informationen oder Vorschlägen erwachsen. Alle Übungen in diesem Buch wurden sorgfältig erprobt. Sie sind für Menschen mit einem durchschnittlichen Fitnessniveau geeignet. Lassen Sie sich jedoch in Zweifelsfällen zuvor durch einen Arzt oder Therapeuten beraten! Sowohl Autor als auch Verlag können für eventuelle Nachteile oder Schäden, die aus den im Buch gegebenen praktischen Hinweisen resultieren, keine Haftung übernehmen.

Aus Gründen der leichteren Lesbarkeit wurde durchgängig die männliche (neutrale) Anredeform verwendet, die selbstverständlich die weibliche mit einschließt.

1. Auflage 2018
© 2017 Windpferd Verlagsgesellschaft mbH, Oberstdorf
Alle Rechte vorbehalten
Fotos: Sarah Muthig
Umschlaggestaltung und Illustration: Jennifer Jünemann | www.bitdifferent.de
Zeichnungen Becken und Beckenbodenmuskeln: Godlint Blümle
Lektorat: Sylvia Luetjohann
Layout und Satz: Marx Grafik & ArtWork · Jennifer Jünemann | www.bitdifferent.de
Gesetzt aus der Adobe Text
Druck und Bindung: C.H. Beck, Nördlingen

Printed in Germany
ISBN 978-3-86410-173-1
www.windpferd.de

Ein intensives Ohhh! ... 109

    Achtsamkeitsmeditation ... 117
    Die Liebesenergie lenken ... 117
    Der Flaschenöffner ... 118
    Die Venus anbeten ... 119
    Der Venushügel ... 120
    Venushügel 2 ... 121
    Venushügel 3 – Dehnung ... 123
    Der Blitz ... 124
    Blitz 2 ... 124
    Blitz 3 ... 125
    Blitz 4 ... 125
    Glückliches Baby ... 126
    Meditation: Ängste in Liebe und Freude transformieren ... 127

Seelenverwandt – schrecklich oder schön? ... 129

    Meditation „Seelenpartner" ... 135

Eine Umarmung – Der Kuss des Herzens ... 137

    Übung Herzumarmung ... 141

Sehnsucht — lass nach! ... 143

    Meditation: Seele und Körper werden eins ... 147

Starker Beckenboden – Multiple Höhepunkte ... 149

    Schraube locker ... 156
    Die schwebende Göttin ... 157
    Die gestreckte Kaiserin ... 158
    Kaiserlicher Knicks ... 159
    Tanz der Diva ... 160

Inhalt

Vorwort	9
Auf der Suche nach Liebe	11
Erde und Himmel	25
Wankender Baum	26
Katzenstrecker	27
Die Schaukel	28
Die Welt verkehrt	
herum betrachten	28
Hinsetzen und Aufstehen	29
Liebe ist göttlich – Kama ist Liebe	31
Den Bogen spannen	52
Die Hüfte lockern	54
Den Rücken schlängeln	55
Kamasutra – Sinnesöffnungen für mehr Liebe	57
Kreisende Energie – Kraft von außen und innen	67
Der Hüftschwung	77
Die Brücke zur Lust	78
Die schönste Liebe auf der Welt: Selbstliebe!	87
Yin und Yang – wer bin ich eigentlich?	103

Lieber Nick,

   mit einem Blick in deine Augen erwachte ich nach vielen Jahren aus meinem Dornröschenschlaf und fühlte die Sehnsucht, mit dir ‚Eins' zu werden.

   Du hast mein inneres Licht aktiviert. Durch dich habe ich gelernt zu vergeben, zu verzeihen, mich von Menschen zu trennen, die mir nicht guttun, und mich selbst zu lieben.

   Ich fühle mit dir, ich lerne mit dir und ich wachse mit dir. Auch wenn wir äußerlich getrennt sind. Innerlich werden wir immer miteinander verbunden sein. Egal wie, wo oder mit wem ich lebe, du wirst immer bei mir sein. In meinem Herzen. Für immer EINS.

Deine Karla

Unabhängigkeit – So verführerisch — 163

Fühlen durch Mitgefühl — 169

Öffnen und loslassen — 173
- Ich liebe dich – Bis zum Mond und zurück — 178
- Aus zwei Hälften wird Eins — 179
- Zu mir selbst kommen — 180
- Den Bogen spannen — 181
- Flexibel bleiben — 182
- Das Becken öffnen und empfangen — 183
- Das Herz öffnen — 184
- Das Leben neu ausrichten — 185
- Neue Chancen ergreifen — 186
- Träumen wie ein Kind — 187
- Sich der Liebe vollkommen hingeben und öffnen — 188
- Herzatmung zum Abschluss — 189

Luzide Träume – die zweite Realität — 191
- Drei Arten von Träumen im Traumyoga — 198
- Vorbereitung auf die Traumpraxis — 199
- Zwei-Stunden-Übungen — 201
- Tagträume für zwischendurch – Yoga-Nidra-Übung — 202

Sprich mit mir! – Gespräche von Herz zu Herz — 211

Die Hoffnung stirbt zuletzt — 217

Über die Autorin — 229

Danksagung — 231

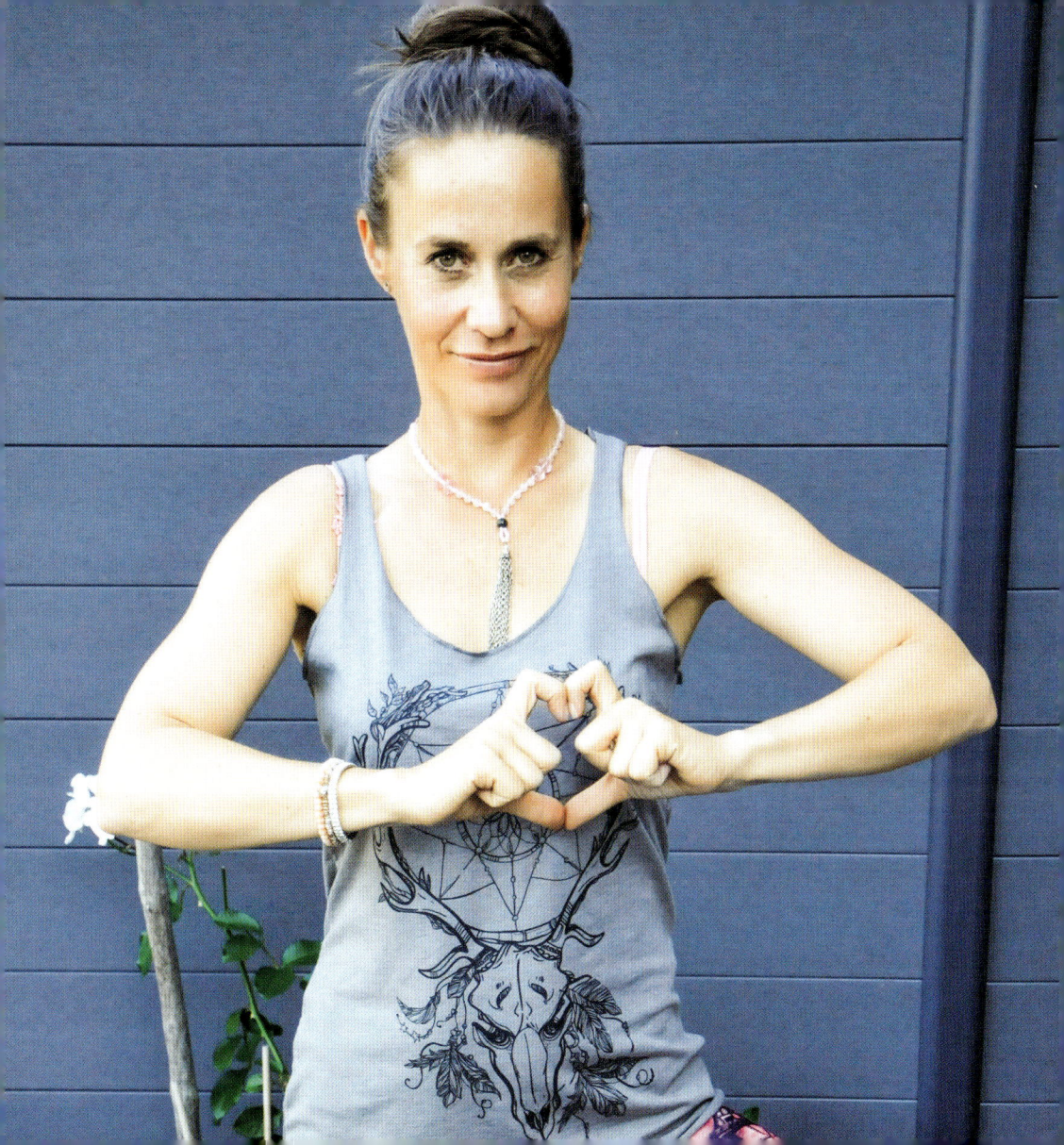

Liebe Karla,

du wirst immer auf deine Art emotional stärker sein als ich. Du bist wie ein Tsunami oder ein Orkan – so stark wie die Natur selbst. Du bist eine Göttin.

Ich kann davonrennen, kann versuchen, dich zu kontrollieren, dich zu vergessen, und daran scheitern. Du bist der Schlüssel zu meinem Herzen. Doch ich weiß nicht, ob ich die Kraft und den Mut habe, deiner Energie standzuhalten, ohne mich dabei selbst zu verlieren.

Dein Nick

Vorwort

Das Gefühl der Liebe ist seit der Existenz der Menschheit ein Mysterium. Sie ist die stärkste Kraft im Universum. Menschen brauchen körperliche und seelische Liebe wie Nahrung. Der Zauber der Liebe ist seit vielen Jahrhunderten Thema der indischen Mythologie und wurde deswegen vor langer Zeit im Kamasutra festgehalten.

Diese kurzen Lehrtexte sind zu Beginn des 21. Jahrhunderts aktueller denn je. Viele Menschen bewegen sich immer noch in der dreidimensionalen Welt und entscheiden ihr Leben nach ihrem Verstand. Der Zugang zu ihrem Herzen bleibt ihnen oft verschlossen. Manchmal können plötzliche Begegnungen im Leben jedoch so einschneidend sein, dass sich das Herz öffnet und Liebe fühlbar wird. In diesem Buch geht es um die Geschichte einer jungen Frau, die auf der Suche nach dem Glück ist. Aber was ist Glück eigentlich? Glück ist eines der vier Lebensziele – zumindest nach uraltem indischen Wissen. Es ist ein Zustand, der nicht festgehalten werden kann. Glück existiert nur in den Augen des Betrachters. Jeder entscheidet selbst, was Glück für ihn bedeutet. Deswegen führen so viele Wege dorthin. Wohlstand, Geschlecht, Intelligenz oder Alter entscheiden jedoch selten über das Glück eines Menschen. Entscheidender ist die Einstellung zum Leben und wie sehr man in der Lage ist, auf Lebensveränderungen und Probleme einzugehen. Glück hängt also maßgeblich davon ab, was und wie wir denken!

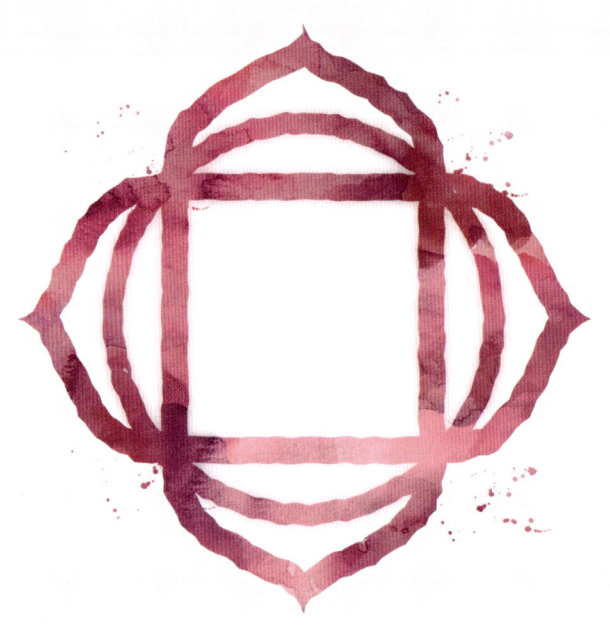

10 AUF DER SUCHE NACH LIEBE

Auf der Suche nach Liebe

„Kamasutra? Das sind doch diese verrückten Verrenkungen, die damals Prinzessinnen und Helden auf ihren pompös geschmückten Liebeslagern zelebrierten. Dafür interessierst du dich?" – im Unterton meiner Freundin Trish hörte ich eine Mischung aus Scham und Bewunderung. Als Yogalehrerin befasste ich mich schon seit Längerem mit dem Kamasutra: „Die Seele ist in einem Körper, weil sie in diesem Leben so viele Erfahrungen wie möglich sammeln möchte. Sie möchte riechen, schmecken, das Leben auskosten und Berührungen spüren. Das Kamasutra hilft dabei, diese Sinne zu öffnen und die Lust an der Liebe wiederzuentdecken – mit Sex hat das erst einmal nichts zu tun." Die Stirn von Trish runzelte sich wie bei einer Achtzigjährigen. Ich sah bei ihr viele unausgesprochene Zweifel und ergänzte: „Die Worte Kama und Sutra stammen aus dem indischen Sanskrit. Kama bedeutet Liebe, Begierde und sinnliches Genießen. Ein Sutra ist ein Leitfaden. Der Leitfaden der Liebe soll zu mehr Lebenslust, spirituellen Höhepunkten und körperlicher Nähe führen. Spirituelle Höhepunkte finden allerdings im Herzen und im Kopf statt – weniger im Unterleib." Trish sah mich nun erstaunt an: „Ein Orgasmus im Kopf?" „Sozusagen. Kennst du den Zustand des völligen Loslassens? Diese Millisekunden: wenn die Energiewelle deinen Körper durchströmt und nach oben aufsteigt in Richtung Kopf. Alles kribbelt. Du kannst nicht denken, du willst nicht denken. Du bist vollkommen eins mit deinem Partner und fühlst dich schwerelos wie ein Stern im Universum. Dein Körper ist nicht mehr deine Hülle. Du nimmst nur noch das Licht und die Energie tief in deinem Inneren wahr." Trish dachte einen Moment lang nach und sagte mit ernster Stimme: „So etwas habe ich noch nie erlebt." „Das kann man lernen, sich für dieses Gefühl öffnen und wahrnehmen, um dann vollkommen die Kontrolle abzugeben. Deiner Phantasie sind keine Grenzen mehr gesetzt. Sinnlichkeit und Erotik bekommen mehr Raum im Leben. Deine Lebensfreude wird geweckt!"

Das Kamasutra hatte mich in den Bann gezogen, weil ich mich seelisch weiterentwickeln wollte. Ich wollte endlich mein Glück in der Liebe finden. Auf diesem Weg gab es allerdings noch ein paar Ziele zu erreichen. Sollte ich wirklich hundert Jahre in meinem Leben zur Verfügung haben, dann würde ich Stück für Stück meine Lebensziele abarbeiten. Jedes Ziel zu seiner Zeit – aufbauend auf das nächste. In der Kindheit ging es darum, für das Leben an sich zu lernen. Als Erwachsener strebe ich nach Wohlstand und Lust. Und gegen Ende würde es nur um eins gehen: Mit allem Eins werden und göttliche Erfahrungen sammeln.

Viele Jahre fragte ich mich, was Liebe eigentlich sei und wie sie sich anfühlt. Ich hatte in meinem Kopf eine feste Vorstellung davon, aber die Realität sah vollkommen anders aus. Als Teenager füllte ich mein Tagebuch mit vielen Worten über die Liebe. Auf dem Schulweg oder in der Pause beobachtete ich meinen Schwarm. Ein paar Monate vergingen, bis er mich bemerkte und beachtete. Dann war es endlich so weit: Er küsste mich auf einer Party. Ich war schüchtern und aufgeregt – unsere Körper zitterten. Einen Moment lang blieb die Zeit stehen, bis sich unsere Lippen immer näher kamen und schließlich berührten. Dieser erste Kuss war forsch und feucht – nicht sinnlich oder erotisch. Trotzdem flog eine Schar von Schmetterlingen durch meinen Bauch. Adrenalin durchströmte meinen Körper und ließ die Knie zittern. „Noch einmal!", dachte ich mit einem breiten Grinsen im Gesicht. In den folgenden Wochen knutschten wir weiterhin um die Wette, aber die Schmetterlinge waren weg. Daraufhin fragte ich mich: „Wie fühlt sich Liebe zwischen zwei Menschen an? Fliegen die Schmetterlinge im Bauch immer so schnell wieder weg? Welches Gefühl kommt danach?"

Als Teenager purzelten die Hormone auf und ab – genau wie meine Stimmung. Körperlich und psychisch wurde ich stark gefordert. Bei einem Blick in den Spiegel sah ich ein kleines dickes Mädchen mit Pickeln im Gesicht. Drei lange Jahre nach meinem ersten Kontakt mit dem männlichen Geschlecht hatte ich keinen festen Freund, weil ich dachte, dass sich kein Junge für so ein hässliches Mädchen wie mich interessieren würde. Meine Eigenwahrnehmung war gestört. Heute sehe ich auf alten Fotos ein hübsches Mädchen, das melancholisch in die Kamera blickte. Liebe fehlte mir wie Nahrung. Meine Familie liebt mich sehr, aber nicht die anderen Menschen, mit denen ich täglich zu tun hatte.

 Erst mit 19 Jahren begegnete ich einem zwei Jahre älteren jungen Mann, der auch mich anziehend fand. Er arbeitete in einem Pizzaladen und ich bewarb mich dort um einen Job. In der Probezeit wies Heiko mich in die Abläufe des Ladens ein. Ich hatte meinen Führerschein erst seit einem Jahr und fuhr immer nach Vorschrift, aber leider kamen dadurch die Pizzen zum Teil kalt bei den Kunden an. Heiko sorgte dafür, dass mir der Chef schnell kündigte: „Karla, du bist so langsam, dass sich die Kunden beschweren. Wir halten uns nicht an die Verkehrsregeln. Du musst Gas geben, wenn du Pizzen auslieferst. Tut mir leid, aber der Chef sagt, dass das mit dir keinen Sinn macht." Dann fragte er mich nach einem Date. „Puh! Du kündigst mir, weil ich mich an die Verkehrsregeln halte? Und jetzt willst du auch noch mit mir ausgehen?" Sein Verhalten war mir befremdlich, aber meine Tränen trockneten schnell. Ich ließ mich auf das Date ein. Mit Heiko feierte ich ganze Nächte durch oder trieb mich in Spielkasinos herum. Was zunächst locker und leicht erschien, wurde zu einer schweren Bürde: Heiko war süchtig nach dem Glücksspiel. Er schaute wie paralysiert auf das Roulette und ließ Hunderte Euro im Kasino. Danach versuchte er sein großes Glück am einarmigen Banditen – und verlor. „Können wir jetzt nach Hause gehen?" Ich war müde und gelangweilt von seiner Sucht. „Nein. Ich muss es noch einmal versuchen. Beim nächsten Mal klappt es. Bestimmt!" Er verschuldete sich haushoch und ich konnte nur zusehen, wie er daran kaputtging.

 Nach ein paar Monaten wollten wir gemeinsam Urlaub machen. Wir fuhren zum Oktoberfest nach München. Dort angekommen, verbrachten wir unsere Zeit am Schießstand, wo Heiko mir etliche Papierrosen schoss. Nach einiger Zeit drehte er sich zu mir um und sagte: „Karla, kannst du mir Geld leihen? Meins ist alle." Eigentlich brauchten wir noch Geld für die Heimfahrt. Wir konnten uns nicht einmal mehr eine Jugendherberge leisten und übernachteten im Auto. Ich log ihn an: „Nein. Ich habe nur noch einen Zehner. Wir sollten davon etwas zu essen kaufen." Schnell griff er nach meinem Portemonnaie, nahm das Geld und verschoss es. Ich wurde still und fühlte mich unwohl. Als wir einen Tag später an der Tanksäule standen und ich Geld fürs Benzin aus einer anderen Tasche hervorholte, wurde er sauer, weil ich ihn angelogen hatte. So vergingen Wochen und Tage. Ich versteckte mein Geld vor ihm und er belog mich, wo er nur konnte. So belogen wir uns gegenseitig. Auch mein *erstes Mal* mit ihm war ein Desaster. Eigentlich war ich noch nicht so weit, aber nach zwei Monaten wollte Heiko nicht mehr warten. Wir hatten mal wieder durchgemacht und ich war sehr müde. Er überredete und bedrängte mich in dieser Nacht, die nicht von Zärtlichkeiten oder Romantik geprägt war. Es war einfach nur schmerzhaft. Jedes weitere Mal, wenn Heiko mit mir schlief, hatte ich Schmerzen, die hinterher tagelang andauerten. Meine Gynäkologin fand schnell eine Antwort auf meine Fragen: „Karla, wenn du nicht feucht wirst, dann ist das nicht der richtige Partner für dich." Geschockt sah ich sie an, aber sie hatte es mit einem Satz auf den Punkt gebracht. Erst als Heiko an Silvester eine andere Frau vor meinen Augen küsste, nahm ich meine Sachen und ging auf der Stelle fort, ohne mich jemals wieder umzudrehen. Heikos Mutter lief mir weinend hinterher und flehte mich an, nicht zu gehen. Ich schüttelte nur den Kopf und sah sie traurig an. Mein Selbstwert meldete sich und mir wurde bewusst, dass ich meine kostbare Zeit nicht weiter mit diesem Mann teilen wollte.

    Nach dieser ersten Partnerschaft hatte ich Angst, allein zu sein. Ich suchte weiter nach meiner großen Liebe und stürzte mich wenige Wochen später gleich wieder in die nächste Problembeziehung. Auch diesen Mann lernte ich bei einem Aushilfsjob kennen. Nach meiner Ausbildung arbeitete ich ein paar Monate im Akkord in einer großen Bekleidungsfabrik. Meine Aufgabe bestand darin, Pullover nach Aufträgen in einen Wagen zu legen, der zum Schluss auf eine Schiene gehoben werden sollte, damit er eigenständig vom Lager zum Versand fahren konnte. Immer wenn ich mit meinen kurzen und dünnen Armen den schweren Wagen auf die Schiene heben wollte, war Tom zur Stelle und half mir heimlich. Seine Art, mich zu unterstützen, fand ich sehr charmant. Nach der Arbeit redeten wir oft noch ein paar Minuten miteinander. Unser Chef sah den Flirt zwischen uns nicht gern. Deswegen versetzte er Tom in eine andere Abteilung. Wir trafen uns privat in einem Park und redeten stundenlang, bis unsere Körper schließlich zueinanderfanden. Unser erster Kuss schmeckte nach Aschenbecher mit Kaugummi. Tom war Kettenraucher und Alkoholiker. Das Kribbeln in Herz und Bauch verschwand so schnell, dass ich es kaum bemerkte. Anfangs war ich auch skeptisch, weil er sieben Jahre älter war als ich. Doch dann war der Altersunterschied reizvoll für mich. Ich dachte, dass ein älterer Mann eine gewisse Reife hätte und mir nicht wehtun würde. Er war so erwachsen und ernst – das komplette Gegenteil von mir. Nach dem Aushilfsjob in der Bekleidungsfabrik bewarb er sich als Immobilienmakler und hoffte auf das ganz große Geld. Durch seinen überschwänglichen Lebensstil verschuldete er sich jedoch haushoch und ich durfte diesen Prozess miterleben. Seine Wohnung stattete er mit teuren Ledersesseln aus. Tom trug plötzlich schicke Klamotten und kaufte sich einen Sportwagen. Jedes Mal, bevor ich in sein neues Auto einsteigen wollte, kam er angerannt, riss mir die Tür auf und machte einen Knicks. Anfangs schaute ich irritiert, dann fand ich es ganz nett und wenig später nervte mich seine überdrehte Art. Für andere schien Tom ein erfolgreicher Mann zu sein, der mitten im Leben stand. Doch in seinem Wesenskern war er sehr zerbrechlich. Tom brauchte mich, weil er sich von seiner Mutter nie geliebt gefühlt hatte. Auch er suchte verzweifelt nach Liebe, trug dabei allerdings eine schreckliche Wut in sich. Einmal, als Tom sauer auf mich war, nahm er einen Topf mit Tomatensoße vom Herd und schleuderte ihn durch die ganze Wohnung. Ich war im ersten Moment schockiert, im zweiten glücklich, dass die Soße nicht mich getroffen hatte, und im dritten Moment habe ich daran gedacht, wie ich die Sauerei beseitigen könnte. Ein paar Tage später nahm ich Pinsel und Farbe und strich die Wohnung neu. Ich hatte nicht die Kraft zu gehen – noch nicht.

Ein paar Tage nach diesem Vorfall fuhren Tom und ich von einem Möbelladen außerhalb der Stadt mit dem Auto nach Hause. Tom wurde mal wieder von einer Sekunde auf die nächste wütend, weil ich ihm erklärte, dass er Dinge verkaufen müsse, um von seinen Steuerschulden herunterzukommen. Tom stoppte das Auto, öffnete meine Tür und forderte mich auf, auszusteigen. Ich stieg aus, wanderte im Regen ein paar Kilometer bis zu seiner Wohnung, in der er bereits wartete und mich keines Blickes würdigte. Lautlos schnappte ich meine Sachen und fuhr mit dem Rad nach Hause.

Nach sechs Jahren kranker Beziehung war Tom trocken, rauchte nicht mehr, hatte 30 Kilogramm Körperfett in Muskeln umgewandelt und war schuldenfrei. Eigentlich das, was ich mit meiner aufgedrängten Hilfe erreichen wollte. Doch meine Kräfte waren am Ende angelangt. Dieser Energievampir hatte mich komplett ausgesaugt. Ich wollte nur noch meine Ruhe haben. Daraufhin *stalkte* Tom mich. Plötzlich stand er auf meiner Terrasse und rief durch die Scheibe: „Ich vermisse dich. Komm zurück zu mir." Dabei hielt er einen Blumenstrauß in der Hand. Ich zitterte mit einer Mischung aus Wut und Angst: „Hau ab! Ich will dich nie wieder sehen." Tom hatte mich verstanden. Die nächsten Jahre träumte ich davon, dass wir noch zusammen wären und ich mich nicht von Tom trennen könnte. Erst als ich träumte, dass er Suizid begehen und sich vor einen Zug werfen würde, endete meine Qual. Die Frage, ob es Liebe war, erübrigte sich schnell. Wenn ich heute an Tom denke, empfinde ich rein gar nichts. Weder Liebe, noch Mitleid, noch Reue. Es war ein harter Weg, den ich gehen musste, um zu erkennen, dass ich mich definitiv in einer Sackgassenbeziehung befand.

Eines Nachts – kurz vor Ostern – träumte ich von meiner Oma. Sie verabschiedete sich von mir, weil sie starb. Ein letztes Mal nahm sie mich in die Arme und wir hielten uns fest. Im Hintergrund sah ich, wie die anderen Familienmitglieder sich um das Erbe stritten, und ich wurde wütend: „Oma, sie streiten und du stirbst. Keiner interessiert sich für dich!" Meine Oma sah mich an und sagte: „Das ist mir egal, Liebes. Ich muss dir jetzt etwas Wichtiges mitteilen: Verlerne niemals zu lachen!" Dann gab sie mir ein selbstgemaltes Bild mit Schmetterlingen und ging fort. Die Schmetterlinge waren wunderschön. Die Symbolik, die sich dahinter verbarg, verstand ich jedoch erst viele Jahre später: Sie teilte mir mit, dass ich mich irgendwann transformieren würde – von der Raupe zum Schmetterling. Verwirrt wachte ich damals aus diesem Traum auf. Wenige Stunden später rief mich mein Vater an. Er weinte am Telefon und sagte: „Deine Oma ist heute Nacht gestorben." Geschockt ließ ich den Hörer vom Ohr sinken. Meine erste Vision hatte sich bewahrheitet. Ein paar Monate später starb der Verlobte meiner besten Freundin. 2000 Kilometer von uns entfernt. Ich sah vor meinem Geist, wie er auf ein Bettlaken schrieb, dass er noch nicht sterben wollte. Er war gerade erst 23 Jahre alt und wurde von einem Insekt während einer Wanderung in den Bergen gestochen. Die Infektion tötete ihn. Angstgefühle kamen in mir hoch und ich versuchte, weitere Visionen zu verdrängen. Ich wollte keine Menschen mehr sterben sehen. Mit dieser Verdrängung lebte ich fortan dreidimensional aus meinem Verstand heraus und unterdrückte meine Intuition oder nahm sie einfach nicht wahr.

Nach der Beziehung mit Tom ging ich immer mal wieder mit Männern aus, aber es entwickelte sich zunächst nichts. Bis ich kurz vor meinem 25. Geburtstag Baza gegenüberstand. Er kam aus Kurdistan und war vor vielen Jahren als Achtjähriger mit der Familie seines Bruders nach Deutschland geflüchtet. Baza studierte in Hamburg Sport auf Lehramt. Wir arbeiteten damals zusammen in einem Sportverein. In den Abendstunden unterrichtete ich Yoga und Baza betreute Mitglieder an den Trainingsgeräten. Von Anfang an hatte dieser Mann mich fasziniert. Vielleicht war es die Gefahr und Mystik, die er ausstrahlte. Wir verabredeten uns und lachten den ganzen Abend. An diesem Abend spürten wir sofort, dass wir uns wie Magnete anzogen. Kurz darauf fuhr ich in den Urlaub nach Italien und starrte ständig auf mein mobiles Telefon, in der Hoffnung, dass wieder eine SMS von Baza kam. Meine ganze Aufmerksamkeit galt ihm, während ich an diesem wundervollen weißen Sandstrand lag. Ich verpasste den gesamten Urlaub und war nicht bei mir. Als ich wieder zu Hause war, trafen wir uns noch am selben Abend. Wir schliefen miteinander und begehrten uns, wie ich es noch nie zuvor gespürt hatte.

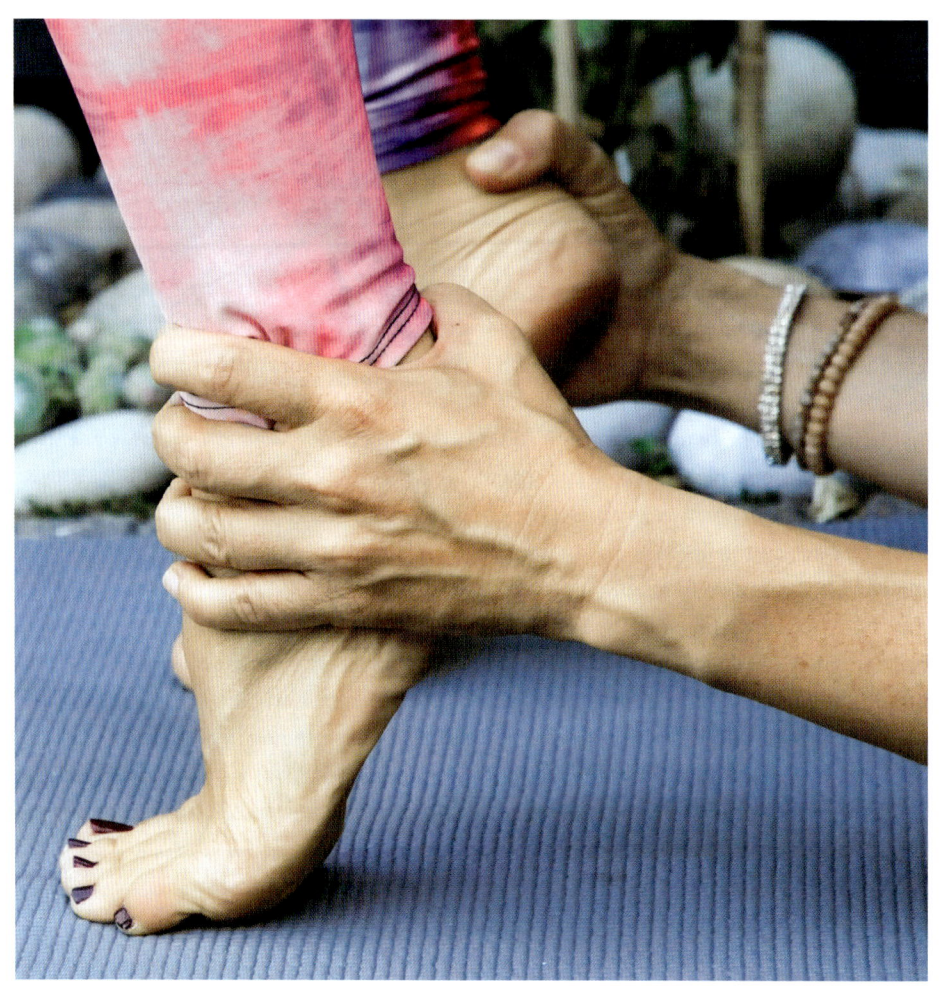

Doch ich spürte auch, dass diese Verbindung zu Baza sehr gefährlich und nicht ehrlich war. In unserer ersten Nacht, die wir gemeinsam verbrachten, schliefen wir mehrmals miteinander. Baza schien genau zu wissen, wo er mich anfassen musste, um mich besinnungslos glücklich zu machen. Es war das erste Mal, dass ich multiple Höhepunkte erlebte. Die Entspannung *danach* führte mich in einen Trancezustand. Plötzlich kamen Bilder in meinen Kopf: Drei Männer standen um mich herum. Sie waren komplett verschleiert und sprachen kurdisch. Sie befahlen dem Mann in der Mitte, mich mit einem Schnitt durch die Kehle zu töten. Er schaute mir mit einem traurigen kalten Blick in die Augen, legte das Messer an meine Kehle und tötete mich. Dieser Mann in der Mitte war Baza, der nun im Bett neben mir lag und friedlich einschlief.

Mir lief es kalt den Rücken herunter. Für einen Moment hatte ich Angst vor ihm. Warum hatte ich diese Situation gesehen? Konnte diese Liebe mich wirklich in Gefahr bringen? Ich blendete diese Gedanken schnell wieder aus. Es war schön, mit Baza intim zu sein und mit ihm Zeit zu verbringen. Wir waren die nächsten Wochen unzertrennlich, flogen auf die Kanaren, gingen ins Kino, trieben Sport oder trafen uns mit lieben Freunden. Wir hatten gleiche Interessen und waren unzertrennlich. Jeden Tag verbrachten wir Zeit miteinander, umarmten uns, hielten uns an den Händen oder schliefen miteinander. Abends wurde Baza immer emotional und erzählte mir Ereignisse aus seinem Leben. Er berichtete von seinem Bruder, der ihn wie ein Vater großgezogen hatte. Doch dann wurde sein Bruder von einer anderen Familie getötet – es ging um Geld. Die Familie seines Bruders verlangte von ihm, dass er den Mord rächen solle, weil er der einzige Mann in der Familie war, der keine Frau und Kinder hatte. Traurig erzählte er mir, dass er sich eine Zukunft mit mir wünschte und nun diese Tat anzweifelte. Ich hoffte, dass unsere Liebe stärker sein würde als der Hass. Sie war es nicht. In den folgenden Wochen und Monaten veränderte sich etwas zwischen uns. Baza wollte, dass ich abends in meinen Yogastunden meinen Kopf und Körper mehr bedecken sollte. Er erzählte jedem, dass ich ihm gehörte. Als er mich fragte, ob ich ihn heiraten würde, damit er die deutsche Staatsbürgerschaft erlangen würde, schrie etwas in mir auf. Ich stellte mir vor, wie wir verheiratet sein würden, Kinder bekämen und Baza mich wie sein Eigentum behandeln würde. Es machte mir Angst. Ich zögerte eine Antwort hinaus und er fragte mich zum Glück nicht mehr danach, weil er kurz darauf die deutsche Staatsbürgerschaft erhielt. Sein Studium ging in die Endphase und er begann seine Examensarbeit zu schreiben. Sein Thema hatte mit seiner Religion zu tun.

Aus heiterem Himmel trennte er sich von mir, nachdem wir sechs Monate nach unserem ersten Treffen immer noch wie Frischverliebte durchs Leben liefen. Baza teilte mir mit, dass er seine Cousine heiraten würde und dass diese Verbindung von Anfang an festgestanden hätte. Er zeigte mir sein zweites Gesicht und ich sah zum ersten Mal die kalten Augen, die mir bereits in der Vision begegnet waren. Fassungslos stand ich vor ihm. Tränen liefen aus meinen Augen: „Warum? Ich liebe dich. Das kann doch nicht alles von heute auf morgen weg sein?!" „Du bist wunderschön, wenn du weinst." Er schaute mir tief in die Augen und küsste mich. „Baza, hör auf damit. Du willst deine Cousine heiraten? Dann hör auf, mich zu küssen, hör auf, mit mir zu schlafen. Du kannst uns nicht beide haben." Ich wurde wütend und schrie ihn an: „War denn alles eine Lüge? Du hast die ganze Zeit gewusst, dass du sie heiraten würdest, und erzählst mir, dass du dir eine Zukunft mit mir wünschst?" „Karla, du bist eine Deutsche. Sei nicht so naiv. Ich komme aus einer anderen Welt. Es war schön mit dir, aber meine Familie würde dich töten, wenn sie von dir wüsste."

In meiner Wut verließ ich die Wohngemeinschaft. Stundenlang lief ich orientierungslos durch den Wald, bis ich zusammenbrach und mich an einen Baum lehnte. Dort weinte ich, bis keine Tränen mehr kamen. Meine Vision bewahrheitete sich – nur anders, als ich es zuvor gesehen hatte. Kurz nachdem Baza sich von mir trennte, übte er die Bluttat aus Rache für seine Familie aus. Er erschoss einen Menschen aus seinem Kulturkreis, verkleidet als Postbote vor den Augen von Erwachsenen und Kindern. Die Tat hatte Baza viele Jahre lang geplant. Auf meinen Schultern lastete ein übergroßer Rucksack. Zentnerschwer, weil ein Mensch sterben musste. Wieder war ich am Boden zerstört, bekam Schuldgefühle und fragte mich, ob ich es hätte verhindern können. Und wieder kam mir in den Sinn: „War es wirklich Liebe, die uns verband? Oder war es einfach Leidenschaft? Ist Leidenschaft nur das, was Leiden schafft? Wo ist sie nur, die Liebe? Wo finde ich diesen einen Menschen, der mich komplett macht und mit dem ich gemeinsam die Welt retten kann?" Das Schlimmste war jedoch, dass ich Baza hörig war und zu ihm zurückgekommen wäre, wenn er es gewollt hätte. Ich dachte ernsthaft, ich würde ihn lieben, und war abhängig von diesem Gefühl, das uns beide verband. Die Vision, die ich anfangs hatte, wurde zu einer symbolischen Realität. Er tötete mich – innerlich. Mein Herz fiel in zwei Hälften und hörte auf zu schlagen. Ich wollte auf der Stelle sterben. Meine Seele verließ meinen Körper. Knapp zwei Jahre meines Lebens habe ich versucht, die Ereignisse zu verarbeiten. Ich sah keinen Sinn mehr im Leben. Die Stunden und Tage verliefen wie in einem Albtraum und ich konnte daraus nicht aufwachen. Meinen Job als Kauffrau kündigte ich. Dann schrieb ich mich an der Uni ein und studierte BWL, um mich später selbstständig zu machen. Außerdem wollte ich mich ablenken und einen kompletten Neuanfang wagen. Nun saß ich im Hörsaal, aber die Worte der Dozenten drangen oft nicht zu mir durch. Meine Gedanken waren bei Baza und dem Leid, das ich fühlte. Schließlich kam die erste Studentenparty. An diesem Abend zog ich es vor zu arbeiten, anstatt zu feiern. Die ganzen fünf Jahre, die ich studierte, habe ich mich um Partys und fröhliche Menschen gedrückt. Ich habe nur gearbeitet und funktioniert. Herzschmerz zog sich viele Jahre durch mein Leben, weil ich nicht wusste, dass Liebe einfach ins Leben kommt, wenn ich mich von dem Gedanken löse, nach ihr zu suchen.

Meine Freunde haben mich immer wieder aufgerichtet und mir die Augen geöffnet. Einer davon ist mein jetziger Ehemann. Er hat mich wahrlich gerettet und auf Händen durchs Leben getragen, als ich den Mut verlor und mich selbst aufgab. In der Zeit, als ich mit Baza eine Beziehung führte, waren Marcel, Baza, Ingo und ich eine befreundete Clique, die viel zusammen unternahm. Nach unserer Trennung war es für uns schwierig, damit umzugehen.

Die Jungs hatten mich alle sehr gern. Ingo versuchte mich aufzuheitern und zu stützen. Er gestand mir, dass ich seine Traumfrau wäre. Doch ich konnte nur müde lächeln: „Ingo, du wirst deine Traumfrau treffen. Ich bin es nicht!" Marcel ging in dieser Zeit erst einmal auf Abstand. Alle hatten Angst vor Baza, weil er immer noch erzählte, ich wäre *sein* Mädchen. Baza kündigte Ingo die Freundschaft, weil er spürte, dass er sich zu mir hingezogen fühlte. Mich beschimpfte er als deutsche Schlampe, weil er dachte, ich würde mir gleich den nächsten Freund suchen. Die Zeit mit Ingo lenkte mich ab und tat mir gut. Manchmal saßen wir nur stundenlang in der WG, hielten uns in den Armen, kuschelten miteinander und sprachen über das Leben. Die Auflösung der Clique war für alle eine Art Trennung, die wir verarbeiten mussten. „Du bist eine Egobraut", Ingo lächelte, als er das sagte. „Wie meinst du das?" „Hey, ganz ehrlich: Du nutzt mich voll aus!" „Du hast doch einen freien Willen. Du musst dich nicht mit mir treffen." „Ist aber schön mit dir." Ingo wurde sentimental und etwas traurig, weil auch er die *Richtige* noch nicht gefunden hatte. Dann kam der Abend, an dem die Spezialeinheit der Polizei überraschend die WG stürmte und Baza abholte. Außer ihm war zum Glück niemand im Haus. Baza wurde ins Gefängnis gebracht und sollte für seine Bluttat büßen. Es erleichterte Marcel und mich – auch wenn es uns traurig stimmte. Ingo versuchte verzweifelt, den Kontakt zu Baza zu halten, und schrieb ihm endlos lange Briefe ins Gefängnis, die Baza nicht beantwortete. Im Rückblick bin ich Baza dankbar, dass er sich damals von mir getrennt hat. Ich hätte weder sein Mitwisser sein wollen noch seine Freundin, die ihn im Gefängnis besucht. Im folgenden Monat fuhr ich allein in den Urlaub auf eine griechische Insel. Im Gepäck hatte ich eine Schachtel mit Dingen, die Baza gehörten. Ich wanderte auf einen Berg und verbrannte alle gemeinsamen Fotos und Geschenke von ihm, um mich zu lösen. In diesem Urlaub wanderte ich viel oder fuhr mit einem Leihfahrrad bis zum Einsetzen der Dunkelheit über die Insel. Die Einsamkeit und die Natur brachten mich zu mir selbst zurück. Als ich wieder zu Hause war, spürte ich, dass ich Marcel vermisste. Ich musste ihn unbedingt wiedersehen. Unser Arbeitgeber feierte kurz darauf ein Sportevent und wir waren beide als Aushilfen eingeteilt. In der Pause aßen wir zusammen Waffeln und erzählten von schönen Reisen. Erst kürzlich war Marcel mit seinem Freund in Amerika gewesen und durch den Grand Canyon gewandert. Marcel flachste ein wenig herum und sagte: „Karla, dich würde ich auch in die USA mitnehmen. Wir mieten uns ein cooles Auto und fahren damit über den Highway." Sofort liefen Bilder in meinem Kopf ab. Das war eine wundervolle Vorstellung! Ich fühlte mich sehr wohl in seiner Gegenwart. Marcel strahlte diese innere Ruhe aus, die ich schmerzlich vermisste. Plötzlich hatte ich dieses „Jetzt-oder-nie-Gefühl". Ich stopfte ihm den Rest meiner Waffel in den Mund und flachste: „Wetten, dass ich besser kochen kann als du?" Marcel antwortete prompt: „Die Wette gilt. Ich werde dir ein Gericht zaubern, das du nie vergessen wirst." So saßen wir am nächsten Abend zusammen und kochten gemeinsam. Wir hatten zum ersten Mal nach langer Zeit zusammen Spaß. Es war herrlich vertraut zwischen uns. Wir verabredeten uns in den Folgetagen, ohne dass wir uns berührten. Unsere Beziehung entwickelte sich sehr langsam und vorsichtig. Eines Abends gingen wir durch den Park. Marcel legte wie selbstverständlich seine Hand in meinen Nacken und ließ mich nicht mehr los. Am selben Abend küssten wir uns zum allerersten Mal. Es dauerte Wochen, bis wir miteinander intim wurden. Irgendwann wurde aus dem sinnlichen Kuscheln ein Verführen. Wir lagen stundenlang eng umschlungen im Bett und schauten uns in die Augen. Als wäre ich zerbrechlich, berührte er mich ganz vorsichtig. Zwischen uns herrschte in dieser Nacht ein unglaublich zärtlicher Austausch. Genauso wie es im Kamasutra beschrieben war: Unsere Vereinigung war ein heiliger Akt mit dem Gefühl der Verbundenheit. Wir waren uns körperlich und geistig ganz nah und wollten einander nie wieder loslassen. Auch bei Marcel hatte ich in dieser Nacht eine Vision: Es herrschte Krieg und er war gekleidet wie ein Soldat. Wir befanden uns mitten in einem Gefecht. Er versteckte mich in einem Graben und sagte zu mir: „Hier bist du sicher." Dann richtete er sich auf und verteidigte mit seiner Waffe mich und unser Leben. Ich konnte bei ihm schwach sein und ließ mich im Vertrauen fallen. Marcel trug mich von diesem Zeitpunkt an wie auf einer

Sänfte durchs Leben. Er tat es gern für mich und regelte alles: die gemeinsame Wohnung, die Hochzeit, das Haus, sogar die Geburten unserer Kinder – alles nur, um mich glücklich zu machen. Wie im Bilderbuch heirateten wir ein paar Jahre später, schauten uns magische Naturereignisse wie Polarlichter an, hielten uns in den Armen, träumten zusammen und bekamen unsere lieben Kinder. Ein Happy End? Zum ersten Mal spürte ich, was wahre Liebe zwischen Mann und Frau war. 17 Jahre gehen wir seitdem gemeinsam durchs Leben. Über viele Jahre hat sich unsere Liebe gefestigt und ist tiefer und inniger geworden. Langsam aber stetig wurde das Begehren mehr. Dann kaufte ich mir mein erstes Kamasutra-Buch. Die Stellungen interessierten mich dabei weniger – vieles hatten wir schon intuitiv probiert. Mich interessierte die Philosophie, die das „Einswerden" von zwei sich liebenden Menschen zu einem unvergesslichen Akt machte. Ich wollte Marcel noch viel näher kommen, als es uns im Alltag mit den Kindern möglich war. So wie damals in unserer ersten Nacht. Von diesem Tag an wurde eine Lust und Leidenschaft in mir entfacht, die meine Sinne und Seele beflügelte.

Erde und Himmel

Spirituell Den Kontakt zur Erde herstellen und gleichzeitig die Intuition stärken.

Physiologisch Kräftigung der Oberschenkel und der Gesäßmuskeln. Aktivieren des Beckenbodens.

So geht es Hüftbreiter aufrechter Stand. Die Hände ineinander verschränken. Die Zeigefinger zeigen zum Himmel.

Schultern senken. In die tiefe Hocke gehen und die Arme lang nach vorne strecken. Die Knie bleiben hinter den Fußspitzen. Den Beckenboden anspannen, Bauchnabel einziehen, tief ausatmen und wieder aufrichten. 10 x wiederholen.

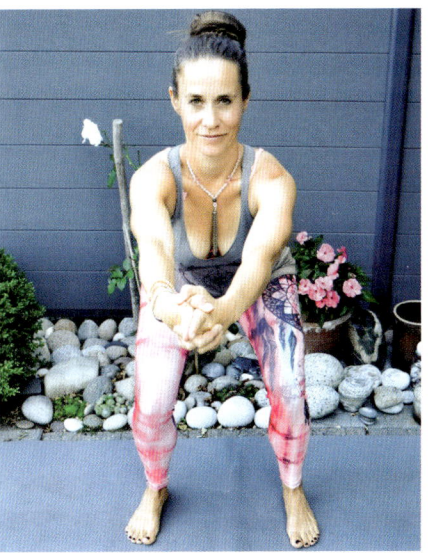

Wankender Baum

Spirituell Die Wurzeln festigen und die innere Mitte finden.

Physiologisch Gleichgewichtstraining und Hüftöffnung.

So geht es Den linken Fuß am Innenschenkel des rechten Oberschenkels abstellen. Die Ferse zeigt nach oben, die Fußspitze nach unten. Die Hände falten und aneinanderlegen. Die Ellenbogen zeigen nach außen, Schultern gesenkt, Nacken lang. Das Standbein ist gestreckt. Vorstellung: Über den Fuß wachsen Wurzeln in den Boden.

Mit der nächsten Ausatmung die Beine und Arme öffnen. Mit der Einatmung die Seite wechseln und den Baum mit dem rechten Bein ausführen. 10 x jede Seite.

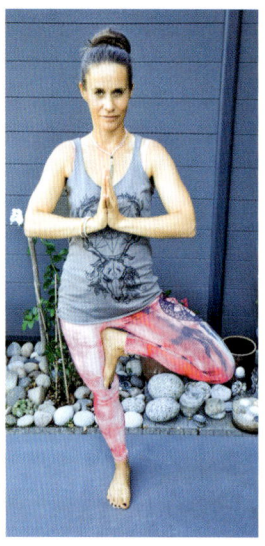 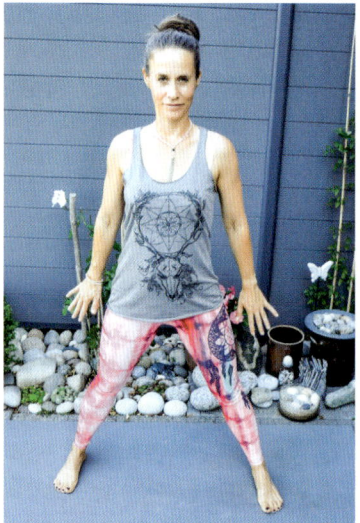 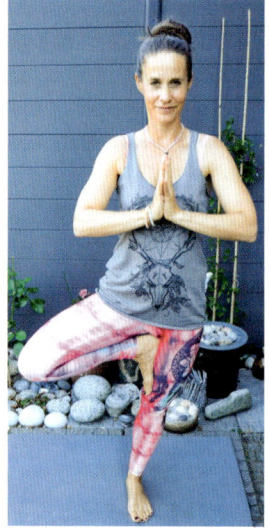

Katzenstrecker

Spirituell Energiewellen auslösen.

Physiologisch Mobilisieren der gesamten Wirbelsäule.

So geht es Einen hüftbreiten Stand einnehmen. Die Hände locker auf den Knien ablegen. Die Beine sind gebeugt, der Oberkörper nach vorne geneigt. Mit der Einatmung den Blick nach vorne richten und den Rücken durchbiegen, mit der Ausatmung den Beckenboden bewusst anspannen, zu den Beinen schauen und den Rücken runden. Wirbel für Wirbel in einem langsamen Tempo arbeiten. 8 x.

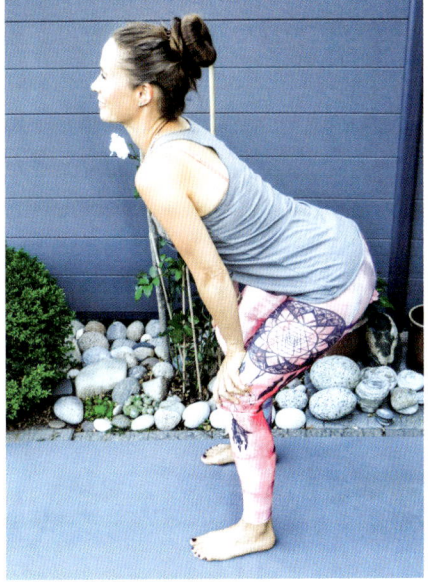

AUF DER SUCHE NACH LIEBE

Die Schaukel

Spirituell Mut und Selbstvertrauen entwickeln.

Physiologisch Die Rückenmuskeln entspannen und die Faszien trainieren.

So geht es Die Beine sind weit geöffnet und lang gestreckt. Mit den Händen die Ellbogen umfassen, den Oberkörper hängen lassen. Langsam nach rechts und links schwingen – so weit es angenehm ist. 8 – 10 x schwingen.

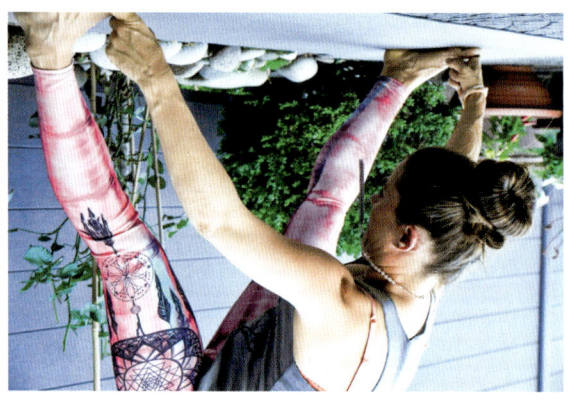

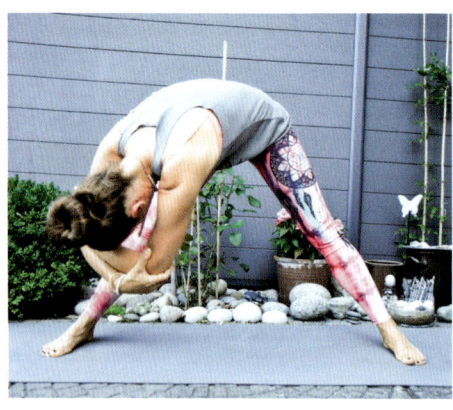

Die Welt verkehrt herum betrachten

Spirituell Die Sichtweise auf die Dinge ändern.

Physiologisch Den Rücken entspannen und die Beine dehnen (Innenschenkel und Rückseiten).

So geht es Die Beine weit zur Seite öffnen. Mit den Zeigefingern jeweils den großen Zeh umfassen. Sanft in die Position hineinziehen. Kopf und Nacken baumeln entspannt. 5 Atemzüge halten, danach langsam aufrichten.

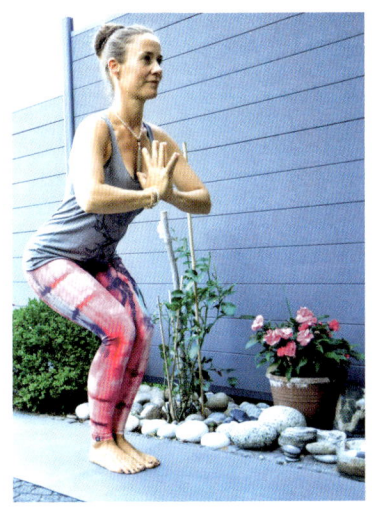

Hinsetzen und Aufstehen

Spirituell Den Schwerpunkt im Leben neu ausrichten.

Physiologisch Bauch, Beckenboden, Beine und Gesäß stärken und die Aufrichtung der Wirbelsäule trainieren.

So geht es Die Füße schließen. In die Hocke gehen. Das Gewicht nach hinten verlagern, so dass die Knie hinter den Fußspitzen sind. Beckenboden hochziehen, Bauchnabel einziehen. Die Hände vor dem Körper falten. 3 Atemzüge halten, dann wieder aufrichten und erneut beginnen. Insgesamt 8 x.

Auf den Zehenspitzen balancieren

Spirituell Auf einem schmalen Grat wandern.

Physiologisch Den Gleichgewichtssinn stärken.

So geht es In die tiefe Hocke gehen und Fersen anheben. Die Arme lang ausbreiten, den Rücken aufrichten. Bauchnabel einziehen und Beckenboden anspannen. 3 – 5 Atemzüge halten.

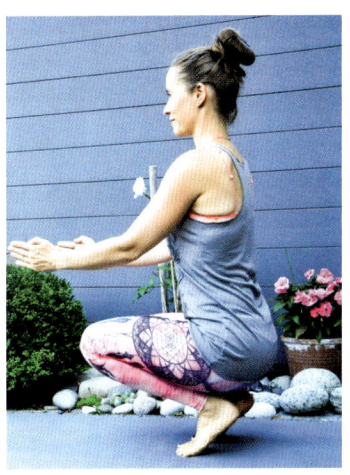

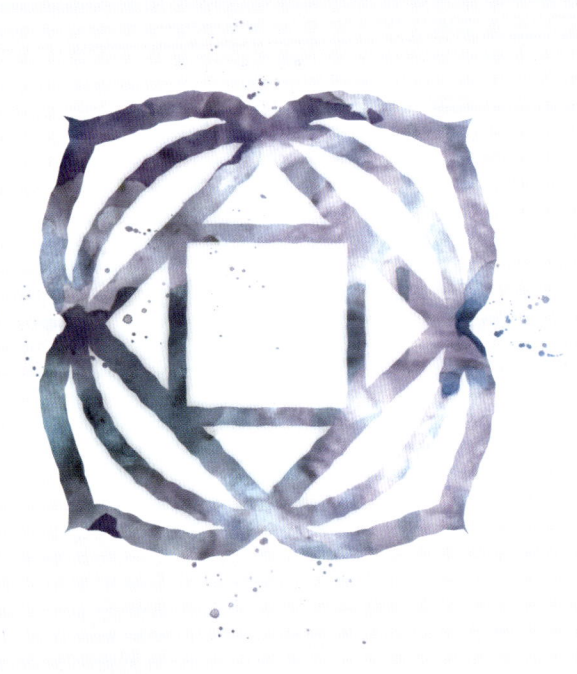

30 LIEBE IST GÖTTLICH – KAMA IST LIEBE

Liebe ist göttlich – Kama ist Liebe

Als ich ein Kind war, musste meine Mutter mir abends immer Geschichten und Märchen vorlesen. Dann wurde ich selbst Mutter und genoss es, meinen eigenen Kindern im Bett vorzulesen. Durch meine Arbeit als Yogalehrerin befasste ich mich auch in meiner Freizeit manchmal mit Märchen und indischen Mythen. Im Hinduismus glauben die Menschen an Kamadeva, den Liebesgott. Mit seinen fünf Blütenpfeilen versucht er die Herzen der Menschen zu treffen. Kamadeva trägt einen Bogen aus Blumen. Dieser Bogen ist aus Zuckerrohr, mit einer Sehne aus Honigbienen. Kamadevas fünf Pfeile sind mit Blumen geschmückt und symbolisieren die fünf Sinne des Menschen. Während er Pfeile auf Verliebte abschießt, reitet er auf einem Papagei – dem Symbol der Sinnlichkeit. Ein Kuckuck begleitet ihn. Die Bienen summen und es weht dabei eine sanfte Brise. All das symbolisiert die Freude im Frühling, wenn die Menschen von Glück erfüllt sind. Die Geschichte besagt, dass Kamadeva auf den Gott Shiva schoss, als dieser meditierte. Shiva sollte sich Parvati zuwenden, damit er einen Sohn zeugt, der die Götter vor einer machtvollen Zerstörung schützen sollte. Doch Shiva wusste nichts von Kamadevas Plan, er öffnete sein drittes Auge und warf ihm einen zornigen Blick zu, so dass der Liebesgott zu Asche wurde. Kamadevas Frau Rami wandte sich daraufhin an Shiva und bat ihn, Kamadeva wieder zum Leben zu erwecken. Der Liebesgott bekam keinen neuen Körper – er wandelt seitdem als Gott der reinen Liebe umher.

Kurz vor meinem 40. Geburtstag traf mich ein Blütenpfeil von Kamadeva mitten ins Herz. Aus heiterem Himmel. Ich arbeitete vormittags in meinem neuen Eventreisebüro. Gedankenversunken versuchte ich die vielen Menschen in der Warteschlange abzuarbeiten. Wir hatten gerade ein Angebot für die griechischen Inseln inklusive Aktivprogramm in der Werbung. Die Tür ging auf und Nick trat herein. Wir schauten uns in die Augen und es traf mich wie ein Blitz – plötzlich empfand ich eine tiefe Liebe für diesen Mann. Nick schaute mich an und es war, als würde er sagen: „Ich liebe dich!" Die Worte hallten laut in meinem Kopf nach. Seine Augen hypnotisierten mich und ich fühlte mich schwerelos wie eine Sternschnuppe im Universum. Mein Mund stand offen, ich grinste und schaute durch ihn hindurch. Um die peinliche Stille zu durchbrechen, sagte er: „Du bist doch Karla! Wir waren auf demselben Gymnasium und sind oft mit dem Fahrrad zusammen zur Schule gefahren, aber plötzlich warst du nicht mehr da." Ich antwortete nur: „Tut mir leid, ich kann mich nicht an dich erinnern." Nach diesem Satz kam ich mir schrecklich blöd vor. Nick kam mir vertraut vor, aber ich wusste nicht, woher ich ihn kannte. Ich fühlte mich plötzlich wie ein kleines Schulmädchen in seiner Gegenwart. Nervös kramte ich in meiner Schublade nach einem Stift und versuchte, mich auf die Arbeit zu konzentrieren. Nick hatte ein paar Fragen und ich beriet ihn gern. Wir verabschiedeten uns nach ein paar Minuten, die sich wie eine halbe Ewigkeit anfühlten, mit einem Handschlag und ich schaute ihm ein letztes Mal in seine wunderschönen Augen. Als ich endlich Feierabend hatte, schlich ich mich in mein Arbeitszimmer und forschte im Internet nach Bildern von ihm. Es gab nicht viele, trotzdem wurde ich fündig. Von einem Bild schaute er mich direkt an und ich versank wieder in diesem schwerelosen Gefühl. Glück und Liebe durchströmten meinen Körper, als würde ich mit Hilfe von tausend Schmetterlingen auf Wolke 7 schweben. Ich badete förmlich in diesem Gefühl und wollte am liebsten nie wieder aus diesem Traum aufwachen. Das Verliebtheitsgefühl ließ auch die nächsten Wochen und Monate nicht nach. Marcel wunderte sich über meine gute Laune, sagte aber nichts weiter dazu. Irgendwann kam bei mir der Moment, wo ich nach Antworten suchte. Mir wurde schlagartig klar, dass ich mich gedanklich in meine Schulzeit zurückbegeben musste, um mich an Nick zu erinnern. Es bereitete mir Angst, weil ich diese Zeit komplett ausgeblendet hatte. Ich meditierte und was ich sah, war sehr schmerzhaft für mich: Als ich 16 Jahre alt war, wechselte ich die Schule und erzählte niemandem davon. Ich wollte damals flüchten, weil meine beste Freundin die Klasse gegen mich aufgehetzt hatte und auch die Lehrer an der Schule alles andere als fair zu mir waren. Zwei Jahre litt ich unter den Mobbingattacken von Lehrern und Schülern. Was damals geschah: Ich bin in der 9. Klasse mit meiner Freundin Christina zum Schüleraustausch in einem Reisebus nach Paris gefahren. Ein paar Schüler aus der 10. Klasse waren auch dabei. Unter ihnen befand sich Christinas Schwarm. Max war der coolste Typ der Schule. Er fuhr eine Vespa und war ein absoluter Mädchenschwarm. Nun saß er ein paar Reihen hinter uns. Christina war zu schüchtern, um ihn anzusprechen. Ich drehte mich immer wieder zu Max um und zog Grimassen, damit er aufmerksam auf uns wurde. Christina war das peinlich. Sie schaute verstohlen zu ihm hinüber. Ich stieß sie in die Seite: „Sprich ihn an. Das ist deine Chance." Christina war meiner Meinung nach die Hübschere von uns beiden. Nie hätte ich auch nur eine Sekunde daran gedacht, dass Max sich für mich interessieren würde. Doch genau das tat er. Auf der Abschlussparty dieser Reise nahm er mich zur Seite, redete nicht lange und küsste mich. Erschrocken sah ich ihn an und sagte: „Nein. Das geht nicht. Christina ist diejenige, die du küssen solltest." Dann lief ich weg und ließ ihn stehen. Christina hatte uns beobachtet. Sie hatte nur den Kuss gesehen, aber nicht mitbekommen, wie ich Max erklärt hatte, dass ich nicht mit ihm zusammen sein wollte. Christina war wütend auf mich. Sie weinte und sprach kein einziges Wort auf der Rückfahrt nach Deutschland mit mir. Zu Hause angekommen, begann sie mit anderen Mädchen aus der Klasse Intrigen zu spinnen. Ich wollte mit ihr reden und ihr alles erklären, aber sie hörte mir nicht zu. Eine Woche später ging ich zu Max: „Es tut mir leid. Ich habe dich sehr gern und ich wollte dich nicht abweisen. Christina war meine beste Freundin. Was hätte ich tun sollen?" Max sagte kein Wort. Er zog mich wieder an sich und küsste mich. Max wurde meine erste große Liebe. Ich ließ mich fallen und dachte gar nicht mehr daran, Christina einen Gefallen zu tun, nachdem sie gemeine Dinge tat und über mich erzählte. In den Pausen stand ich bei Max und seinen Freunden. Die Gemeinheiten von Christina prallten an mir ab. Die Zeit blieb stehen, wenn ich mit Max eng umschlungen auf dem Schulhof stand. Ständig klebten unsere Lippen aneinander. Als er das erste Mal bei mir zu Hause war, saß ich auf seinem Schoß und spürte seine Erregung. Mit einem großen Fragezeichen im Kopf fand ich keine Worte, um mit Max darüber zu reden. Er küsste mich auch ständig, so dass ich gar nicht dazu kam. In der Zwischenzeit glitten seine Finger unter meine Jeans und fanden den Weg zu der Stelle, an der ich definitiv empfindlich war. Ich war erregt, aber gleichzeitig versteifte ich mich und bekam innerlich Panik, weil ich nicht wusste, wie ich ihm erklären sollte, dass ich dafür noch nicht bereit wäre. In diesem Moment ging die Zimmertür auf und meine Mutter sagte: „Es ist spät. Musst du nicht nach Hause?" Sie stemmte ihre Arme in die Taille und sah Max streng an. Zu diesem Zeitpunkt hatte ich nur noch die Hälfte meiner Klamotten an und Max lag auf mir – auf dem Fußboden. War das peinlich. „Ja, ich wollte gerade gehen." Max griff nach seinen Sachen und verließ fluchtartig das Haus. Ich wollte auf der Stelle in Grund und Boden versinken und wusste, dass er nie wieder zu mir nach Hause kommen würde. Ein paar Tage nach diesem *Vorfall* kamen die großen Sommerferien. Max litt an einer Hautkrankheit und fuhr deswegen sechs Wochen lang auf eine Nordseeinsel, um eine Kur zu machen. Die gesamten Sommerferien sahen wir uns nicht. Er schrieb mir einen einzigen Brief, in dem er mir mitteilte, dass er wieder mit seiner Exfreundin zusammen sein wollte. Noch nie in meinem Leben hatte ich mich so allein gefühlt. Ich kam in die 10. Klasse und hätte vor Enttäuschung am liebsten um mich geschlagen. Mein Herz war gebrochen: Meine Freundin hasste mich, meine große Liebe wollte mich nicht mehr sehen und mein Bruder hatte bereits vor einem Jahr die Schule verlassen, um sein Glück auf einer anderen Schule zu versuchen. Er hatte ein paar Lehrer verärgert, die mich nun in den Hauptfächern unterrichteten. Mein Name war bekannter, als mir lieb war. Seine früheren Lehrer fingen an, mich zu prüfen, und ich hatte es schnell satt, ihnen etwas zu beweisen. Ich mutierte zu einem rebellischen Mädchen, das nicht mehr lernen wollte, keinen Kontakt zu anderen pflegte und in den Pausen weglief, weil es die Einsamkeit zwischen Hunderten von Schülern nicht ertragen konnte. Ein ganzes Jahr quälte mich dieser Zustand. Am Ende stand ich mit einem Viererzeugnis da – mein erweiterter Realschulabschluss. Verzweifelt wandte ich mich an meine Eltern und bettelte sie an, mich auf der gleichen Schule anzumelden wie meinen Bruder. Sie konnten nicht mit ansehen, wie unglücklich ich war, und taten alles dafür, dass ich die Schule wechseln konnte. Es sollte mein Geheimnis bleiben – bis zum letzten Tag. Meinen Mitschülern erzählte ich nichts, aber meiner größten Feindin – einer Lehrerin, die mich ständig vor der Klasse bloßstellen wollte – sagte ich am letzten Tag: „Sie sind das größte Arschloch, das mir je begegnet ist!" Frau Mittenhuber rang nach Luft. Zum ersten Mal fehlten ihr die Worte und ich ließ sie einfach stehen, drehte mich um, lächelte siegessicher und ging – für immer. Mein Bruder klatschte in die Hände, als ich ihm zu Hause davon erzählte: „Wow, Karla. Du bist cool. Ich hätte mich nie getraut, so böse Worte zu der Mittenhuber zu sagen!" Ich sah die Bewunderung in seinen Augen und es machte mich stolz.

Tatsächlich dachte ich, dieses Kapitel aus meinem Leben wäre damit abgeschlossen. Ich hatte alles verdrängt, was mit Gefühlen der Einsamkeit, dem Ablehnen und Ausschluss von anderen Menschen zu tun hatte. Nachdem ich mich bewusst daran erinnerte, sah ich Nick. Wir fuhren oft mit mehreren über eine Brücke zur Schule. Manchmal machten wir einen Wettkampf daraus. Die meiste Zeit beachtete ich ihn allerdings nicht, sondern unterhielt mich mit seiner älteren Schwester, während Nick mich beobachtete. Instinktiv wich ich seinem Blick aus. Was wäre wohl passiert, wenn ich ihm in die Augen geschaut hätte? Diese Frage ließ mich nun nicht mehr los. Hätten wir beide uns erkannt, geheiratet und Kinder bekommen? Oder wären wir vielleicht gar nicht füreinander bereit gewesen? Die Vergangenheit hatte mich eingeholt. Nun stand ich auf einmal schüchtern vor ihm und schaute zu ihm auf. Nick ist mittlerweile zwei Köpfe größer als ich. Von dem kleinen Jungen von damals ist nichts mehr übriggeblieben. Während des Wiedersehens in meinem Reisebüro erzählte mir Nick, dass er als IT-Manager arbeiten würde. Auf Facebook stellte ich den dauerhaften Kontakt zu ihm her und fragte, ob er nicht in Zukunft öfter eine Reise über mich buchen wollte. Eine Woche später antwortete er mir und schrieb, dass er sich über meine Nachricht gefreut hätte. Das Glücksgefühl in den folgenden Tagen war wie ein Rausch. Die Zeit blieb stehen. Ich hätte vor Glück abheben und durch den Raum schweben können. Träumend lief ich durch den Wald und stellte mir eine schöne Zukunft mit Nick vor, in der wir auf rosa Wolken schwebten. So stellte ich mir vor, wie wir uns küssten, uns in den Arm nahmen und zusammen durch die Welt reisten. Die rosarote Brille vor meinen Augen sollte jedoch schon kurze Zeit später in tausend Einzelteile zerbrechen. Unsere Begegnung wurde eine noch schmerzhaftere Beziehungskiste als all die anderen zuvor. Manchmal kam mir in den Sinn, dass ich mit meiner Biografie nur auf diese eine Begegnung vorbereitet wurde. Nick war genau wie ich verheiratet und hatte einen Sohn. Dazu zeigte er öffentlich, was für ein verantwortungsvoller Vater er sei und wie sehr er seine Familie schätzte. Nick war zu diesem Zeitpunkt ein Mensch, der sich selbst einem hohen Erwartungsdruck aussetzte und in der Außenwelt gut angesehen werden wollte. In mir kam Verzweiflung auf und Traurigkeit, weil ich diesen Mann so sehr liebte, dass mein Herz schmerzte. Wir sahen uns in den folgenden Monaten sehr selten für wenige Minuten und hatten kaum Zeit, private Worte miteinander zu wechseln. Ich weinte viel, weil ich diese schreckliche Sehnsucht in meinem Herzen spürte. In diesen Momenten spürte ich ihn, als wäre er bei mir. Er legte von hinten seine starken Arme um mich, hielt mich fest und flüsterte in mein Ohr: „Alles wird gut. Gib nie die Hoffnung auf." Ein Gefühl zwischen Wahnsinn und Realität überkam mich: Ich spürte einen Mann, der nicht da war, hörte seine Stimme und vernahm auf der Gefühlsebene, dass auch er eine tiefe Liebe für mich empfand. Mein Körper nahm Dinge wahr, die eigentlich nicht sein konnten. Ich taumelte, verlor die Balance und schlug mit meinen Emotionen wie ein extremes Pendel aus. Die Intensität dieser Liebe ängstigte mich. Sogar Tausende Kilometer voneinander entfernt spürte ich Nick im Urlaub täglich in meinem Herzen. Das Gefühl war so intensiv, dass ich mir nicht sicher war, ob es schön oder schmerzhaft war. Am nördlichsten Punkt Europas stand ich am Hafen einer kleinen Insel und wartete mit meiner Familie auf unsere Fähre, während ich in den Sternenhimmel schaute, den vollen Mond bestaunte und Nick spürte. Ein paar Monate vergingen, dann fragte mich Marcel: „Was ist mit dir los? Du hast dich verändert. Ich erkenne dich kaum wieder." Auf seine Frage wollte ich ihm eine ehrliche Antwort geben: „Ich bin einem Mann begegnet. Wir haben uns in die Augen geschaut und plötzlich empfand ich diese tiefe Liebe. Ich glaube, dass es für mich an der Zeit ist, mich weiterzuentwickeln, aber ich weiß nicht, wie sehr es unsere Ehe belasten wird." Vielleicht war Marcel mit mir nicht glücklich? Marcel musste sich setzen. Damit hatte er nicht gerechnet. „Warum, Karla? Bist du mit mir nicht glücklich?" Ich sah die Verzweiflung in seinen Augen und es tat mir in der Seele weh. Wir hatten uns versprochen, immer ehrlich zueinander zu sein. Die Wahrheit war das Einzige, was sich in diesem Moment richtig anfühlte, aber mir war auch bewusst, dass die Wahrheit Marcel sehr wehtun würde. Doch genau das war ich ihm schuldig – alles, was unausgesprochen blieb oder verheimlicht wurde, stand wie eine unsichtbare Wand zwischen uns. Das wollte ich nicht mehr. Der Kampf um unsere Ehe begann. Marcel hat von diesem Zeitpunkt an versucht, meine neue *spirituelle* Liebe zu verstehen und zu akzeptieren. Auch ihm ist eine Frau begegnet, die sich für ihn interessierte. Aber er hat sie nicht beachtet, weil er nicht ein einziges Mal an unserer Liebe gezweifelt hatte. Es hätte mich sicherlich auch wie ein Schlag getroffen und ich hätte ihm verletzt gesagt: „Geh, wenn du gehen willst." Aber er sagte diesen Satz nicht zu mir. Im Gegenteil. Marcel kämpfte um mich. Er schenkte mir auf einmal mehr Aufmerksamkeit, entführte mich an schöne Orte, brachte mir Blumen mit oder machte mir Komplimente. Ich genoss die Zweisamkeit mit ihm – es war die erste intensive Zeit als Paar, nachdem wir unsere Kinder bekommen hatten. Dann begann ich innerlich und äußerlich *aufzuräumen*. Dabei fand ich in meinem Zimmer einen alten Liebesbrief von Marcel, in dem er mir seine Gefühle gestand. Der letzte Satz brachte mich zum Weinen: „Liebe Karla, ich habe nur ein Herz zu verschenken. Bitte gib gut acht darauf!" Ich hatte es ihm damals versprochen und wusste um den Schmerz, betrogen zu werden. Nie hätte ich ihm das angetan. Daraufhin habe ich krampfhaft versucht, wieder mehr in Gedanken bei ihm zu sein. Doch ich konnte nicht, so sehr ich es mir wünschte. Die Nähe zu Marcel ging mit jedem weiteren Tag verloren. All die Jahre mit ihm führte ich ein Leben, das nicht immer einfach war, aber definitiv nicht in eine Sackgasse führte. Natürlich hatten wir Höhen und Tiefen in unserer Ehe. Sie waren jedoch immer von äußeren Umständen abhängig, wie Krankheit oder finanziellen Sorgen. An unserer Liebe hatten wir beide nie gezweifelt. Vor allem hatten Marcel und ich mit den Kindern viele schöne Momente. Mir wurde jedoch bewusst, dass mir irgendetwas in meinem Leben fehlte. Meine Lebensfreude war gedrosselt. Ich fuhr mit angezogener Handbremse durchs Leben: im Job und auch in meiner Gefühlswelt. Bereits vor meiner Begegnung mit Nick wurde ich an manchen Tagen innerlich unruhig und aggressiv und ließ diese Ausbrüche an den Kindern oder an Marcel aus. Es tat mir jedes Mal leid. Ich mochte mich nicht, wenn ich so war. Nun versuchte ich, meine Aggressivität zu ergründen. Viele Stunden wurde ich still und ließ unangenehme Gefühle hochkommen, ohne sie zu bewerten, bis mir klar wurde, dass es letztlich nur um mich ging und es nicht die Fehler meiner Familienmitglieder waren, die mich aggressiv machten.

Durch die Meditationen wurden meine Sinne so sehr geschärft, dass sich mein sechster Sinn wieder meldete. Ich ließ zu, dass Spiritualität endlich einen festen Platz in meinem Leben einnahm, weil es mein Leben bereicherte. Nun wusste ich die Vorteile für mich zu nutzen – nicht nur beim körperlichen Liebesspiel mit Marcel, sondern auch im Alltag. Durch das Deuten meiner Visionen war ich anderen oft einen Schritt voraus und konnte Schlimmeres verhindern. So sah ich auch Nick, wie er in Lebensgefahr schwebte. Er lag auf dem Boden und wurde von einem Notarzt wiederbelebt. Wochenlang sah ich diese Bilder immer wieder, wenn ich mit dem Fahrrad unterwegs war oder während meiner Laufrunden. Beim Sport war mein sechster Sinn wie eine Antenne nach oben. Ich schrieb Nick daraufhin eine SMS, doch er antwortete nicht, weil er sie gar nicht bekam, wie sich später herausstellte. Wieder vergingen ein paar Wochen und auf einer Laufrunde schnürte plötzlich meine Kehle zu. Eine Schar von Raben schaute mich an und in mir kam schreckliche Angst auf. Ich rang nach Luft und sah wieder diese Bilder vor meinem inneren Auge. Nick lag am Boden. Er musste wiederbelebt werden. Die gleichen Bilder wie die Wochen zuvor. Der Gedanke, dass ich ihn nie wiedersehen würde und ihm nicht sagen könnte, was ich für ihn empfand, machte mich traurig und ließ mich fast verzweifeln. Also schrieb ich ihm dieses Mal eine Mail, in der ich ihm erklärte, was ich gesehen hatte. Es erforderte eine Menge Mut von mir, weil ich wusste, dass Nick mit Spiritualität nichts am Hut hatte. „Lieber Nick, wenn du diese Zeilen liest und dich bester Gesundheit erfreust, dann vergiss alles und freue dich einfach, dass sich eine verrückte Frau wie ich um dich sorgt ..." Ein paar Tage später antwortete er mir: „Liebe Karla, es tut mir leid, dass du dich so sehr um mich sorgen musstest. Ich bin nicht lebensgefährlich erkrankt, aber gut geht es mir auch nicht ..." Wir schrieben ein paar Mal hin und her und ich war etwas beruhigt. Im Nachhinein kam heraus, dass Nick seine gesundheitlichen Probleme lange Zeit verdrängt hatte und er sich erst nach meiner Nachricht wieder mehr um sich selbst kümmerte. Nachdem er meine Email gelesen hatte, lag er die halbe Nacht wach und fragte sich, warum dieses hübsche Mädchen von damals nun als wunderschöne Frau auf ihn zukam und sich sorgte. Ihn überkam das Gefühl, dass Karla tatsächlich Interesse an ihm hatte. Die Szenen auf dem Schulhof kamen wieder in sein Gedächtnis. Karla schaute nie in seine Richtung. Sie übersah ihn förmlich. Und nun schrieb sie ihm eine Nachricht und teilte ihm zwischen den Zeilen mit, dass sie sich für ihn als Mann interessierte. „Warum gerade jetzt?" Diese Frage ließ ihn nun nicht mehr los.

Wieder vergingen ein paar Wochen ohne Kontakt und ich konnte in dieser Zeit kaum arbeiten, weil meine Konzentration immer wieder zu Nick ging. An einem Samstag fuhr ich mit dem Rad in die Stadt, um auf dem Wochenmarkt einzukaufen. Ich war spät dran. Es nieselte und war fürchterlich kalt. Als ich alles eingekauft hatte und nach Hause radeln wollte, kam plötzlich Nick mit seinem Sohn um die Ecke gefahren. Spontan stoppten wir beide, reichten uns die Hände und redeten über Alltagsdinge. Ich schaute ihm wieder verliebt in seine wunderschönen Augen. Sie sahen müde und traurig aus. Irgendetwas stimmte nicht mit ihm. Es brach mir fast das Herz. Noch am selben Abend schrieb ich Nick deshalb eine alles ändernde Email. Meine Knie zitterten, als ich die Nachricht abschickte. In diesen Zeilen berichtete ich Nick, was ich für ihn empfand: „Lieber Nick, ich habe lange überlegt, ob ich dir diese Zeilen schreiben soll. Als wir uns vor ein paar Monaten wiedergesehen haben, habe ich durch den Blick in deine Augen eine tiefe Liebe empfunden. Mein ganzes Leben lang habe ich nach diesem Gefühl gesucht und plötzlich stehst du vor mir ..." Ich wünschte mir, dass er durch meinen Liebesbrief aus seinem mentalen Loch wieder herauskommen und schnell gesundwerden würde. Gleichzeitig hatte ich Angst, dass er nie wieder etwas mit mir zu tun haben wollte. Die Zeit des Wartens begann. Ich weinte viele Stunden am Tag – manchmal liefen die Tränen sogar vor meinen Kindern, die mich verzweifelt in den Arm nahmen und mit mir weinten. „Mama, warum bist du nur so traurig?" Sie wussten nicht, was mit mir los war. Meine Freundinnen ermutigten und bestärkten mich, dass er sich melden würde. Sie waren sich sicher, dass er nur etwas Zeit bräuchte. In der Zwischenzeit las Nick meine Nachricht. Er fühlte sich wie blockiert. „Warum schreibt Karla mir diese Zeilen? Wie kann diese hübsche Frau so etwas für mich empfinden? Warum schreibt sie so offen über ihre Gefühle? Was ist mit unseren Familien? Wieso passiert mir so etwas?" Verzweiflung vermischte sich mit Stolz, Angst und dem Gefühl der Liebe. Als Nick die Nachricht gelesen hatte, war es spät am Abend. Ich schlief bereits und wachte auf von einem Glühen in meinem Herzen. Mein Wecker zeigte 23 Uhr an. Seine innere Unruhe und Zerrissenheit kamen gedanklich bei mir an. Ich fühlte mich wie in einem Fieberzustand. Mein Herz glühte wie Feuer und so lag ich noch Stunden lang wach in meinem Bett und nahm wahr, was zwischen uns beiden auf der Seelenebene passierte. Der letzte Satz meiner Nachricht bereitete Nick Sorgen: „Ich verstehe, wenn du nun keinen Kontakt mehr zu mir wünschst." Er wusste nicht, wie er seine Gedanken in Worte ausdrücken sollte. Doch nach einer Woche fasste er den Mut, weil die Angst, mich zu verlieren noch größer war. „Liebe Karla, ich weiß nicht, ob ich die richtigen Worte finde – ich kann nicht so gut schreiben wie du ... Warum sollte ich keinen Kontakt zu dir wünschen? Fände ich schade!" Die erste große Mauer zwischen uns fing an zu bröckeln. Ein halbes Jahr lang schrieben wir uns fast täglich kleine Romane mit nur kurzen Unterbrechungen, in denen wir Missverständnisse überdenken mussten. Diese erste intensive Nachricht brachte Nick wirklich in Schwung. Er bewegte sich – gedanklich und physisch. Nun fing er an, etwas für seine Gesundheit zu tun und fuhr täglich mit dem Rad zur Arbeit und machte Kraftübungen. Die Gedanken in seinem Kopf fuhren jedoch Karussell. „Karla ist ziemlich offen und direkt. Sie kann Gedanken gefühlvoll in Worte verwandeln. Ich bewundere ihren Mut. Und hübsch ist sie", er lächelte bei dem Gedanken an mich. Von nun an wachten wir beide jeden Tag mit dem ersten Gedanken an uns auf und schliefen mit dem letzten Gedanken an uns wieder ein. Wir chatteten manchmal miteinander und kamen uns auf diesem Weg näher. Anfangs schrieben wir über Alltagsdinge. Kurz bevor wir uns verabschiedeten, öffneten wir uns gegenseitig und schrieben uns, was wir füreinander empfanden oder welche Sehnsüchte uns im Leben antrieben. Danach lag ich allein im Bett und war erregt – ich wollte ihn berühren, ihn küssen, ihn spüren und eng umschlungen mit ihm einschlafen. Ich fühlte, dass es ihm ähnlich ging. Die Hormone durchfluteten meinen Körper, wenn ich intensiv an Nick dachte. Das Kribbeln in meinem Herzen breitete sich über den Brustkorb bis in Arme, Füße und Kopf aus. Was ich spürte, war eine tiefe Seelenliebe zwischen uns beiden.

Ein paar Mal telefonierten wir miteinander. Marcel bekam unseren ersten Anruf mit und fühlte eine schreckliche Eifersucht. Heimlich las er meine Emails und hat damit Nicks Adresse herausgefunden. Im Dunkeln joggte Marcel zu Nicks Haus, um zu sehen, ob er es war, der am anderen Ende der Telefonleitung stand, während ich mich mit meinem Telefon im Arbeitszimmer einschloss. Nach ein paar Wochen wollte Marcel Nick in seine Augen sehen und fuhr mit einem Vorwand zu seiner Firma. Danach kam er nach Hause und rief: „Karla, ich kann dich nur bemitleiden. Dieser Mann ist schwach. Ich habe es in seinen Augen gesehen. Er wird sich nie für dich entscheiden, weil er nicht deine Stärke besitzt. Nick gehört zu den Menschen, die nur tun, was andere von ihm erwarten." Augenblicklich spürte ich einen tiefen Schmerz, weil Marcel meine Sehnsucht auf den Punkt brachte. Meine Seele malte sich eine schöne Zukunft mit Nick aus, doch mein Verstand wusste, dass es zu diesem Zeitpunkt unmöglich war. Vielleicht hätte ich ähnlich gehandelt, wenn Marcel in meiner Situation gewesen wäre.

Dann kam es zu unserer ersten *unverbindlichen* Verabredung. Wir telefonierten und machten am Ende Scherze darüber, dass wir am Wochenende einkaufen müssten und ganz allein über den Markt schlendern würden. Am nächsten Morgen schrieb ich ihm eine SMS: „Bin schon dort und warte auf einen schönen Mann, der mich zum Kaffee einlädt." Es kam keine Antwort. Daraufhin versuchte ich, ihn anzurufen, aber das Handy war aus. Enttäuscht nahm ich meine Sachen und beschloss, nach Hause zu fahren. Auf dem Weg sah ich Nick auf dem Fahrrad – auf der anderen Straßenseite. Er schaute erschrocken, weil ich in die falsche Richtung fuhr. Dann wechselte er die Straßenseite und kam zu mir: „Was hast du vor? Wir wollten doch Kaffee trinken, oder habe ich etwas falsch verstanden?" „Nein. Ich dachte nur, du kommst nicht mehr. Aber ich kann umdrehen." „Ja, bitte. Ich wurde leider aufgehalten." Nick schien nervös und aufgeregt zu sein. Nebeneinander fuhren wir ins nächste Café und stellten unsere Räder ab. Dort saßen wir uns gegenüber, tranken Espresso mit Blick auf die Alster und Nick erzählte mir von seinen beruflichen Herausforderungen. Ich schaute ihm die ganze Zeit tief in die Augen und spürte, dass mein Herz dauerhaft glühte. Dieses Gefühl war wunderschön. Meine Augen leuchteten verliebt und ich schmolz dahin. Nach einer Stunde musste Nick noch rasch einkaufen und ich begleitete ihn. Neben ihm zu gehen entspannte mich, als wäre es das Normalste auf der Welt. Unsere Energiefelder tauschten sich aus und ich spürte das *elektrische Kribbeln* an der Oberfläche meiner Haut. Ich hatte das Gefühl, mit ihm zu verschmelzen. Kurz bevor er losmusste, fragte ich: „Darf ich dich kurz umarmen?" Nick schaute erschrocken: „Natürlich." Dann öffnete er seine Arme und umarmte mich, als wäre ich eine heiße Herdplatte. Erschrocken schaute ich ihn an. „Ich schreibe dir!", sagte er mit leiser Stimme, dann nahm er sein Fahrrad, verabschiedete sich und fuhr davon. Wie benebelt fuhr ich nach Hause, schmiss mein Fahrrad in den Garten und legte mich gleich daneben. Ich weiß nicht, wie viele Stunden ich auf dem Rasen lag. Zum Glück waren Marcel und die Kinder nicht zu Hause und konnten mich so nicht sehen. Ich lag regungslos auf dem Boden und starrte in den Himmel. Irgendwann kamen die Tränen und die Trauer. Mein Körper zitterte. Ich weinte, bis keine Tränen mehr kamen. Mein Zeitgefühl setzte vollkommen aus. Nick hatte – ohne es zu wollen – mir meine komplette Energie aus dem Körper gezogen und ich hatte es zugelassen. Am nächsten Morgen meldete er sich kurz und oberflächlich mit einer SMS. Ich antwortete ihm kühl und distanziert. Daraufhin schrieb er mir, dass er weinen würde, weil er mir in meine leuchtenden Augen geschaut hat und nicht wüsste, was er nun tun solle. Wieder kamen mir die Tränen und ich spürte seine Verzweiflung. Ich schrieb ihm, dass ich ihn gerne länger umarmt hätte, und er antwortete, dass er so etwas als verheirateter Mann nicht tun könnte. „Es wäre nur eine Umarmung gewesen, Nick! Meine Freunde umarmen mich herzlicher, als du es tust!" Ich spürte, wie er am anderen Ende mit sich kämpfte. Eigentlich wollte er es auch: mich spüren. „Vielleicht kann ich lernen, dich zu umarmen wie eine Freundin. Ich werde mir Mühe geben." Nick wollte mich wiedersehen. Die folgenden Wochen trafen wir uns immer wieder spontan auf dem Markt. Der Zufall wollte es. Ich nannte es *Schicksal*, weil Nick sich nicht offiziell mit mir verabreden wollte. Dafür gab er mir Zeichen, wann und wo er sein würde. Ich hatte es jedes Mal im Gefühl, dass wir uns sehen würden. Wie an diesem einen Samstag, als Marcel nicht zu Hause war. Meine Kinder weckte ich und sagte zu ihnen: „Ich hole kurz Brötchen vom Markt. Ihr könnt aber schon frühstücken, wenn ihr hungrig seid. Es ist alles da." Die Kinder freuten sich, weil sie außerhalb der Regel Fernsehen durften. Für mich war es wie ein Geschenk, Nick zu treffen. Bereits auf dem Weg zum Markt kreuzten sich unsere Wege. Wir fuhren nebeneinander, sagten kaum ein Wort und genossen das Gefühl der Vertrautheit. Als wir die Räder abstellten, umarmten wir uns zur Begrüßung und ich hielt ihn einfach etwas fest: „Geht doch." Mit einem Grinsen ließ ich ihn widerwillig los. So schlenderten wir wieder nebeneinanderher. Nick war etwas in Zeitdruck, weil er noch arbeiten musste und vorher mit seiner Familie frühstücken wollte. Also gingen wir zielgerichtet zu seinen Ständen und waren schließlich beim Fischhändler. Nick fragte nach einem Tintenfisch. Er wollte ihn grillen. Der Händler hielt den Tintenfisch hoch und ich stammelte: „Igitt. Wer soll das Teil zubereiten und auf den Grill legen?" „Ich wollte das gerne mal ausprobieren. Keine Ahnung, ob das schmeckt. Wie macht man das?" Der Händler erklärte die Zubereitung auf dem Grill, schaute zu mir und sagte: „Sie werden das schon hinbekommen. Sie haben schließlich eine junge Frau!" Nick stammelte nur: „Ja." Spontan sahen wir uns an und mussten laut lachen. Auf dem Weg nach Hause hielten wir an einem kleinen Waldweg, bevor sich unsere Wege trennten. Nick berichtete mir, dass ihm Energie für die Arbeit fehlte. „Ich kann dich in nur wenigen Minuten aufladen. Gib mir deine Hand." „Du glaubst an so etwas?" Er lächelte vergnügt und gab mir seine Hand. So standen wir gute fünf Minuten Händchen haltend im Wald und unterhielten uns. Seine Haut fühlte sich herrlich weich und warm an. Die Energie floss jedoch nicht sofort von mir zu ihm. Ich war auf einmal wie blockiert und schüchtern. „Konzentriere dich!", sagte ich mir innerlich. Meinem Herzen befahl ich, reine Energie zu seinem Herzen zu schicken. Als diese Energie schließlich über meine Hände in seine Hand floss, hatte ich ständig das Gefühl, dass er mehrmals die Hand wegziehen wollte. „Noch nicht! Wir sind noch nicht fertig." Ich umklammerte seine Hand mit meinen Händen und hielt ihn fest. Es war Nick nicht unangenehm – nur irgendwie ungewohnt, weil wir uns so lange ohne Pause berührten. Als der Energiefluss schwächer wurde, ließ ich ihn wieder los. „Du bist spät dran. Fahr lieber." „Nein, ich habe noch ein paar Minuten Zeit, Karla." Wollte er nicht nach Hause? Mir war es recht. So standen wir weiter am Wegesrand und erzählten aus unserem Leben. Lächelnd verabschiedeten wir uns. Wir waren kaum getrennt, da setzte die Sehnsucht nach ihm wieder ein, aber die Erinnerung an diese kurzen und intensiven Momente blieb für die Ewigkeit. Nick schrieb mir später, dass es ihm gut ginge und dass er unser Treffen schön fand. Ich schwebte wieder wie auf Wolken durchs Leben. Die Zeit dazwischen wartete ich – auf Nachrichten oder das nächste Treffen. Es war wie eine Sucht. Ich wollte ihn unbedingt wiedersehen. Ein paar Mal trafen wir uns noch spontan, schicksalhaft und zufällig. Auch das waren kurze Momente, die intensiv und schön waren. Mehr Zeit hatten Nick und ich leider nicht.

Marcel unterstellte mir immer wieder eine Affäre mit Nick. Sein Verstand konnte nicht begreifen, dass diese Verbindung mich vorantrieb und mir die Lebensfreude zurückbrachte, die mir durch meine vergangenen Lebensereignisse verloren ging. Also spielte er weiter den Detektiv und verkroch sich im Keller, wenn ihm alles zu viel wurde. Die ganzen Jahre hatte Marcel mich auf Händen getragen. In dieser Zeit hätte er jeden Tag sein Leben für mich gegeben. Er hatte es immer nur gut mit mir gemeint, aber nun zweifelte er daran, ob er mich jemals gekannt hatte. Ich wurde ihm plötzlich fremd. Wir sprachen weniger miteinander, gingen uns abends aus dem Weg und ließen uns in Ruhe. Während ich Marcel immer fremder wurde, kamen Nick und ich uns näher – nur durch aufgeschriebene Gedanken. Nick vervollständigte mich. Für Nick jedoch fühlte sich diese Nähe nach ein paar Wochen wie ein Sog an. Anfangs ließ er sich gerne davon mitreißen, weil er spürte, dass es ihm so viel positive Energie für sein Leben schenkte. Er fühlte sich von mir begehrt und so angenommen, wie er war. Ich interessierte mich nicht für sein Geld, sondern nur für ihn als Mensch. Nick ließ alles fließen zwischen uns. Ohne Drang und ohne Zwang. „Ich denke sehr viel an dich, Karla. Du strahlst so viel Wärme, Positivität und Geborgenheit aus."

Marcel spürte unseren Gedankenaustausch und reagierte noch eifersüchtiger und besitzergreifender. Als ich mein Äußeres veränderte und mich so schick anzog wie in alten Zeiten, sagte er mit abschätzenden Worten. „Die Stiefel sehen streng aus bei dir. Turnschuhe finde ich schöner. Und wozu brauchst du Spitzenunterwäsche? Die hast du doch sonst nie getragen!" Er war unsicher, weil er zu diesem Zeitpunkt glaubte, ich täte das nicht für mich, sondern für meine *Affäre* Nick. An manchen Tagen gab Marcel zu: „Du siehst toll aus. Schade, dass du das nicht für mich tust." Er hatte schreckliche Angst, mich zu verlieren. Wenn ich abends spät von der Arbeit heimkam, schaute er mich eindringlich an. Marcel sprach nicht aus, was er dachte, aber ich kannte ihn sehr gut. Innerlich war er kurz vorm Platzen. Jeder Außenstehende konnte ihn verstehen. Doch ich wünschte mir so sehr, dass er über seinen eigenen Schatten springen und das Positive in dieser Situation sehen würde: Seine Frau, die ehrlich zu ihm ist und sich für ihn, sich selbst und den Rest der Welt schön machte. Ich ging unbeirrt meinen Weg weiter. Zum ersten Mal in meinem Leben wurde ich selbstbewusst. Von meinen Freunden und auch von Nick bekam ich während dieser Entwicklungsschritte viele schöne Komplimente.

 Dann kam der große Einschnitt in meinem Leben: „Schluss. Aus! So geht das nicht!" Ich stand vor meiner Familie und war wieder den Tränen nahe. Unsere Tochter Maya beleidigte mich in einer Tour. Mittlerweile waren anderthalb Jahre seit der ersten Begegnung mit Nick vergangen. In einer ruhigen Minute nahm ich sie zur Seite. Maya weinte und erzählte mir, dass Marcel in letzter Zeit oft zu ihr sagte: „Mama hat einen neuen Freund." Ich war schockiert und verletzt, weil die Kinder unter uns litten. Ich wusste, dass Marcel alles in sich hineinfraß – der Harmonie wegen. Er versuchte die negativen Gefühle zu verstecken und drückte die Gefühle weg. Doch abends überkam es ihn, wenn ich nicht da war. Marcel hatte keinerlei Vertrauen mehr zu mir. Niemals hätte ich ihn betrogen oder wegen eines anderen Mannes verlassen. Ich liebte ihn, aber so ging es mit uns nicht mehr weiter. Wir redeten, als die Kinder schliefen, und kamen an den Punkt, wo wir uns eingestehen mussten, dass es besser wäre, uns in Liebe freizugeben und den Druck herauszunehmen. Ich wünschte mir, dass er glücklicher werden würde ohne mich. Deswegen fällte ich eine Entscheidung für alle: „Es hat keinen Sinn mehr. Lass uns nicht an alten Zeiten festhalten. Wir bleiben trotzdem für immer eine Familie! Wir fangen uns gegenseitig auf, wenn der Andere Hilfe braucht, und sind wie Freunde füreinander da." Wir hatten uns verändert, die Zeiten hatten sich geändert. All unsere Versprechungen von damals passten nicht mehr in die Gegenwart. Nun standen wir beide am Scheideweg und bewegten uns in verschiedene Richtungen. Ich wusste nicht, ob diese Wege uns beide wieder zusammenführen würden. Unser Zusammenkommen damals war eine schöne Zeit, das Auseinandergehen sollte nicht hässlich werden. In meiner Erinnerung würde Marcel immer der starke Mann sein, mit dem ich zum ersten Mal in meinem Leben wahre Liebe gefühlt habe. Ich empfand eine tiefe Dankbarkeit für diese Zeit. Dann akzeptierte ich die Wahrheit: Die Liebe blieb in den letzten Jahren auf der Strecke. Es hatte nichts mit Nick zu tun. Nick hatte uns lediglich aufgezeigt, dass etwas Elementares in unserer Beziehung schieflief. Unser Gefühl war nicht mehr wie früher und ich spürte, dass es Marcel genauso ging. Die Vergangenheit war so schön gewesen, dass wir sie wiederholen wollten. Wir versuchten anfangs die Liebe neu zu beleben, und es war schön in dieser Zeit, aber im Alltag kam Nick wieder so stark in mein Herz, dass ich nicht anders konnte, als an ihn zu denken. Viele Stunden habe ich verzweifelt geweint und gedacht, dass ich als Mutter und Ehefrau versagt hätte. Ich hatte geheiratet in der Hoffnung, dass wir unser gesamtes Leben miteinander verbringen würden, so wie es unsere Eltern auch taten. Ich wollte niemals aus meinen Kindern Trennungskinder machen. Doch ich konnte auch nicht mit ansehen, wie unsere elfjährige Tochter zwischen uns hin- und hergerissen wurde und vollkommen durchdrehte. Unser neunjähriger Sohn klammerte an seinem Vater wie ein Ertrinkender. Das musste aufhören und zwar, bevor die Kinder einen ernsthaften seelischen Schaden erlitten. Ein paar Wochen vor dieser Entscheidung saßen wir noch bei einer Paartherapeutin: „Frau Bordeaux, es ist egal, wen Sie heiraten. Am Ende treffen Sie immer nur auf sich selbst. Der Partner ist wie eine Leinwand. Er zeigt Ihnen Ihre unerfüllten Bedürfnisse und verdrängten Verletzungen. Es ist jetzt an der Zeit, die beste Beziehung Ihres Lebens zu führen. Mit Ihnen selbst!" Sie hatte recht. Ich brauchte nun Zeit für mich selbst, um mich zu finden und zu erkennen, wer ich wirklich war.

Marcel und ich standen uns nach dieser Entscheidung auf Augenhöhe respektvoll gegenüber. Die letzten Blockaden zwischen uns brachen auf und ich spürte, dass es nicht der einfachste, aber der richtige Weg war. Noch in der Trennungsnacht schliefen wir miteinander.

Marcel machte mir wunderschöne und ernst gemeinte Komplimente. Ich spürte seine Lust auf mich. Er zog mich an sich. Eng umschlungen standen wir mehrere Minuten zusammen und küssten uns. Langsam glitten seine Finger unter mein Kleid und landeten an meiner Reizwäsche. Wir zogen uns gegenseitig aus und liebten uns leidenschaftlich. Marcel kniete vor mir, hielt mein Becken mit beiden Händen und drang in mich ein. Mit meinen Beinen umschlang ich seine Hüften, kam in die Rückbeuge, spürte meinen tiefen Atem und kreiste in kleinen Bewegungen mein Becken. Danach drehten wir uns. Ich stützte mich auf die Hände, öffnete mein Herzzentrum und bestimmte nun selbst Intensität und Rhythmus. Schweißtropfen liefen über Marcels Gesicht. Ich küsste seinen Hals, seine Lippen, seine Augen. Die sexuelle Energie lief wie ein reißender Fluss durch meine Adern. Wir tauschten Zärtlichkeiten aus und genossen die gegenseitige Öffnung und Nähe – so nah, wie wir uns vielleicht noch nie waren. In dieser Nacht wurden unsere Seelen für einen kurzen Moment eins und ich bekam eine leise Vorahnung, was den Zustand von „Samadhi" ausmachte: das Gefühl vollkommener Losgelöstheit. Gelebte Sexualität verjüngte meinen Körper und reinigte meinen Verstand – so steht es auch im Kamasutra geschrieben. Jede Zelle meines Körpers wurde von dieser Energie durchdrungen. Nun ging es nicht mehr darum, einfach satt zu werden, sondern um den Genuss. Die Glücksgefühle, die dabei entstehen, werden automatisch über die Herzfrequenz des Partners empfangen und können für dessen Ekstase sorgen. Man schaukelt sich damit gegenseitig hoch und erfährt ein unbeschreiblich schönes sexuelles Erlebnis. Ich kam an diesen Punkt, wo ich anfing, meine Sexualität voll auszuleben. Ohne Hemmungen und ohne Scham. Ich erkundete mich, meinen Körper und meine sehnlichsten Wünsche. Ich spürte endlich die Lebenslust, die ich als junger Mensch gesucht und nicht gefunden hatte.

Von der Gesellschaft wird körperliche Liebe durch negative Glaubenssätze oft unterdrückt. Doch Sexualität sorgt für Reife und sinnliches Erleben. Durch eine Unterdrückung wird der natürliche Fluss der Energie verhindert. Diese Energie sucht sich einen anderen

Weg in Form von Macht, Gewalt oder Habgier. Wird dieser Energie jedoch im positiven Sinne Raum gegeben, so kommt es zu folgendem Phänomen: Während des Orgasmus ist der Kopf vollkommen befreit von Gedanken. Dieser Moment ist die totale Bewusstheit – das Gefühl der Glückseligkeit. Das Faszinierende daran ist, dass Gedankenleere zur Ekstase führt. Leider währt dieser Moment nur kurz und man möchte diesen Zustand ausdehnen. Deswegen sind Systeme wie Yoga und Tantra so beliebt. Der Ursprung von Meditation ist sozusagen der Sexualakt. In einer tiefen Meditation kann die gleiche Glückseligkeit erfahren werden wie bei einem Orgasmus, dafür jedoch sehr viel länger. Nur leider finden nicht alle Menschen Zugang zur Meditation. Deswegen wurden beim Tantra und auch Kamasutra Wege aufgezeigt, wie der Orgasmus länger erfahrbar gemacht werden kann: über das Herz und tiefe Liebe. Die Erfahrung des Einsseins ist die Auflösung von „Ich und Du". Das Ego hat kein Gewicht mehr. Wenn zwei Menschen zu einem werden, lösen sich alle gedanklichen Grenzen auf. Bewusstheit ist Stille. In diesem Moment blühen wir auf, bekommen Gänsehaut, Energie durchflutet den Körper, die Sinne nehmen extrem wahr und Emotionen kommen hervor, die der Verstand unterdrückt hat. Natürlich hätte mein Herz auch gerne diese Erfahrung mit Nick geteilt. Wir waren jedoch durch unsere gesellschaftlichen Pflichten beide nicht frei dafür. Also wollte ich lernen, diesen Mann zu lieben und ihn gleichzeitig freizulassen, obwohl die Sehnsucht mein Herz fast zerriss. Was mir blieb, war die Meditation, meine Träume und Phantasien. Über die Meditationen wurde mir auch bewusst, dass ich Marcel von Herzen liebte. Ich liebte ihn und vermisste unsere alten Zeiten, aber ich wusste auch, dass die Liebe zu Nick immer zwischen uns stehen würde. Ich wollte Marcel nicht verletzen oder ihn an die zweite Stelle rücken. Es war an der Zeit, Klarheit in die Situation zu bringen, den Weg des Herzens zu beschreiten und eine Pause einzulegen. Oft weinte ich, weil während der Meditation Gefühle hochkamen, die mir wehtaten. In diesen Momenten war ich sehr verletzlich. Mein Urvertrauen wurde auf eine harte Probe gestellt. Dann sagte ich mir innerlich: „Was zu dir gehört, wird zu dir zurückkommen." Vertrauen und Geduld waren noch nie meine Stärke. Daher ist es mir nicht leichtgefallen, mich derart dem Lebensfluss hinzugeben und darauf zu vertrauen, dass alles kommt, wie es kommen soll. Ich suchte Gründe dafür, warum ich mich in den folgenden Wochen allein oder einsam fühlte. Mein Verstand plapperte die ganze Zeit und redete mir Schuldgefühle ein, was das Ganze nur noch verschlimmerte. Ich wollte auch Marcel seine Trauer nehmen – wie immer ein fataler Fehler! Ich konnte es nicht lassen, schlug mir auf die Wange und sagte immer wieder laut: „Lieber Marcel, es ist dein Seelenschmerz, er gehört nicht zu mir." Während ich mit meinen Freundinnen Zeit verbrachte, ging es mir gut. Manchmal, in der Stille der Einsamkeit, kamen plötzlich schlimme Gefühle hoch und ich fühlte mich einsam und allein. Ich glaubte, das zu brauchen, was ich gerade nicht haben konnte. Mein Verstand unterlag einer Illusion, die großen Schmerz verursachte. Doch wenn man das Wort „All-ein-Sein" genauer betrachtet, bekommt es eine völlig neue Bedeutung. Während ich allein war, besann ich mich auf meinen Ursprung. Dieser Ursprung ist die tiefe Verbundenheit mit der Quelle in mir selbst. Es war alles da, was ich brauchte. Ich musste in meiner Verzweiflung keinen Gott um Hilfe bitten, denn das Göttliche war in mir selbst vorhanden. Ich musste lediglich lernen, diese Essenz richtig zu nutzen. Die wichtigste Regel dabei: „Identifiziere dich nicht mit deinen eigenen Gedanken, sondern werde still und beobachte, was passiert." Ich konnte wählen, was ich erfahren und denken wollte. Für mich gab es nur eine gute Wahl: die Wahl, die das Herz getroffen hat. Wenn ich auf diesem Weg positiv denken würde, dann würde ich auch positive Erfahrungen sammeln. So viel stand fest. Es war die einzige Möglichkeit, die ich hatte. Nick war in den folgenden Wochen und Monaten weiterhin wie ein Schlüssel für mich. Er schloss nach und nach all die verborgenen Schätze in mir wieder auf, die durch Blockaden von früher verschlossen waren. Dabei ergänzte er mich wie ein Spiegelbild. Ich reflektierte mein Verhalten und begab mich freiwillig in den Meditationen in die schmerzhaften Situationen aus meiner Kindheit, um diese aufzulösen. Ich lernte zu vergeben. Mir selbst und anderen Menschen.

„Du hast mein Leben und meine Träume zerstört", sagte Marcel ein paar Wochen später zu mir. „Nein, Marcel. Ich bin nicht verantwortlich für dein Glück im Leben. Du selbst machst dich glücklich." Marcel ließ seinen Kopf sinken – er wusste, dass ich recht hatte. Er sprach aus seiner Verletzung heraus wie ein trotziges kleines Kind. Marcel hatte mein Mitgefühl, aber ich fühlte mich nicht mehr schuldig. Im Gegenteil: Plötzlich fühlte ich mich frei und liebenswert.

Den Bogen spannen

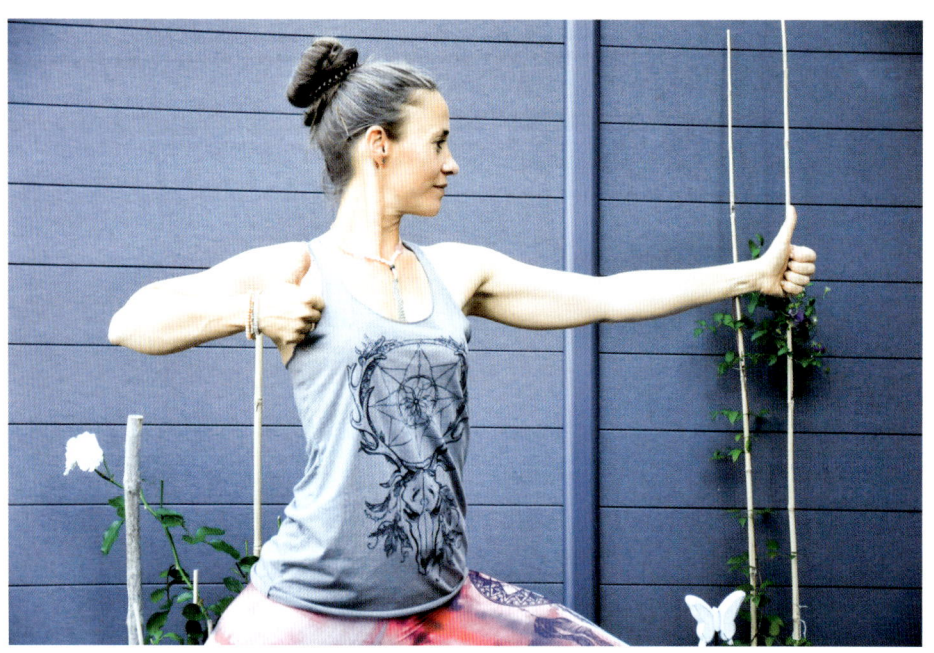

Spirituell Das Leben auf ein neues Ziel ausrichten.

Physiologisch Die Aufrichtung des Rückens trainieren. Krafttraining für die Beine.

So geht es Ausatmen. Aus einer breiten Schrittstellung den rechten Fuß zur Seite aufdrehen und das Knie beugen. Die Arme lang ausstrecken. Der rechte Arm bleibt lang, die linke Hand zieht wie an einem Bogen. Beide Schultern in einer Linie, Daumen nach oben. Mit der Einatmung den Fuß wieder nach vorne drehen und die Arme lang vor dem Körper schließen. Die Schultern aktiv senken. Nun mit der nächsten Ausatmung zur anderen Seite drehen. Jede Seite 5 x.

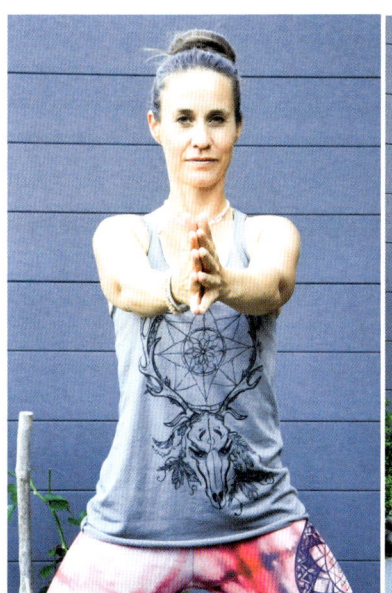
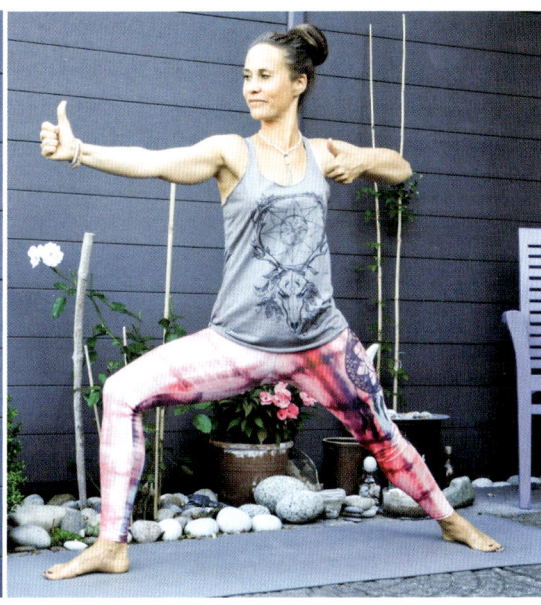

Die Hüfte lockern

Spirituell Die Liebe zum Fließen bringen.

Physiologisch Das Becken lockern und das Nervensystem beruhigen.

So geht es In den Vier-Füßler kommen. Die Handgelenke sind unter den Schultern, die Knie unter der Hüfte. Die Finger spreizen und einen festen Kontakt zum Boden herstellen. Die Hüfte in kreisenden Bewegungen nach vorne und hinten führen. Ca. 1 Minute lang.

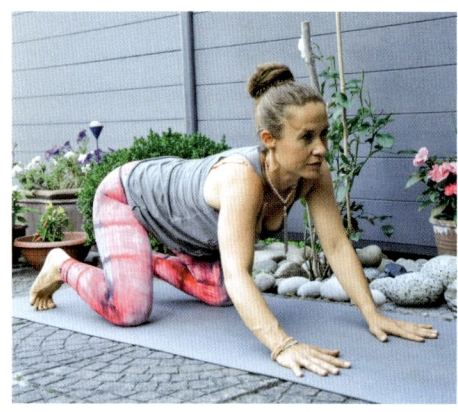

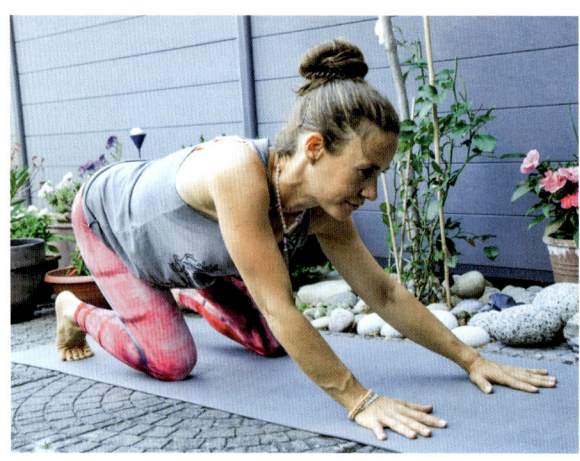

Den Rücken schlängeln

Spirituell Stress abschütteln.

Physiologisch Die Rückenmuskulatur lockern.

So geht es Aus dem Vier-Füßler den Rücken runden – seitlich, nach oben und unten. Wie eine Schlange, die sich vorwärtsbewegt. Ca. 1 Minute lang.

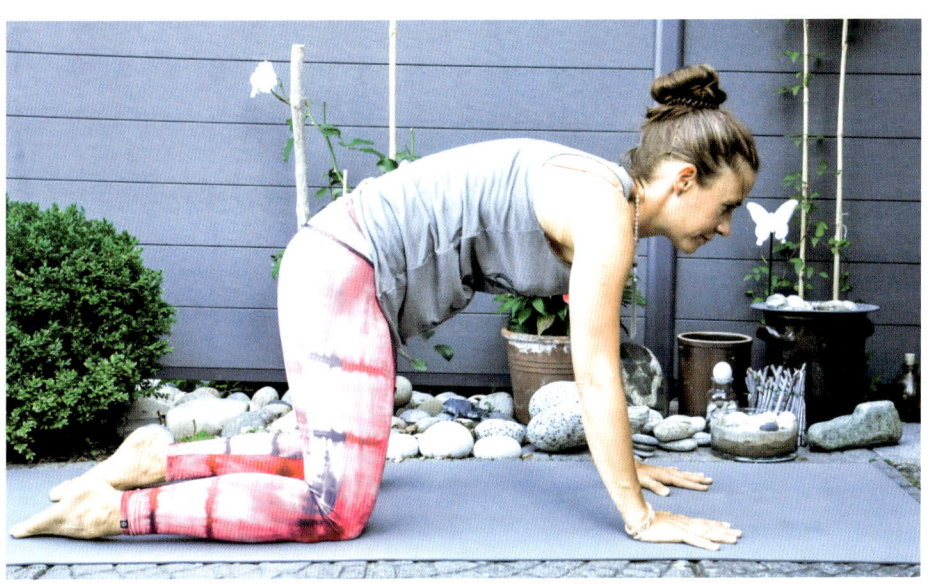

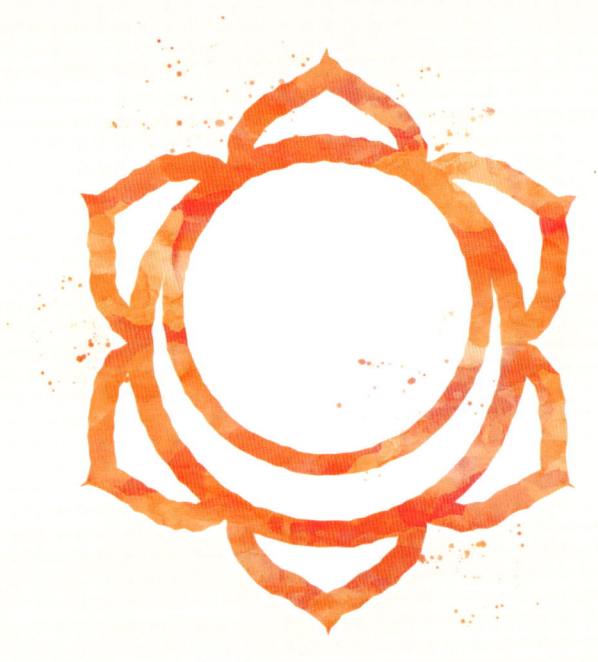

Kamasutra – Sinnesöffnungen für mehr Liebe

Nachts träumte ich sehr oft von Nick. Manchmal rief ich nach ihm: „Nick, halt mich fest!" Marcel erzählte mir davon. Es waren die Nächte, in denen er nachts aus dem Schlafzimmer lief, weil er nicht ertragen konnte, dass Nick ein wichtiger Teil meines Lebens geworden war. So sehr wie ich mich zu Nick bekannte, musste Nick unsere Liebe verheimlichen. Ich fragte mich oft, warum er mit niemandem über uns sprechen konnte. Lieber machte er alles mit sich allein aus. Natürlich konnte ich verstehen, dass er es nicht seiner Ehefrau erzählen mochte, aber warum nicht einem Freund oder einer Vertrauensperson, die bereits Ähnliches erlebt hatte? Dieses tiefe Gefühl und die Zärtlichkeit, die in jeder Begegnung zu spüren war, war etwas Wunderbares für mich. Niemals hätte ich von ihm verlangt, dass er seine Familie für mich verlässt. Ich wünschte mir nur, dass er mich in sein Leben lassen würde.

Dann machte ich einen großen Fehler: „Lieber Nick, ich habe mich von Marcel getrennt ..." Diese Nachricht war wie ein Schlag ins Gesicht. Nick konnte kaum atmen, als er meine Zeilen las. Panik brach in ihm aus. „Karla, ich kann keine Entscheidung treffen. Das geht alles so schnell bei dir. Warum? Tu das deinen Kindern nicht an. Was erwartest du jetzt von mir?" Diese Zeilen schrieb Nick nicht auf – er ging lieber in den Rückzug und meldete sich längere Zeit nicht mehr bei mir. Nick hatte Angst, unsere Liebe zuzulassen, und Angst vor einer Trennung von seiner Familie. Dadurch wurde unsere *Beziehung* ein regelrechtes On-Off-Desaster. „Diese Verbindung kann nicht funktionieren", sagte er zu sich selbst. Er hatte unterbewusst Angst, von mir verlassen zu werden – also beließ er lieber alles beim Alten und Gewohnten. Wir lebten scheinbar in unterschiedlichen Welten. In seiner Welt trug man Masken, redete nicht über Gefühle, drückte diese einfach weg und funktionierte, weil andere es von einem erwarteten. Ich spürte in meinem Herzen, dass Nick manchmal zum Weinen zumute war, aber er konnte seine Tränen nur herauslassen, wenn er vollkommen allein war. Ständig hatte er beruflich oder privat andere Menschen um sich herum. Innerlich platzte er fast vor Emotionen und nach außen hin war alles normal – wie immer. Ich sah unsere Begegnung von Anfang an wie ein Geschenk des Universums, daher schämte ich mich nicht für diese Liebe. Aus diesem Gefühl entstanden gute Taten, die die Welt um mich herum positiv veränderten. Mit jedem weiteren Tag, den ich diese Liebe in meinem Herzen trug, wurde ich dankbarer – für das Gefühl, lebendig zu sein und einen wundervollen Menschen in meinem Herzen zu spüren.

Für Inder ist Liebe eine Selbstverständlichkeit und hat zunächst nichts mit schwärmerisch romantischen Gefühlen zu tun. Romantik und Schwärmerei sind Meister der Täuschung. Diese gottverlassene Welt aus Macht und Besitzergreifen kann nur durch eine bessere Hälfte sinnvoll und schön werden? Der über alles geliebte Mensch soll die Leere in einem selbst ausfüllen. Warum sollten wir uns selbst bedingungslos annehmen, wenn der Partner uns das abnimmt? Der geliebte Mensch wird zum Symbol aller Sehnsüchte und Wünsche. Enttäuschungen sind vorprogrammiert. Diese Sichtweise baut unglaublich viel Druck auf der Gegenseite auf, ist beschränkt und für Kamasutra zu einfach. Die Kunst der Liebe besteht darin, die Welt als etwas Göttliches zu betrachten. Sich selbst und den Partner eingeschlossen. Jedes noch so kleine Detail ist ein Produkt von Kamasutra. Die eigentliche Kunst besteht also darin, den Alltag mit so viel Hingabe und Liebe zu füllen, dass die ganz großen Gefühle in den Hintergrund geraten.

Am Wochenende dekorierte ich das Haus neu, mistete die Küche aus und bepflanzte den Garten. All diese Kleinigkeiten waren für mich wichtige Details, das Leben zu lieben und diese Liebe auszudrücken. Kama – der Gott für Lust und Freude – steht für so viel mehr als sexuelle Lust. Gemeint ist das Gesamtpaket: zum Beispiel der Klang von Musik oder der Duft einer Rose. Musik war für mich darüber hinaus noch viel mehr als Lust und Freude –

sie war ein Ventil, um Trauer und Druck abzulassen. Ich hatte anfangs durch die Begegnung mit Nick schnell ein besonderes Lieblingslied gefunden, das mich an ihn erinnerte. Wenig später lud ich mir den Song als Klingelton auf mein Handy: „Are you with me?" von Lost Frequencies. Immer wenn dieses Lied im Radio lief oder mein Handy klingelte, war ich in einer anderen Welt: Ich sah mich und Nick durch die Welt reisen, am Strand spazieren oder eng umschlungen über unbekannte Wege wandern. Dann träumte ich am Tag von einem Leben, das so sehr von Liebe umgeben war, dass ich mich wie bekifft fühlte. Auch Nick hatte diese Liebe zur Musik. Er hörte gerne Lieder, die gefühlvolle und tiefgründige Texte hatten. Manchmal schrieb er mir im Betreff der Email nur den Songnamen und teilte mir damit mit, was ihn in Gedanken mit mir beschäftigte. Es war seine Art, Liebe in Worte zu fassen.

Kama – das Gefühl der Liebe – erblüht, wenn Augen, Nase, Zunge, Ohren und Haut Erfahrungen sammeln zwischen Gefühl und Gefühltem. Der lustbetonte Umgang mit einem anderen Menschen oder auch Objekten, Nahrungsmitteln oder der eigenen Arbeit wird durch die fünf Sinne verstärkt. Körperliche Liebe gehört selbstverständlich dazu. Sex ist ein Bestandteil der menschlichen Existenz, deswegen wird er in die Lebenskunst stark mit einbezogen. Doch beim Kamasutra geht es weniger um die Befriedigung der animalischen Triebe, sondern um die spirituelle Vereinigung von Körper und Seele.

In den Versen des Kamasutra werden grundlegende Dinge einer Partnerschaft beschrieben: wie der Partner ausgewählt oder eine Ehe geführt wird. Vor allem die Frau soll sexuelle Lust erleben. Im Leitfaden wird ihr geraten, die erotische Initiative zu ergreifen. Während des Aktes richtet sich der Mann nach den Bedürfnissen der Frau. Dabei ist er weder Diener noch Herr der Frau – sie sind gleichwertige Partner. Kamasutra trägt die Botschaft in die Welt, dass Männer und Frauen gleichermaßen den Genuss und die Erfüllung in der Liebe finden sollen. Die körperliche Liebe wird als Kunst definiert, die durch Talent und Übung gefördert wird. Die verschiedenen Stellungen beim Geschlechtsverkehr sind eher Mittel zum Zweck. Sie sollen das Gefühl verstärken, das zwei Menschen miteinander verbindet.

Echte sexuelle Befriedigung kann jedoch nur stattfinden, wenn man sich in seinem eigenen Körper wohlfühlt. Ganz wichtig im Kamasutra sind daher auch das Ausleben der weiblichen Lust und die Pflege des eigenen Körpers.

Marcel bezeichnete mich in den vergangenen Jahren gerne als Sexmuffel. „Ich weiß, du hast Kopfschmerzen und bist müde." Oft gab er enttäuscht auf, wenn ich erschöpft von der Arbeit nach Hause kam und meine Ruhe brauchte. So hatten wir in den vergangenen Jahren höchstens ein Mal in zwei Wochen Geschlechtsverkehr. Ich war tatsächlich oft müde, fühlte mich durch die Kinder gestresst oder hatte einfach keine Lust. Als ich mich mit Kamasutra beschäftigte, kam die Lust plötzlich zurück. Diese Lust lebte ich mit beiden Männern aus. Marcel verführte ich in der Wirklichkeit – trotz Trennung, Nick in Gedanken. „Ich sehne mich nach dir, möchte dich spüren und mit dir schlafen", schrieb ich Nick nach ein paar Monaten per SMS. Nick war zuerst geplättet. „Du willst mit mir schlafen? Ist das dein Ernst? Karla, du bist eine tolle Frau. Sexy und attraktiv. Welcher Mann würde nicht mit dir schlafen wollen?", war seine *politisch korrekte* Antwort darauf. Ich spürte, dass er es auch wollte, und das reichte mir. Wenn Nick mir Komplimente machte, fühlte ich mich so weiblich und begehrenswert. Endlich konnte ich meinen Körper annehmen und meine Lust ohne Scham ausleben. Ich ließ mich treiben und genoss. „Du hast mich betrogen, Karla. Emotional bist du mit Nick fremdgegangen", sagte Marcel zu mir. Ich erschrak bei seinem Gesichtsausdruck. Hatte ich ihn wirklich betrogen? War es ein Schritt zu weit von mir, in meiner Vorstellung mit Nick zu schlafen und ihn zu lieben? Tun wir das nicht alle im Laufe einer langjährigen Partnerschaft? Wir träumen davon oder stellen uns vor, dass wir mit einem Fremden oder mit einem Bekannten hemmungslosen Sex haben. Die Phantasie ist manchmal sehr erregend und in meinen Augen kein moralischer Fehltritt. Schließlich ist Liebe der Atem der Seele, und nicht zu atmen, während wir einmal ohne den Partner sind, wäre ziemlich verlogen. Wenn ein Mensch sich für Schönheit interessiert, kann er es nicht vermeiden, schöne Dinge und Menschen um sich herum wahrzunehmen. Der Mann denkt an eine schöne Frau, seine Frau denkt an einen schönen Mann und dann vereinen sich die beiden in Liebe. Schließlich geht es in der Liebe nicht um das Besitzen, sondern darum, dass man Gefährte und Freund des anderen ist. Im wirklichen Leben blockierten mich anerzogene Moralvorstellungen. Christliche Werte begleiteten mich mein ganzes Leben lang, auch wenn ich nicht getauft war und meinem eigenen Glauben folgte. Trotzdem hatten sich bestimmte Sätze aus der Bibel in meinem Unterbewusstsein verfestigt: „Du sollst nicht ehebrechen. Ich aber sage euch, dass jeder, der eine Frau ansieht, sie zu begehren, schon Ehebruch mit ihr begangen hat in seinem Herzen", Matthäus 5, 27.28. Die Sünde würde also bereits im Herzen entstehen – in den Gedanken und Wünschen. Ich fragte mich, wie Liebe im Herzen und körperliche Anziehung jemals eine Sünde sein könnten? Diesem Glaubenssatz wollte ich für mich persönlich nicht weiter folgen. Liebe war für mich keine Sünde und ich erlaubte mir auch, ohne Angst zu lieben. Als ich im Kamasutra las, entdeckte ich Folgendes: Egal ob verheiratet oder nicht, die Ethik im Kamasutra bezieht sich auf das Einhalten der göttlichen Gesetze. Es geht darum, Rituale zu vollziehen, philosophische Texte zu lesen und im Leben tugendhaft und gerecht zu bleiben. Wahrhaftigkeit, Ehrlichkeit und Mitgefühl bilden die Grundlage der menschlichen Entwicklung. Die Moral aus der westlichen Gesellschaft ist jedoch nicht damit gemeint. Moralvorstellungen sind Normen, die man sich bei anderen Menschen für deren Handeln wünscht. Je nach Gemeinschaft kann die Moral stark abweichen. Sie wird innerhalb von Menschen definiert und entwickelt sich ständig weiter. Moralische Werte werden Kindern, Jugendlichen und Eltern bewusst oder auch unbewusst vermittelt. Diese Moralvorstellungen kommen oft zu Fall, wenn man erkennt, dass ein anderer sie ebenfalls nicht angewendet hat. Doch die Angst vor dem Ausschluss oder der Verurteilung einer Gemeinschaft kann so groß sein, dass man darunter leidet, bloß keinen Fehler zu begehen. Mit zunehmendem Alter verfügt man über die Fähigkeit, Regeln und Moralvorstellungen zu hinterfragen, wodurch Moralvorstellungen nicht verallgemeinert werden können. Sex wurde in der Gesellschaft schon immer als unmoralisch betrachtet. Religionen sind gegen

Sex, obwohl aus ihm etwas Göttliches entsteht: ein Kind. Und es ist die erfreulichste Sache für die Menschen – also wird es vergiftet und unterdrückt. Unterdrückter Sex ist Energie, die sich in Ehrgeiz umwandelt. Ein sexuell freier Mensch ist rundum zufrieden und macht sich keine Mühe, Geld zu horten oder an Macht zu kommen. Körperliche Liebe wird in der Gesellschaft als verwerflich dargestellt, also haben viele Angst davor und beherrschen sich. Was bleibt, sind Sehnsüchte, Begierde und Wunschvorstellungen, die bei ständiger Unterdrückung ihren kraftvollen Ausbruch zur Folge haben. Das Einzige, was moralisch gesehen wirklich wichtig ist im Leben, sind Wahrhaftigkeit, Integrität, Liebe, Mitgefühl, Echtheit und Ganzheit!

Nein, für mich bedeutete es keinen Verstoß gegen die Moral, zwei Männer zu lieben. Ich ließ dieses Gefühl zu und integrierte es in mein Leben. Je mehr ich das konnte, desto mehr öffnete sich auch wieder mein Herz für Marcel. „Wo Verurteilungen abnehmen, fängt das Miteinander beim Kamasutra an" – so stand es in meinem Buch. Also befreite ich mich von dem „Fremdgeh-Gedanken" und ließ mich fallen. Während wir miteinander schliefen, war ich in Gedanken bei Marcel, aber manchmal war ich auch in Gedanken und mit meinem Herzen bei Nick. Ich genoss das göttliche Gefühl beim Sex. Die verschiedenen Stellungen intensivierten dieses Gefühl. Einige Stellungen im Buch waren sehr herausfordernd und spornten den Verstand an, aus einer komplizierten Verrenkung die perfekte Liebespose zu machen. Darum ging es jedoch in keiner Weise. Marcel und ich harmonierten, was das anging. Wir schliefen gern miteinander in den kreativsten Positionen, die allesamt dem Hatha-Yoga entstammen. Natürlich war es auch von Vorteil, dass er *anatomisch* zu mir passte. Im Kamasutra wird beschrieben, dass Gleich und Gleich sich gern gesellt. Der Penis des Mannes wird *lingam* genannt. Es werden drei Arten unterschieden: Hase, Stier und Hengst. Frauen werden nach der Weite und Tiefe der Vagina – auch *yoni* genannt – eingeteilt: Gazelle, Stute und Elefantenkuh. Ich musste herzlich lachen, als ich die Bezeichnungen zum ersten Mal in meinem Kamasutra-Buch las, und war froh, dass ich keine Elefantenkuh war, sondern in der goldenen Mitte lag. Daraufhin sagte meine Freundin Bea neulich bei einer Tasse Tee: „Sven ist ein Hase, aber er weiß damit umzugehen." Daraufhin lächelte sie verschmitzt. „Das reicht, Bea! Mehr brauche ich nicht zu wissen." Daraufhin vergrub ich mein Gesicht unter den Händen und versuchte an einen rosa Elefanten zu denken, um die Vorstellung meiner beiden Freunde beim Sex aus dem Kopf zu bekommen.

Sachlich betrachtet, beschreibet das Kamasutra, dass gleich gebaute Typen grundsätzlich zusammen den höchsten erotischen Genuss haben. Zur Elefantenkuh passt der Hengst, zum Stier die Stute und zum Hasen die Gazelle. Voreilig sollte jedoch kein Schlussstrich in Beziehungen gezogen werden, wenn es optisch nicht so gut passt. Manchmal kommt es wie bei Bea und Sven auf die richtige Technik an. Im alten Indien ist Erotik und Sexualität ein Bestandteil des menschlichen Daseins. Kamasutra kombiniert Seele und Körper, die bisher in der westlichen Tradition nie richtig zusammenfinden konnten. Der Liebesakt ist eine Kunst. Mit diesem Wissen wird Erotik in unserer Kultur zu einer Gratwanderung, weil sexuelle Befriedigung für das Wohlbefinden des Körpers genauso wichtig ist wie die Nahrungsaufnahme. Der Mann übernimmt den aktiven Part, die Frau ist passiv. Sie wird zu einer Einheit mit ihm und lässt vollkommen los. Beide sollen sich Zeit nehmen und nicht nur an den Höhepunkt denken. Das Vorspiel ist viel wichtiger, weil erst damit das Gefühl der Liebe aufkommt. Körperliche Liebe ist somit eine Disziplin, die erlernt werden kann, um einen lustvollen Genuss zu erlangen. Dabei ist es auch wichtig, wie man sich kleidet, in welcher Umgebung die körperliche Vereinigung stattfindet, wie es dort riecht, ob es einladend ist und vieles mehr. Erotik ist in der Phantasie der Menschen jedoch nicht immer nur zärtlich. Ein Mann hat den Drang, dominant zu sein. Die Unterwerfung der Frau erregt ihn körperlich. Eine gewisse Art von Aggressivität gegenüber der Frau zeugt sozusagen von Manneskraft – genauso wie seine zärtlichen Gefühle. Seine Hauptphantasie besteht darin, sich zu nehmen, was ihm nicht unbedingt freiwillig geschenkt wird. So erregt es ihn umso mehr, wenn die Frau am Anfang eines Liebesspiels vortäuscht, sie wolle zunächst gar nicht, würde dann aber gegen ihren Willen von der kraftvollen Art ihres Partners *genommen*. Wenn sie dann dabei noch stöhnt, erregt es den Mann umso mehr. Die Leidenschaft der Frau wächst in diesem Wechselspiel von Nehmen und Geben. Sie treibt ihn bewusst in diese sexuelle Erregung – genau das ist ihr Ziel. Vorausgesetzt, sie will es wirklich! Natürlich gibt es Situationen, in denen die Frau wirklich nicht mit einem Mann schlafen möchte. Der Mann sollte also ganz genau auf die Signale der Frau achten, mit ihr offen kommunizieren und herausfinden, ob ihr Abweisen gespielt oder ernst gemeint ist. Will sie das Liebespiel nicht, sollte sie sich nicht davor scheuen, Grenzen zu setzen und liebevoll Nein zu sagen. Mit einer offenen Aussprache kann auch der Mann sich entspannter auf das Spiel von Dominanz und Unterwerfung einlassen, wenn sie es doch will. Dann bedeutet das Eindringen des Mannes für sie nicht nur liebevolles Empfangen, sondern das Ausleben ihrer aggressiven Erregung. Wie weit diese Art von Aggressivität gehen darf, muss jedes Paar und jeder Mensch für sich selbst entscheiden. Achtsamkeit ist im Liebesspiel das höchste Gebot! Momente der Lust verwandeln sich in Stille und Zuneigung. Schnelligkeit und Erregung werden mit Ruhe und Zweisamkeit kombiniert. Kamasutra als Liebeskunst soll das körperliche Vergnügen steigern. Doch die Erregung ist ein Zustand, der ständig von Langeweile bedroht wird. Und Langeweile entsteht aus dem Verlust von Risikobereitschaft. Die unterschiedlichen Stellungen, Berührungen, leichtes Kratzen und Beißen bringen Unsicherheit in die sexuelle Begegnung mit dem Partner. Man hat ganz einfach Angst zu versagen und vom Partner negativ verurteilt zu werden. Dann fühlt man sich nicht begehrenswert und schämt sich. Doch wie will man seine Berührungen verfeinern, wenn man sich nicht darin übt? Marcel hatte immer Spaß daran, mit mir Neues auszuprobieren. Wenn es nicht so schön war wie gedacht, ließen wir es einfach beim nächsten Mal bleiben oder redeten darüber. Der offene Austausch über unsere Vorlieben war eine große Chance, wieder Schwung ins Liebesleben zu bringen, Randbereiche zu erforschen und uns selbst zu entdecken. Verantwortungsvoll mit mir selbst und meinem Partner umzugehen bedeutete auch, dass ich mich in meiner eigenen Mitte befand und keine Dinge tat, die ich nicht selbst wollte. Deswegen übte ich mich weiter in Meditation – auch während des Liebesaktes. Meditieren bedeutete für mich: zu beobachten wie ein Wissenschaftler. Mein Denken und Empfinden versuchte ich ohne Bewertung wahrzunehmen. Während dieser Meditation gab es kein gut oder schlecht – ich versuchte mich selbst und Marcel nicht zu verurteilen. Ich beobachtete, wie sich das Austauschen von Zärtlichkeiten körperlich anfühlte.

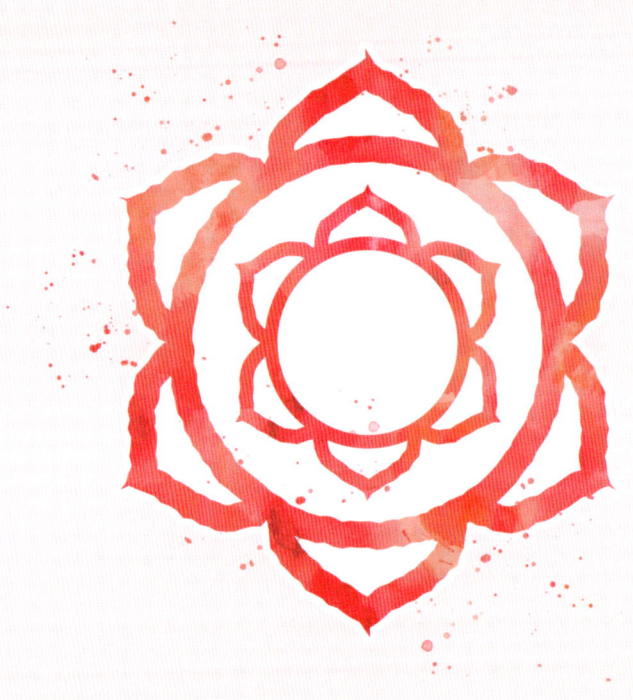

Kreisende Energie – Kraft von außen und innen

In den folgenden Wochen wurde ich trotz meiner meditativen Übungen oft aus meiner eigenen Mitte geschleudert. Dann wusste ich nicht mehr, wer ich war oder wo ich hinwollte. Mir wuchs alles über den Kopf. Ständig war Nick in meinen Gedanken präsent. So konnte ich mich nicht konzentrieren oder das Leben genießen. Kurz vor meinem Sommerurlaub wurde ich krank. Der ganze emotionale Stress und die Existenzängste wurden mir zu viel. Ich wollte sogar den Urlaub absagen. Doch das Fernweh war stärker. Wir fuhren mit der ganzen Familie trotz Erkältung Richtung Dänemark. Es sollte vorerst unser letzter gemeinsamer Sommerurlaub als Ehepaar und Familie werden – so planten wir es zumindest. Mir grauste davor, weil ich nur meine Ruhe haben wollte und ahnte, dass dieser Urlaub keine Erholung bringen würde. In dieser Zeit habe ich mich jeden Tag mit Marcel gestritten. Wir haben gegenseitig an den Kindern gezogen und einen Wettstreit daraus gemacht, bei wem sie lieber sein wollten. Sie schliefen mit Marcel im Zelt – ich habe mich allein ins Auto gelegt und abends in den Schlaf geweint. Am Tag wollte keiner an meinen Aktivitäten teilnehmen. Also bin ich mit dem Fahrrad durch die dänischen Dünen geradelt, bis ich mich wieder selbst gespürt habe. Ich habe mich ans Meer gesetzt und die Sonnenuntergänge bestaunt. Die Verbindung mit der Natur brachte mich phasenweise zu mir selbst zurück. Magische Momente erfüllten meine Seele wieder mit kleinen Glücksmomenten: Auf der einen Seite der Dünen stieg der Vollmond empor, auf der anderen Seite über dem Meer versank die Sonne. Ich dachte an Nick und was er wohl gerade fühlen würde. Würde er mich auch ein wenig vermissen? Würde er überhaupt etwas fühlen, wenn er an mich dachte? Ich saß dort, bis es dunkel wurde und der Mond mir den Weg durch die Dünen zurück zum Auto zeigte. Dann schlich

ich mich an den schlafenden Familienmitgliedern vorbei, schloss die Schiebetür vom Bus, legte mich in mein Bett und versuchte, an die schönen Momente mit Nick zu denken. Ich wollte von ihm träumen – die Leichtigkeit und Lebenslust wieder spüren. Meine Sehnsucht nach seiner Liebe wurde dadurch nur noch stärker. Wir schrieben uns in diesem Urlaub höchstens einmal am Tag. Nick schaltete sein Handy selten an. Wenn er schrieb, dann davon, dass er seinen Hobbies nachgehen würde und dass es ihm derzeit richtig gut gehen würde. Er entdeckte neue Dinge und Orte mit dem Fahrrad, las Bücher und trieb Sport. Ich fühlte mich alleingelassen in diesem Moment, weil ich das Gefühl hatte, er wollte nicht mit mir fühlen und sich lieber ablenken. Nick schrieb mir ganz klar, dass ich ihm nicht so viele negative Zeilen schreiben sollte, weil es ihn traurig machte. Jede Nachricht, die ich ihm darauf schrieb, war verlogen und entsprach nicht der Wahrheit: „Lieber Nick, die Sonne scheint und es geht mir richtig gut. Heute habe ich eine Radtour gemacht. Keiner wollte mit, aber was soll`s? Endlich habe ich mal Zeit für mich ..." Diese Verlogenheit passte nicht zu mir. Im Endeffekt war alles, was ich ihm schrieb, eine Lüge. Ich fühlte nichts mehr. Die Einsamkeit verwüstete mein Herz wie ein Hurrikan.

Nach fünf Tagen war der Spuk vorbei. Es ging wieder nach Hause an einem Montagnachmittag. Erschöpft schaute ich aus dem Autofenster und betrachtete die eintönigen Felder, an denen wir vorbeifuhren. Plötzlich wurde mein Unterleib heiß und ich spürte eine regelrechte Energiewelle von unten nach oben aufsteigen. Ich atmete tief und wurde still. Ein wundervolles Gefühl überkam mich und die Bilder in meinem Kopf liefen wie bei einem Fernseher: Nick berührte meine Haut. Ich schloss die Augen und versuchte nur noch zu fühlen. Ich spürte, wie seine Zunge von meinem Bauchnabel bis zum Hals glitt, wie er mich zärtlich küsste und dabei in mich eindrang. Tausend Schmetterlinge flogen durch meinen Körper. Die rhythmischen Bewegungen im Unterleib waren so erregend, dass mir Schweißperlen ins Gesicht stiegen. Sein Becken und meines schienen miteinander zu verschmelzen. Mein Unterleib glühte wie ein Feuerball. Ich spürte seine Küsse auf meiner Brust. Er nahm meine

Hände und führte sie über meinen Kopf. Ich öffnete mein Becken und winkelte die Beine an. Mein ganzer Körper bebte. Wir schauten uns in die Augen, während sich unsere Herzen küssten. Der telepathische *Seelensex* war sehr erregend. Gute zehn Minuten dauerten die Phantasien in Kopf und Körper an. Danach schrieb ich ihm eine SMS, dass schöne Gefühle bei mir angekommen seien und dass er gerne öfter auf diese Art und Weise an mich denken dürfe. Er ignorierte sie und antwortete nicht darauf.

Mehrere Hundert Kilometer entfernt las Nick am Abend die SMS. „Wieso schreibt sie mir das? Kann sie meine Gedanken wirklich spüren?" Nick versuchte zu verstehen, doch sein Verstand konnte nichts davon begreifen. Die Gedanken in seinem Kopf fuhren Achterbahn. Er hatte Angst vor der Intensität, die ihn und Karla miteinander verband, weil er so etwas zuvor noch nie erlebt hatte. Und nun in dieser Situation war er völlig überfordert von ihren Worten. „Was soll ich dir jetzt darauf antworten, Karla?" Ihre Worte machten ihn nur noch trauriger und brachten ihn an den Rand des Wahnsinns. Nick verlebte immer noch seinen Sommerurlaub mit der Familie an der Ostsee. Es gab kaum einen Moment, in dem er sich seinen Gedanken hingeben konnte. Nick war unglücklich. Er wollte allein sein. Manchmal flüchtete er sich nachmittags auf eine einsame Radtour. In diesen Momenten kam die Melancholie noch stärker hervor. Er konnte nicht verleugnen, was seine Seele die ganze Zeit wusste: Karla und ihn verband eine tiefe Liebe. Zwei Tage, bevor er in Gedanken mit ihr schlief, saß er allein in einem Park und fühlte Traurigkeit und Verzweiflung, weil er nicht wusste, wie er diese Liebe in sein Leben lassen konnte. Er wünschte sich so sehr einen Neuanfang in seinem Leben und Karla sollte auch ihren Platz darin haben. Durchbrennen und alles hinter sich lassen? Dafür war er nicht mutig genug. Er hatte Verpflichtungen seiner Familie gegenüber und er sah es als sein Schicksal, sich für seine geliebte Familie aufzuopfern. Doch Karla fehlte ihm. Ihre Worte waren wie seelische Nahrung. Keiner lobte ihn so sehr wie Karla oder sorgte sich um ihn. Keine Frau in seinem Leben hatte ihn bisher so angesehen wie sie, so innig umarmt oder in wenigen Sekunden so zärtlich berührt. Und nun waren sie viele Kilometer entfernt beide im Urlaub und vermissten sich gegenseitig.

Ich sehnte mich jede Sekunde nach einem Lebenszeichen von Nick und hoffte, er würde mich genauso vermissen wie ich ihn. Manchmal kamen Wörter und Bilder in meinen Kopf oder ich spürte ihn in meinen Energiezentren. Als er gedanklich mit mir schlief, war ich vollkommen *kopflos*. Es war die Stille in meinem Kopf, die Sex so meditativ machte. Aus der Theorie wusste ich bereits, dass der Verstand verdrängt würde, wenn die körperliche Vereinigung immer mehr Raum einnehmen und vom untersten Chakra nach oben stieg. Der Verstand hatte keine Kontrolle mehr. Das fühlte sich phantastisch an! Trotzdem war ich dabei so präsent wie noch nie: Ich spürte Nicks Hand in meiner, wenn ich die Augen schloss. Ich spürte seine Gegenwart. Zusammen pulsierten wir wie eine gewaltige Energiewelle, die meinen Körper durchströmte und die Sinne zum Tanzen brachte. Meine Seele drückte Liebe sehr tief aus – in meinem Herzen. Wenn Herz und Körper miteinander verbunden waren, verlor ich vollkommen den Verstand. Dann war ich nur noch pure Energie.

Nach der telepathischen Vereinigung mit Nick fühlte ich mich jedoch einsam. Ich wollte ihn in der Realität berühren, ihn umarmen, neben ihm einschlafen und wieder aufwachen. So wie es sich ein normaler Mensch wünscht. Meine Sehnsucht und der Wunsch nach einer echten Partnerschaft waren groß. Aber ich wollte mich nicht mehr in sein Wartezimmer setzen und darauf warten, dass er mich aufruft. Ich schrie laut: „Volltrottel!", als ich ein paar Wochen später im Sammelumkleideraum der Sauna stand und auf mein leeres Handy starrte. Ich wartete immer noch auf ein Lebenszeichen von Nick. Zwei Frauen in der Umkleide schauten mich verwirrt an und ich sagte: „Tut mir leid. Ich habe Männertourette. Blödmann!" Bea sah mich an und schüttelte sich vor Lachen. Mit einem bösen Grinsen im Gesicht verließ ich die Umkleide und machte das Handy aus. Natürlich dachte ich nicht schlecht über Nick, aber die aufgestauten Gefühle mussten raus. Diese Warterei nahm mir unglaublich viel Lebensqualität. Während ich so bedürftig nach ihm war, flüchtete Nick vor mir. Er suchte immer wieder

Ausreden, um eine Nachricht zu umgehen und schob wichtige Termine vor. „Wie soll ich dir antworten, wenn ich selbst nicht weiß, was ich will?", dachte er und ignorierte mich weiter. Als mein Handy aus war, konzentrierte ich mich wieder auf meine Sinne. Mein Herz glühte dauerhaft mit einem süßen Schmerz. Ich spürte, dass er an mich dachte. Es fühlte sich an, als würde die Blüte einer Rose aufgehen. Ich spürte seine Sehnsucht und hielt die Hand an mein Herz, in der Hoffnung, der Schmerz würde weniger werden. Das wurde er auch. Kurz darauf wurde mein Unterleib heiß und ich spürte wieder diese erregenden Energiewirbel.

Währenddessen saß Nick zu Hause und dachte an diese wunderschöne Frau, wie gern er sie festhalten und küssen würde. Er verstand jedoch nicht, warum sie so sehr um ihn kämpfte. Wieso mochte Karla ihn, obwohl er sich selbst nicht mochte? Seine ehrgeizige und analytische Art, seinen Körper – er empfand sich nicht als liebenswert. Umso mehr umschlich Nick unterbewusst die Angst, dass Karla ihn ablehnen würde, sobald sie ihn wirklich kennen würde. Sie schrieb ihm von Liebe und großen Gefühlen. Er fühlte sich auch von ihr angezogen, doch er fragte sich ständig, ob er das, was er für Karla empfand, auch für seine Frau empfinden könnte. Sein schlechtes Gewissen plagte ihn, weil er sein Leben gut geplant hatte. Karla kam in diesem Plan ursprünglich nicht vor. Nick ging mit dem Verstand durchs Leben. Seine Arbeit und Materielles waren ihm wichtig. Eine gescheiterte Ehe würde für ihn nie in Frage kommen. Allein schon wegen der Kinder, die er abgöttisch liebte. Er wollte um jeden Preis seine Familie schützen. Außerdem hatte er vor seiner Frau Hellen vor vielen Jahren ein Gelübde abgelegt: „Bis dass der Tod uns scheidet." Vor Gott hat er sich zu ihr bekannt und Hellen versprochen, mit ihr alt zu werden. Es war sein Schicksal und seine Verpflichtung. Komme was wolle. Nun trat Karla in sein Leben und verdrehte ihm den Kopf. Nick wollte Karla nicht verlieren, aber ein echter Kontakt mit ihr war unmöglich. Karla machte ihn schwach, aber Nick wollte Hellen nicht betrügen. Wie lange würde er dieser attraktiven, lieben und verrückten Frau standhalten können? Nick wusste, dass Karla diejenige war, die auch mal einen Schritt zu weit gehen würde. Sie hatte diese dunkle Seite in sich, die sie irgendwie spannend und attraktiv machte. Sie war nicht egoistisch oder skrupellos, aber sie lebte ihre Gefühle vollkommen aus – ohne sich über die Bewertung anderer Menschen Gedanken zu machen. Sie war offen und ehrlich. Diese Art überforderte Nick manchmal. Tatsächlich hatte er tiefe und beständige Gefühle für Karla, doch er versteckte sie und behütete sein Geheimnis wie einen Schatz. Er wusste auch um ihre Spiritualität und ihre Arroganz, über manchen Ereignissen und gefühlten Situationen wie eine *Göttin* zu stehen. Es fühlte sich an wie ein bedrohlicher Sog, wenn Karla ihm von ihren Gefühlen für ihn schrieb. Er hatte Angst um sich selbst. Seine Gedanken kreisten Tag und Nacht um dieses Thema. Nick suchte nach einer Lösung, die allen gerecht werden würde. Er fand keine. In diesen Momenten spürte er sein Herz. Das schmerzende Gefühl der Sehnsucht kannte er noch nicht. „Verliere nicht die Kontrolle!", sagte er zu sich selbst. Es klang wie ein Hilfeschrei. Die Gefühle zu mir fühlten sich bedrohlich an. Nick kontrollierte sich selbst so sehr, dass er jegliche Gefühle wegdrückte und sich selbst belog. Deswegen wusste auch keiner in seinem Umfeld, was mit ihm los war. Er ließ sich nichts anmerken. In den Zeiten, in denen er nicht arbeitete und still wurde, kamen die Gefühle jedoch auf eine brutale Weise in ihm hoch. Im Grunde sperrte Nick sich in sein eigenes Gefängnis und war unter dieser Oberfläche einsam. Tief in seinem Inneren wusste er, dass er irgendwann keine Kraft mehr hätte, um diese Kontrolle aufrechtzuerhalten. Er würde sich dem Leben hingeben müssen, ohne zu wissen, was dann mit ihm und seiner Familie passieren würde.

Bei mir konnten weder Mauern noch Masken etwas verstecken. Ein Blick in seine Augen verriet mir die Wahrheit. Ich konnte durch ihn hindurchsehen – bis in sein Herz. Er stand seelisch *nackt* vor mir. Es war eine Leichtigkeit, sein wahres Wesen zu erkennen. Eine tierische Angst überkam Nick bei unseren ersten Begegnungen, wenn ich ihm tief in die Augen blickte. Nick versuchte sich dagegen zu schützen. Er war sensibel und verletzlich und er wollte nicht, dass ich ihm diese Kontrolle entziehen würde. Immer wenn wir uns trafen, war er es, der die Treffen beendete. Jedes Mal, wenn wir uns schrieben, war er es, der den

Kontakt abbrach. Und jedes Mal hatte ich mir vorgenommen, dass ich diejenige wäre, die weiblich und voller Stolz „Auf Wiedersehen" sagen würde. Doch mit seiner Kontrolle übte er unbewusst Macht über mich aus und stieß mich vor den Kopf. Nick wollte mir nicht wehtun. Er konnte einfach nicht anders. Er wusste auch, dass er irgendwann eine Entscheidung treffen müsste. Seine Angst davor war jedoch wieder mächtig: „Links oder rechts? Welcher Weg ist der Richtige? Und was erwartet mich hinter der Weggabelung?" Viele Fragen geisterten ständig durch seinen Kopf. Leider neigte er dazu, den einfacheren Weg zu gehen. Er mochte sich selbst nicht dafür. Manchmal erstarrte er vor Angst und manchmal ließ er sich tief in das Gefühl für mich fallen, um sich dann wieder von mir zu entfernen. So ging dieses On-Off-Wechselspiel ständig hin und her zwischen uns. Dabei wand er sich aus Vorsicht wie ein Aal hin und her. Er wollte sich ganz sicher sein, dass ich die Richtige für ihn war. Die Richtige, um ihn aus seinem Gefängnis zu befreien. Nick hatte das Gefühl, dass etwas Gravierendes in seinem Leben passierte. Eine Befreiung aus alten Lebensmustern stand kurz bevor. Der Neuanfang war zwar noch nicht sichtbar – die Frage war nur, wann es passieren würde. Alles, was ihn in seinem Leben negativ beeinflusste und nicht guttat, wurde nun ganz langsam und konsequent aussortiert. Seine Gedanken wollten positiver werden. Er wünschte sich die Kraft dafür, die Karla bereits in sich trug. Dieser innere Richtungswandel war sehr stark für ihn zu spüren – er bewältigte die Situation, so gut er konnte. Und so sehr ich mir wünschte, ihm die Hand reichen zu können, so sehr musste ich im Laufe der Zeit einsehen, dass ich nicht am Ende seines Tunnels stand, sondern nur er selbst. Aus allem, was Nick bisher in seinem Leben erfahren hatte, hatte er präzise Lösungswege entwickelt, die ihm Sicherheit gaben, um aufrecht zu stehen. Ich gab ihm jedoch das Gefühl, den Boden unter den Füßen wegzuziehen – er wollte nicht einfach alles loslassen für mich. Nick brauchte Halt und Zeit, um sich aus diesem tief verbundenen Gefühl der Liebe ein neues Bewusstsein zu erschaffen. Vielleicht war Nick sogar emotional stärker als ich. Er liebte mich die ganze Zeit über, aber eines hatte er instinktiv gespürt: Wäre er zu mir gekommen – was vielleicht sein sehnlichster

Wunsch war – wären wir beide verloren gewesen. Es brauchte noch eine ganze Weile, bis ich verstand, worum es in unserer Verbindung ging: Der Weg war das Ziel. Es ging um Weiterentwicklung und die Fähigkeit, bei sich selbst zu bleiben und Glück nicht mehr im Außen zu suchen. So ergab alles einen Sinn.

Niemals hätte ich mir vorstellen können, einen Menschen in meinem Körper zu fühlen. Diese göttlichen Momente kamen erst durch Nick in mein Leben. Ich erinnere mich genau an den Tag, als ich intensiv an Nick dachte und ein komisches Gefühl in meinem Bauch aufkam – so als würde der Bauchnabel sich rechtsherum drehen. Dann hörte es wieder auf. Wenig später fing es wieder an. Mir wurde sofort klar, dass ich die Energie meines Nabelchakras spürte. Darüber hatte ich bereits viel in Yogabüchern gelesen. Chakren befinden sich in einer ständigen Drehbewegung. Durch erfolgreiches Erleben von Lernschritten werden die Chakren angeregt und können dadurch Energie aufnehmen. Von diesen Zentren aus wird die Energie über feinstoffliche Kanäle in den ganzen Körper weitergeleitet.

Die sieben Hauptchakren, die den Geist und das Befinden steuern, sind entlang der Körperachse lokalisiert. Sie haben Einfluss auf die innere Zufriedenheit und das Wesen eines Menschen. Mit Hilfe des ersten Chakras lebt man im Hier und Jetzt. Ist dies nicht der Fall, kommt es zu einer geistigen Flucht in die Vergangenheit oder Zukunft. Auch das Urvertrauen zeigt sich in einem starken Wurzelchakra. Meine Wurzeln waren arg in Mitleidenschaft gezogen durch die Erlebnisse, die ich mit anderen Menschen in meiner Kindheit erfahren habe. Ich flüchtete mich ständig in eine Traumwelt, in der ich mir Nick als Prinz auf einem weißen Pferd vorstellte. Dabei verpasste ich die wirklich wichtigen Dinge im Leben. Aber auch die anderen Energiezentren hatten großen Einfluss auf mein Leben und auf mein Verhalten. Deswegen schnappte ich mir meine Bücher und studierte alles, was mit den Energiezentren zu tun hatte:

Über dem Wurzelchakra befinden sich Sakralchakra, Solarplexuschakra, Herzchakra, Kehlkopfchakra, Stirnchakra und Kronenchakra. Was die Sexualität betrifft, ist das zweite

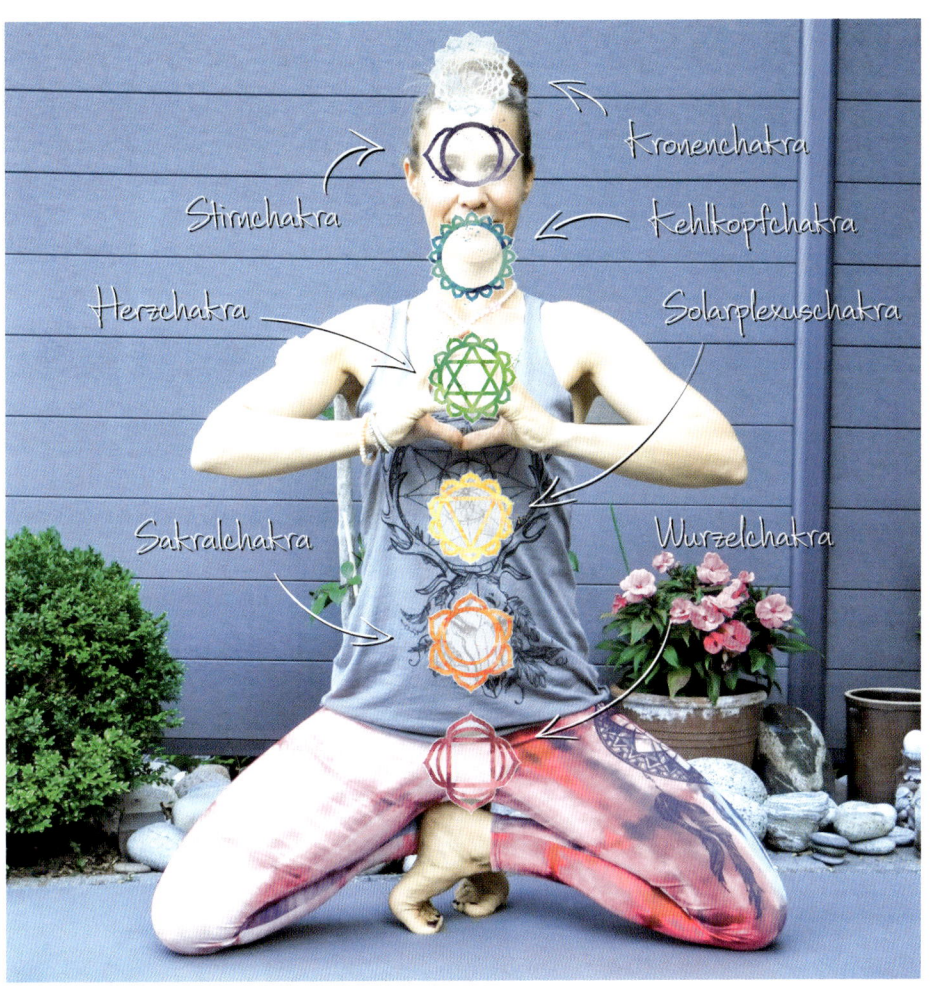

Hauptchakra die wichtigste Energiequelle. Das Sakralchakra steht für Lebenslust, Beziehung, Emotionen und göttliche Kreativität. Große Gefühle treffen hier auf das tiefe Unterbewusstsein. Das Sakralchakra ist unser Sitz für Leidenschaft und Verlangen. Mit meinem aktiven Sakralchakra strahlte ich Lebensfreude, Sinnlichkeit und Selbstbewusstsein aus, wofür mich viele Menschen beneideten. Sinnliche Erfahrungen, Berührungen und das Schmecken sind ebenfalls mit diesem Energiewirbel verbunden. Das Verlangen der Seele drückt sich in diesem Energiezentrum wie in keinem anderen aus. Sexualität ist nur ein Aspekt davon, die Welt mit Freude und allen Sinnen wahrzunehmen. Durch die Emotionen wird diese Erfahrung für die Seele erst real und intensiv. Wer einen Partner hat, mit dem man bedingungslose Liebe und Vertrauen in der ganzen Bandbreite erleben darf, kann sich glücklich schätzen. Menschen mit einem geöffneten Sakralchakra sind lebendig und leben eine leidenschaftliche Liebe. Sie lieben es, sich auszudrücken und ihre Lebendigkeit zu spüren. In der hinduistischen Tradition ist die Lehre der Chakren eng verknüpft mit der Kundalini-Shakti. Diese Kraft wird als schlafendes Bewusstsein beschrieben, das im Wurzelchakra ruht und bei Aktivierung des spirituellen Lebensweges langsam bis ins Kronenchakra aufsteigt. Symbolisch wird diese Kraft als eingerollte Schlange dargestellt, die sich nach oben winden möchte. Was genau zur Aktivierung der Kundalini-Shakti führt, ist immer noch unklar. Ab einem gewissen Bewusstseinszustand wird die Kundalini-Energie von selbst aktiviert – vorausgesetzt, die Chakren haben einen hohen Schwingungszustand erreicht.

Dazu gibt es eine hinduistische Geschichte: In einer Zeit, in der alles eins war, wurden zwei Kräfte geboren – der männliche Gott Shiva als Symbol für das Bewusstsein und seine Gemahlin Shakti als Symbol für die aktive Energie der Schöpfung. Durch diese Trennung von männlicher und weiblicher Urkraft entstand eine Trennung von Bewusstsein und Materie und somit die Schöpfung. Die Kundalini-Shakti ist die weibliche Urkraft der Schöpfung. Sie liegt schlafend im Wurzelchakra und wartet darauf, sich mit ihrem Gemahl Shiva zu vereinigen, um das Bewusstsein der Einheit aller Dinge wiederzuerlangen.

Der Hüftschwung

Spirituell Sich erden, das Sakralchakra stärken und in positive Schwingung kommen.

Physiologisch Lockerung der Muskulatur rund um die Hüfte. Das Nervensystem in Balance bringen.

So geht es Einen hüftbreiten Stand einnehmen. Die Hände in der Hüfte ablegen. Das Becken rechtsherum kreisen, 20 x wiederholen, danach die Richtung wechseln. Im Anschluss eine liegende Acht kreisen und auch hier nach 20 Wiederholungen die Richtung ändern.

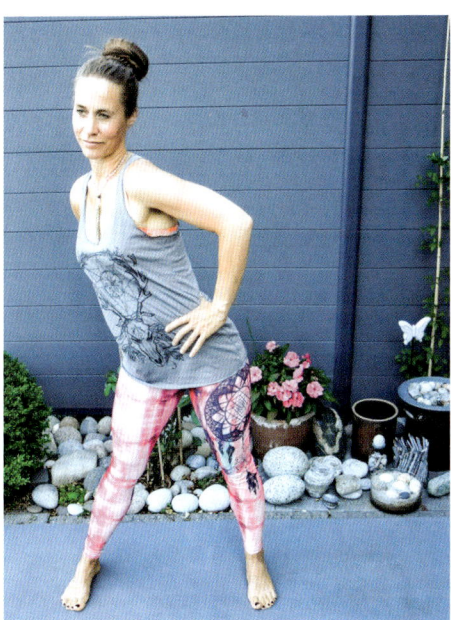 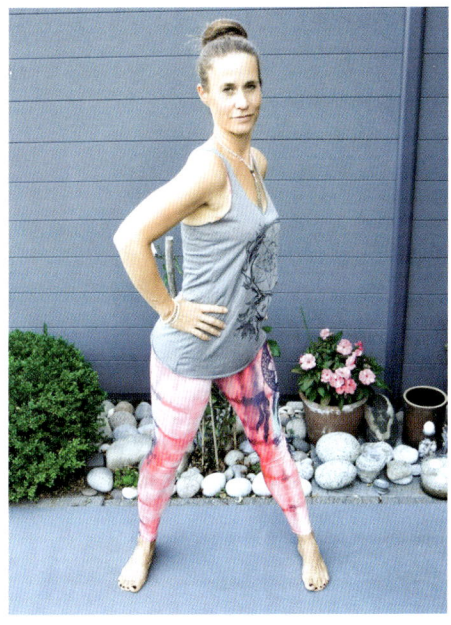

Die Brücke zur Lust

Spirituell Sich öffnen und Liebe zulassen.

Physiologisch Beckenboden stärken und Becken öffnen.

So geht es Die Fußsohlen aneinanderlegen und die Füße auf den Außenkanten abstellen. Die Hände hinter dem Kopf ablegen. Mit einer tiefen Ausatmung das Becken heben. Beide Beckenknochen befinden sich in einer Linie. Kurz halten, dann wieder absenken. 10 x wiederholen.

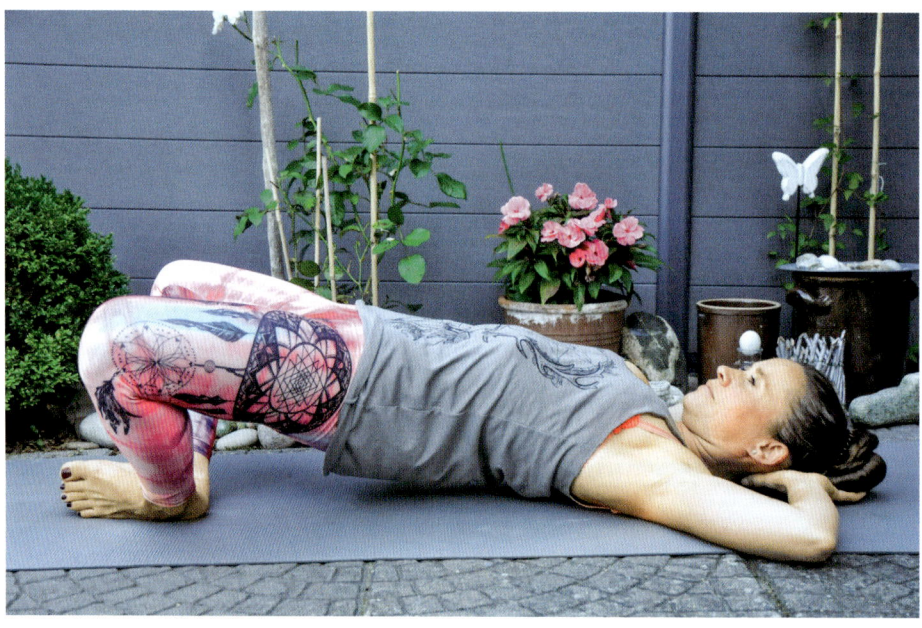

Variante 2 Beide Füße sind parallel aufgestellt. Das Becken langsam heben und dabei den Rücken „aufrollen". Am obersten Punkt das Becken „tanzen" lassen: rechte Hüfte hoch und linke Hüfte hoch. Jede Seite 3 x, dann das Becken langsam wieder absinken lassen. 8 x insgesamt.

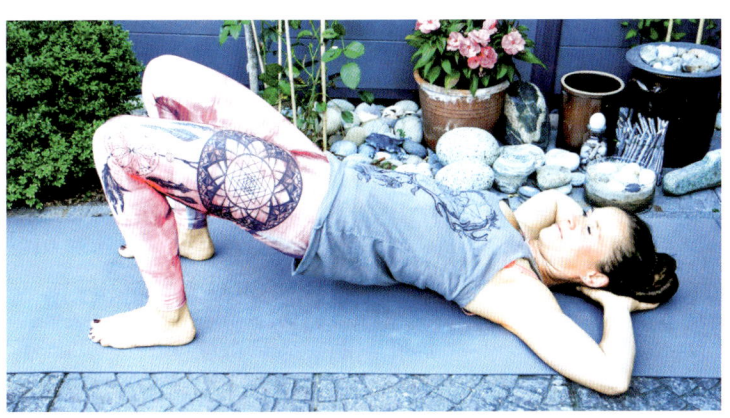

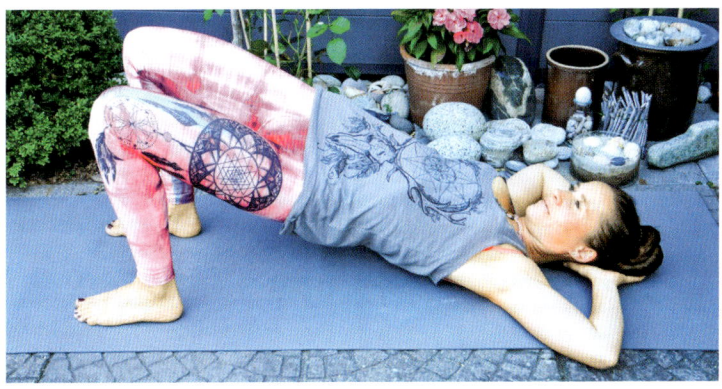

Variante 3 Das Becken oben halten. Das linke Bein lang ausstrecken zum Himmel. Fußspitze lang. Das ganze Bein absenken, bis es in einer Linie mit dem Standbein ist. Alles von vorne insgesamt 8 x wiederholen, dann das Bein wechseln.

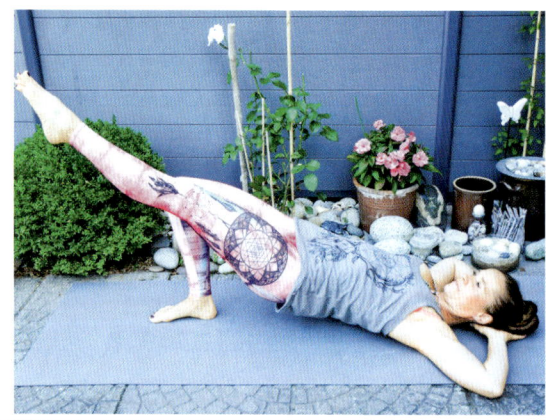

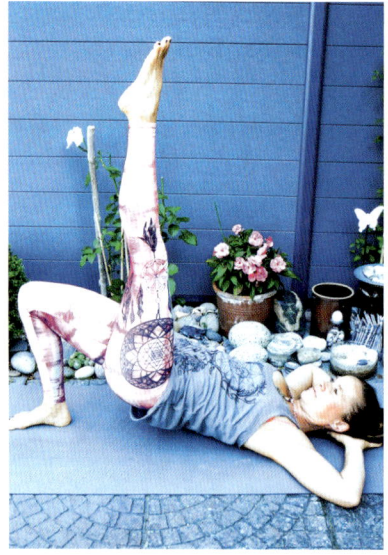

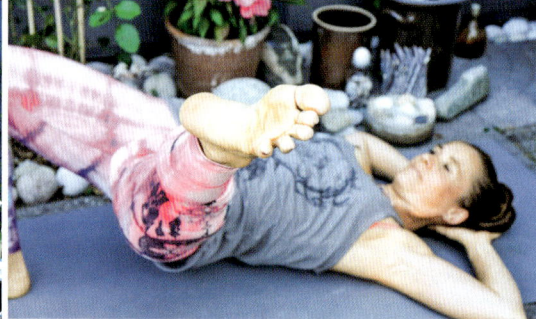

Variante 4 Das linke Bein lang ausstrecken und zur Seite kippen lassen. Mit einer tiefen Ausatmung und Spannung im Beckenboden das Bein zurück in die Mitte heben.

Alternativ Als Einsteigervariante das Becken am Boden lassen. 8 x jedes Bein.

Variante 5 Mit beiden Händen die Sprunggelenke greifen und in eine tiefe Rückbeuge gehen. Die Füße sind dafür auf den Spitzen. 3 – 5 Atemzüge halten, langsam den Rücken absenken und entspannen.

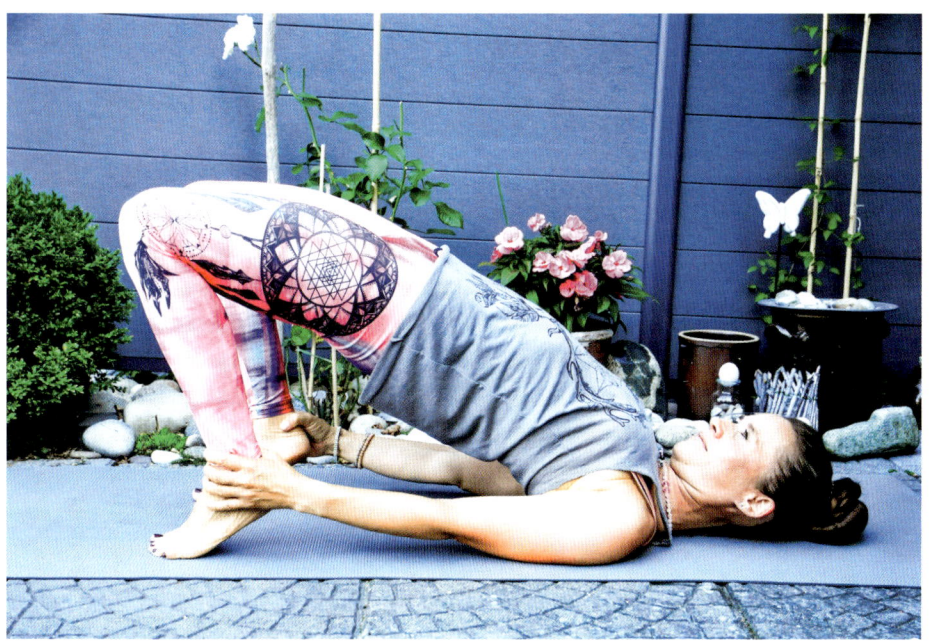

Auch Kamasutra verstärkte bei mir diesen Energieentwicklungsprozess. Ich trug täglich intuitiv etwas Rotes, Oranges oder Gelbes am Körper, um die Chakren anzuregen. Auch das *Liebeslager* schmückte ich in diesen Farben. Kerzen sorgten für Romantik, Decken und Kissen für Lust aufs Kuscheln und den intensiven Austausch von Zärtlichkeiten.

Meine Sinnlichkeit wieder zu entdecken erfüllte mich mit Glück. Durch Kamasutra lernte ich, mehr zu fühlen und meiner Spiritualität spielerischen Raum zu geben. So stand auch im Leitfaden des Kamasutra: „Durch das Wissen um die authentischen Bedürfnisse von Körper und Seele erwächst die tiefe Selbstliebe und Akzeptanz der menschlichen Bedürfnisse und des Begehrens. Es ist selbstverständlich, dass die menschlichen Bedürfnisse in Form von Berührung, Bewegung, ausreichend Ruhe, frische Luft und Sonnenlicht befriedigt werden." Ja, ich war auf einmal sehr ruhebedürftig, lief so oft wie möglich durch die Natur und umarmte jeden Menschen heiß und innig, als wäre es mein letzter Tag auf diesem Planeten. Ich deckte meine Grundbedürfnisse, sorgte für hochwertiges Essen und ausreichend Schlaf. Trotz der emotionalen Achterbahn fühlte ich mich meistens sehr wohl. Meine Lebensfreude wollte in die Welt getragen werden. Ich spürte dabei auch die Freude anderer, mit denen ich Zeit verbrachte. Viele sagten mir: „Karla, wenn du einen Raum betrittst, geht die Sonne auf!" Mein Selbstbewusstsein stieg mit jedem Tag. Mir war plötzlich egal, was andere über mich dachten – meine Maske legte ich ab. Das Einzige, was mir zu meinem Glück noch fehlte, war eine feste Basis, weil ich mich als Kind von anderen abgelehnt fühlte. Mir fehlte Sicherheit, Urvertrauen und die Fähigkeit, mich in der materiellen Welt gut zurechtzufinden bzw. mich zu verwirklichen und angemessen wertschätzen zu lassen.

Auch Nick befand sich in einem Transformationsprozess. Durch die Begegnung mit mir öffnete sich sein Kehlchakra. Er lernte fließend zu kommunizieren, um durch diesen Austausch tiefgründig zur Wahrheit zu gelangen. Über unsere zahlreichen Nachrichten lernten wir uns kennen und zum ersten Mal vertraute er jemandem Dinge an, die er sonst nur mit sich selbst ausmachte. Auch sein Glaube wurde mit den kommenden Ereignissen auf eine harte Probe gestellt. Neue Menschen kamen in sein Leben, andere verabschiedeten sich. In verzweifelten Situationen faltete Nick die Hände und fing an zu beten. Die Frage nach dem Sinn seines Lebens kam immer wieder auf. War es sein Schicksal, seine Pflichten zu erfüllen und sich für andere aufzuopfern? Tief in seinem Inneren sehnte er sich nach Glück und Liebe. Er wollte – wie ich auch – so angenommen werden, wie er wirklich war.

Mein Herz befreite sich von den einengenden Mauern der Vergangenheit. Die kleine Hormonfabrik versorgte mich täglich mit dem kribbelnden Gefühl der Liebe und erinnerte mich daran, dass ich mich selbst lieben sollte. Sobald Nick mir begegnete, begann mein Herzchakra wie die Blüte einer Rose aufzugehen. Es vibrierte, hüpfte, flatterte – es war nie lebendiger. Mit jedem Kontakt zu Nick dehnte sich diese wunderbare Energie weiter aus und *infizierte* mit seiner Liebe die anderen Chakren – wie bei einer Zwiebel, die sich Schicht für Schicht aufbaute. Ich spürte Nick besonders stark in meinem Herzen, wenn wir getrennt waren. Dieser *Schmerz* war anfangs so stark, dass ich nicht mehr aufrecht stehen konnte. Nach ein paar Monaten lernte ich, die unterschiedlichen Qualitäten zu deuten. Dachte Nick freudig an mich, flogen Schmetterlinge durch mein Herz, war er wehmütig, tat es schrecklich weh, hatte er körperliches Verlangen, dann glühte mein Herz. Die Herzschmerzen kamen zu unbestimmten Zeiten. Nachts war es manchmal so schlimm, dass ich davon aufwachte. Mein Herz brannte, so als würde ein Lichtstrahl aus ihm herauskommen. Wie in einem Fieberzustand. Ich hatte das Gefühl, mein Herz würde aufbrechen wie ein Vulkan. Plötzlich war dieser Schmerz wieder weg, als wäre nichts geschehen. Dann kam er wieder – beim Aufwachen, Putzen, Einkaufen, Arbeiten oder Spielen mit den Kindern. Als ich Trish davon erzählte, schimpfte sie mit mir: „Bist du wahnsinnig? Was ist, wenn du ein echtes Herzleiden hast? Lass dich von einem Spezialisten untersuchen. Versprich es mir!" Also machte ich einen Termin bei einem Kardiologen. Mein Herz wurde gründlich untersucht. Belastungs-EKG und Ultraschall waren unauffällig. Ich setzte mich auf das Fahrradergometer, wollte gerade antreten und das Gerät machte laut „Peng!" – Kurzschluss. Der Doktor guckte verwirrt und klagte mir sein Leid, dass er ein neues Ergometer anschaffen müsse, welches unglaublich viel Geld kosten würde. Beschämt schaute ich ihn an und entschuldigte mich. Er gab mir einen neuen Termin und versicherte, dass es nicht meine Schuld sei. Ein paar Wochen später waren die Herzschmerzen nicht besser geworden und ich versuchte erneut mein Glück mit dem Ergometer. Der Doktor hatte das alte Rad reparieren lassen und ich trat zaghaft in die Pedale. „Fangen Sie mit 100 Watt an. Die Patientin sieht fit aus", sagte er zu seiner Helferin. Nach kurzer Zeit stand mir der Schweiß auf der Stirn. Der Ehrgeiz packte mich: Ich trat mit voller Wucht in die Pedale, als würde ich in einem Wettkampf gegen 1000 Radler antreten. Nach 300 geschafften Watt war die entscheidende Herzfrequenz noch nicht erreicht, aber ich hatte keine Lust mehr. Mein T-Shirt war komplett nass geschwitzt und ich brach den Test ab. Kurze Zeit später wurde ich aus der Praxis mit einem Schmunzeln entlassen und dem Kommentar: „Ihr Herz ist klein, kräftig, gesund und unglaublich fit!" Hatte ich mir alles nur eingebildet? Von nun an beobachtete ich, wann mein Herz glühte. Anfangs fragte ich Nick, ob er zu dieser Zeit an mich gedacht hätte. Viele Momente hat er mir bestätigt: „Ich verbringe in Gedanken mehr Zeit mit dir als mit jedem anderen Menschen!" Mir ging es genauso, doch diese Gedanken waren nicht immer leicht. Manche Tage wollte ich ihn mir aus dem Kopf schlagen. Ich wünschte ihm von ganzem Herzen, dass er glücklich wäre, aber ich wollte nicht ständig an ihn denken oder ihn spüren. Er erinnerte mich ständig daran, dass er meine große Liebe war, mit der ich keine Zukunft hätte. Zum Glück gab es phasenweise Pausen. Dann spürte ich ihn gar nicht oder war so konzentriert bei der Arbeit, dass ich ihn regelrecht vergaß. Immer wenn ich glaubte, ihn in Liebe freigelassen zu haben, kam er einen Schritt auf mich zu, öffnete sein Herz und schmiss mich mit seinem Charme wieder aus der Bahn. Nick brauchte Zeit, aber wenn er sich darüber im Klaren war, was er wollte, fasste er den Mut, sich bei mir zu melden und die Dinge zwischen uns zu klären. Meine Geduld wurde durch ihn immer wieder einer harten Probe unterzogen. Aber das Resultat lohnte sich. Nicks Worte berührten mich jedes Mal von Neuem: Sie erfüllten mich mit Glück. Unsere Herzen funkten sich gegenseitig an. Ich war so voller Liebe für ihn, dass das unbeschwerte Glücksgefühl von der ersten Begegnung immer wieder aufflammte. Nick und mich verband die reine Essenz der Seelenliebe.

Meine Freundin Trish sagte eines Tages zu mir: „Ihr habt noch nicht gepoppt? Du musst ihn verführen. Dieser Mann muss dich fühlen, damit er dich richtig vermisst. Männer können das nur über Sex!" Ich musste tief schlucken. Nick verführen? Mir grauste bei dem Gedanken. Ich war so schüchtern, wenn er vor mir stand, und fühlte mich wie ein unsicherer Teenager. Manchmal hatte ich richtig Angst, dass er mich abweisen würde. In Gedanken hatte ich ihn verführt. Aber in der Realität? Nein. Er hatte eine schwere Mauer aus Angst um sich herum. Angst davor, sich in meiner Liebe zu verlieren, und Angst, seiner Familie damit zu schaden, seine Ehefrau zu verletzen und die Vorwürfe anderer Menschen ertragen zu müssen. Die Angst blockierte und lähmte ihn und stand so sehr zwischen uns, dass er nicht einmal wahrnehmen konnte, was für eine schöne Kraft uns beide miteinander verband. Ich wollte die Frau seines Lebens sein, aber nicht seine Geliebte, die sich immer nach ihm sehnen müsste. Als wir uns wieder wochenlang nicht gesehen hatten, meldete sich plötzlich mein Verstand und plapperte fröhlich drauflos: „Vielleicht siehst du ihn nie wieder. Vielleicht stirbt er und du bekommst es nicht einmal mit. Du wirst nie erfahren, wie sich diese Liebe in der Realität anfühlt!" Mein Verstand war in dieser Beziehung mein ärgster Feind. Sehnsucht kam schon wieder in mir hoch und ich vermisste Nick so sehr, dass mein Herz weinte. Ich schrieb ihm eine SMS. Ich wollte ihm meine Gefühle mitteilen, ohne ihn dafür verantwortlich zu machen. Als Nick die SMS empfing, krampfte sich sein Herz bei den traurigen Zeilen zusammen. Wieso war Karla nur seinetwegen so unglücklich? Wie konnte sie sich so sehr nach ihm sehnen? Tränen stiegen plötzlich auch in seine Augen. Nick fühlte sich hilflos und schrieb: „Bitte weine nicht. Nicht meinetwegen. Bitte ..." Daraufhin weinte ich, bis ich innerlich leer war. Dann fragte ich mich: „Weine ich seinetwegen?" Ein lautes *Nein* kam aus meinem Herzen. Ich weinte, weil tief in mir drin etwas fehlte, was er mir scheinbar geben konnte. Nick war für mich dieser eine Mensch, in dessen Nähe ich mich *ganz* fühlte.

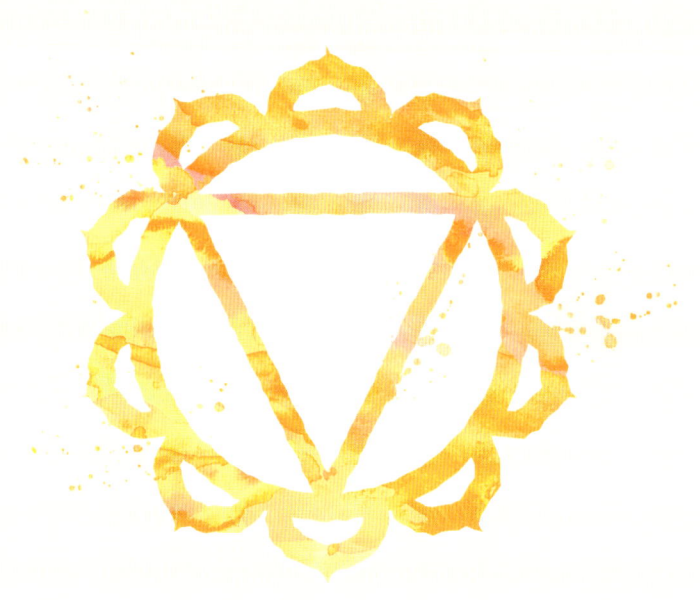

Die schönste Liebe auf der Welt: Selbstliebe!

Nick und ich sahen uns in den folgenden Wochen und Monaten weiterhin nur zufällig. Ich schrieb ihm, dass ich ihn vermissen würde und ihn so gerne sehen würde. Die Antwort darauf ließ ein paar Tage auf sich warten – Nick war zu diesem Thema nicht gesprächsbereit: „Ich weiß zurzeit nicht, was ich dir schreiben soll. Ich weiß nur, dass ich nach all den Jahren Hellen nicht verletzen möchte. Wie soll ich ihr erklären, dass ich mich mit einer Frau treffe, die sie nicht kennt, die mir aber mitgeteilt hat, dass sie mich liebt?" „Ich verstehe dich, Nick. Trotzdem würde ich dich gerne kennenlernen, einfach deine Nähe spüren, dir gegenübersitzen, mit dir lachen und kostbare Zeit verbringen." „Es tut mir leid, dass du in mir mehr siehst. Es geht leider nicht." Ich musste seine Entscheidung akzeptieren und wollte nicht mehr um ein Treffen betteln wie eine Bedürftige. Daraufhin klammerte ich mich wieder an seine SMS und wartete. Seine ständigen Rückzüge taten mir weh. Nichts passierte. Er schrieb nach einer Woche Pause, er hätte viel zu tun und ich solle ihm nicht böse sein, wenn er keine Zeit zum Antworten hätte. Enttäuscht starrte ich auf mein Handy. Der Kontakt zwischen uns wurde seltener und oberflächlicher. Eines Tages, als ich mich mal wieder in den Schlaf weinte, sagte eine Stimme in mir: „Karla! Aufwachen! Dieser Mann ist nicht die Realität! Du verpasst die wirklich schönen Dinge im Leben, wenn du immer nur auf die vermeintlich große Liebe wartest." Hatte mein Verstand recht? War Nick nicht real? Die Gedanken und Gefühle, die ich in meinem Herzen spürte, sollten eine Täuschung sein? Es tat mir weh, dass Nick nicht wie ich den sehnlichsten Wunsch hatte, mit mir Zeit zu verbringen, und nagte an meinem Selbstwert. Ich glaubte ihm, dass er keine Zeit hatte. Aber zwei Minuten am Tag für eine kurze Nachricht konnte doch jeder Mensch einrichten, wenn er es nur von Herzen wollte. Selbst mit Bekannten hatte Nick mehr *echten* Kontakt als mit mir. Während ich intensiver darüber nachdachte, wurde mir schlagartig klar: Ich fiel ständig in mein altes Muster der Bedürftigkeit zurück. Nick sollte mich retten und mir die Liebe geben, die ich verdiente. Mein Anspruch an ihn war unerfüllbar und eine Illusion. In Nick sah ich diesen unfehlbaren Mann, der groß und liebesfähig war, so erwachsen und vollkommen – ein Mann, der mich nicht verletzen würde. Doch er war alles andere als perfekt. Genau wie ich.

Am tiefsten Punkt angekommen saß ich in einem warmen großen Sessel, mit Teebecher in der Hand und einer psychotherapeutischen Heilpraktikerin mir gegenüber. Sie sagte mit einem Lächeln: „Nun erzähle mal, weswegen du hier bist!" Kein Wort kam aus mir heraus, dafür umso mehr Tränen. Ich schluchzte vor mich hin, krümmte mich in meinem Sessel und fühlte mich wie ein kleines verletztes Kind. Minuten vergingen, die sich wie Stunden anfühlten. Nachdem die ersten Tränen getrocknet waren, erzählte ich von der Begegnung mit Nick, der spirituellen Erfahrung und meiner gescheiterten Ehe. Als ich von meinem Leben erzählte, wurde mir einiges selbst klar: Bereits als Kind lernte ich von klein auf zu lieben und die Bedürfnisse anderer Menschen zu erfüllen. Was ich nicht lernte, war, mich selbst zu lieben, mir zu vertrauen und auf meine eigene Stimme zu hören. Ich verkaufte mich ständig unter Wert und hatte Probleme damit, selbstbewusst nach außen aufzutreten. Beruflich trat ich auf der Stelle und hatte kaum eigenen Antrieb, um vorwärtszukommen. Ich hatte Ängste, wurde von meinem Ego diktiert und lebte am Leben vorbei. Die eigenen Bedürfnisse wahrzunehmen und zu befriedigen war auf einmal vollkommen neu für mich. Oft fühlt sich genau das egoistisch an, aber das war es nicht. Von nun an lernte ich, dass ich es sehr wohl wert war, Wertschätzung von anderen zu erfahren. Auch Nick und Marcel sollten mir diesen Respekt erweisen. Aber vor allem musste ich es für mich selbst tun: Selbstliebe ist ein Gefühl von Achtung, Zuneigung und Respekt der eigenen Person. Es ist die Kunst, sich selbst so zu behandeln, wie man einen geliebten Menschen behandeln würde. Wenn ich mich nicht selbst liebte, wie konnte ich dann jemand anderen lieben?

„Du bist herzlos", sagte Marcel vor ein paar Jahren zu mir. Er war in dieser Zeit sehr krank und ich konnte ihm nicht das Mitgefühl geben, das er sich für seine Heilung wünschte. Er hatte recht. Ich war herzlos in dieser Zeit. Ich dachte, ich müsste mich schützen und eine Mauer um mein Herz bauen, bemerkte dabei aber nicht, dass ich mir selbst damit keinen Gefallen tat. Ich funktionierte – für die Familie und den Alltag. Immer hieß es: Du sollst dies und du sollst das tun. Und wenn ich den Anforderungen nicht gerecht wurde, fühlte ich mich von anderen verurteilt. Ich verabscheute mich. Wir sprachen über Liebe und große Gefühle, aber fühlten es nicht für uns selbst. Dabei hätte ich nur eins tun müssen: mich so anzunehmen, wie ich bin. Es wurde Zeit, die Verantwortung für mein Leben zu übernehmen. Mein Drang, um Liebe zu kämpfen, ging dadurch vollkommen verloren. Liebe wurde zu einem Seinszustand. Ich brauchte mich für nichts schuldig zu fühlen und spürte einen Anflug von Glück in mir selbst. „Ich bin vollkommen – so wie ich bin. Ich bin glücklich – so wie ich bin. Ich vertraue und nehme mich an – so wie ich bin", gehörten zu meinen neuen Glaubenssätzen. Viele Menschen um mich herum haben mich früher nicht gesehen. Nun drehen sich Fremde auf der Straße nach mir um, weil sie mein inneres Strahlen wahrnehmen und spüren, dass ich mich selbst annehme. Früher wollte ich ständig jemand anders sein. Heute möchte ich einfach nur ich selbst sein und mit niemandem tauschen.

Auf diesem Weg wollte ich zukünftig nicht mehr so viel von mir selbst verlangen, nachsichtiger werden und mir etwas gönnen, wenn ich es verdient hatte. Mein Körper sollte ab jetzt nur noch hochwertige Nahrung bekommen. Mein Beruf sollte zur Berufung werden und ich wollte nur noch Projekte verwirklichen, die mein Herz berührten. In drei langen Stunden erarbeitete ich mit meiner Therapeutin eine ganz neue Perspektive für mein Leben: Die Liebe, die ich für Nick empfand und in meinem Herzen spürte, wollte die Liebe sein, die ich für mich selbst empfand. Meine Therapeutin fragte mich: „Wie würdest du mit deiner besten Freundin umgehen, wenn sie an deiner Stelle wäre?" Ich antwortete: „Wenn sie meine Hilfe bräuchte, würde ich sie in allen Lebenslagen unterstützen." Sie sagte daraufhin: „Dann behandle dich von nun an wie deine beste Freundin: Nimm dich in den Arm und stütze dich. Verzeihe dir deine Fehler. Motiviere dich wie eine beste Freundin, deinen eigenen Weg zu gehen, damit du glücklich wirst." Diese Worte stimmten mich nachdenklich. Ich fragte mich, warum ich immer nur an das Wohl anderer dachte und mich selbst dabei vergaß. War es nicht egoistisch, sich an die erste Stelle zu setzen? Mit dem Erfüllen einer bestimmten Rolle ging es mir schon lange nicht mehr gut. Ich brach aus dieser Rolle aus, hörte endlich auf, Kompromisse zu machen, schockierte einige Familienmitglieder und begann zunächst damit, mein Leben auszukosten mit ausgiebigen Shoppingtouren. Ich hatte mir seit Jahren nichts Schönes mehr gegönnt, immer nur fürs Haus gespart oder den Kindern schöne Dinge gekauft. Ein schlechtes Gewissen plagte mich in der Vergangenheit, wenn ich nur den Gedanken hegte, Geld für mich selbst auszugeben. Mein Konto litt nun unter dieser neu gewonnenen Lebenseinstellung und mein Zimmer wurde immer mehr mit schönen materiellen Dingen gefüllt. Ich verabredete mich, feierte Partys, bereitete mir schöne Mahlzeiten oder ließ mich ausführen und tat alles, was mich mit Glück erfüllte. Ich traf mich nur noch mit Menschen, die mir guttaten und mich menschlich voranbrachten. Oberflächliche Bekanntschaften kamen mir nicht mehr ins Leben. Mein Freundeskreis veränderte sich schnell. Er wurde größer, aber vor allem traf ich starke Frauen, die ein ähnliches Schicksal hatten wie ich. Diese Frauen kamen unerwartet in mein Leben. Wir unterhielten uns offen und ehrlich über emotionale Themen, so als würden wir uns bereits Jahre kennen. Echte Freunde und enge Vertraute waren ab jetzt meine Weggefährten. Plötzlich fühlte ich mich wie der glücklichste Mensch auf der ganzen Welt. Alles nur, weil ich mich selbst wie meine liebste Freundin behandelte? So einfach war das? Nicht ganz. Es gab Tage, an denen es mir nicht gelang. Dunkle Schatten kamen in meinen Kopf und ich wusste nicht, wie ich sie mit Licht auffüllen sollte.

„Ich brauche Abstand von zu Hause", sagte ich zu Marcel. „Ich muss nachdenken und allein sein. Das kann ich nicht, wenn ständig jemand um mich herumschwirrt. Gib mir fünf

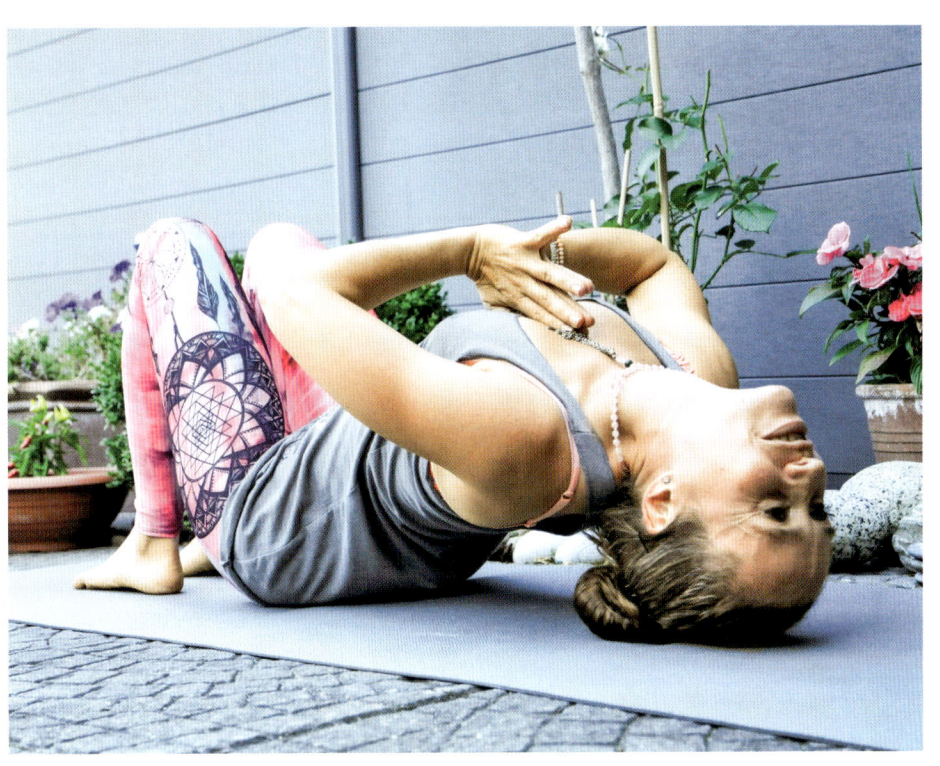

Tage ohne die Kinder!" Marcel nickte verständnisvoll und ließ mich gehen. Als ich nach vielen Jahren das erste Mal wieder allein in den Urlaub fuhr, schnappte ich mir unseren 20 Jahre alten VW-Bulli, fuhr damit über die Autobahn und landete schließlich an der Nordsee. Mit aufgedrehtem Radio und Hippielook fuhr ich auf den Parkplatz eines Szene-Hotels mit Stellplatz, schlug mein Camp auf, übernachtete im Bus und frühstückte im Hotel. Abends ging ich in den Spa-Bereich und traf dort die unterschiedlichsten Menschen.

Eines Abends, als ich die Sauna verlassen wollte, traf ich auf Svetlana. Wir schauten uns nur kurz in die Augen und fühlten sofort eine Verbundenheit. Sie ist so alt wie ich, geschieden und hat zwei Kinder im Alter von 13 und 18 Jahren. Svetlana war ein paar Tage mit ihrem Freund auf dem Stellplatz des Hotels – genau wie ich. Wir verabredeten uns spontan für den nächsten Tag in der Sauna. Dort erzählten wir uns stundenlang Geschichten aus unserem Leben. Die folgenden Tage verbrachten wir am Strand mit ihrem Freund, gingen shoppen, zusammen essen oder in die Sauna. Wir hatten zu dritt eine tolle Zeit. Am letzten Abend unseres Urlaubs betranken wir uns im Bulli mit Alkohol. Seit meinem 16. Lebensjahr hatte ich nicht mehr getrunken, weil es mir einfach nicht schmeckte. Nun saß ich in diesem Auto und trank mit zwei Menschen, die ich erst kurze Zeit kannte. Mir war klar, dass der Alkohol wie eine Droge auf meinen Körper wirken würde. Trotzdem fühlte ich mich vollkommen klar im Kopf. Wir lachten viel und ich erzählte den beiden von meinen positiven Erfahrungen mit Kamasutra und dem Lebensweg, den ich seitdem eingeschlagen hatte. Später gingen wir ins Hotel, wo ein DJ an diesem Abend Musik auflegte. Die Stimmung war einzigartig. Wir tanzten, schwitzten, lachten und feierten so sehr, dass beim Zuprosten ein Bierglas zersplitterte! Ich hatte so viel Spaß wie ein Teenager, der zum ersten Mal auf einer Party über die Stränge schlägt. Es war die Nacht, in der Nick in seinen 40. Geburtstag hineinfeierte – ohne mich, dafür mit einer großen Geburtstagsgesellschaft. Ich war stolz auf mich, diese Nacht nicht weinend im Auto verbracht zu haben, weil ich mich mal wieder so sehr nach ihm sehnte. Zu seinem runden Geburtstag machte ich ihm ein Geschenk, das Bea einen Tag vorher von zu Hause abschickte, weil ich nicht vor Ort war. Ich schenkte ihm einen selbst gehäkelten Tintenfisch, an dem zwei Konzertkarten befestigt waren. Ich wusste, dass er mich nicht auf das Konzert mitnehmen würde, aber ich träumte heimlich davon.

Leicht müde und mit einem kleinen Kater im Kopf setzte ich mich am nächsten Morgen hinter das Steuer, um wieder heimzufahren. Kurz vor Hamburg fuhr ich auf einen Rastplatz und wählte Nicks Nummer. Ich wollte ihm persönlich gratulieren. Das Freizeichen ertönte ein paar Mal, dann drückte er mich weg. Ich schrieb ihm eine SMS: „Hätte dir gerne persönlich zu deinem Ehrentag gratuliert." Darunter ein weinender Smiley. Er schrieb daraufhin, dass er gerade unterwegs wäre mit einem Kumpel und sich bei mir melden würde. „Du hast eine Kaiserin weggedrückt", rief ich laut und drehte die Musik auf. Mit Tränen in den Augen fuhr ich die letzten Meter nach Hause, wo mich Marcel und die Kinder freudig erwarteten mit einem Herzchen-Poster im Fenster: „Willkommen zu Hause." Ich war glücklich, wieder heil zu Hause angekommen zu sein, und drückte meine Kinder und auch Marcel so sehr, dass sich alle aus meinem Klammergriff befreien mussten.

Einen Tag später traf ich mich mit Marie. Vor einigen Jahren hatten wir zusammengearbeitet und uns dann wieder aus den Augen verloren. Nun saßen wir in einem Café und erzählten uns Anekdoten über das Leben, über Männer und das Ausleben der Weiblichkeit. Sie hatte sich bereits vor einem Jahr von ihrem Mann getrennt. Marie berichtete mir von ihrer Veränderung seit der Trennung. Sie wollte das Leben auskosten, Männer treffen, sich irgendwann wieder binden, aber im Moment einfach nur anfassen, fühlen und genießen. Danach gingen wir shoppen. Unser erster Laden war ein Sexshop. Schon oft wollte ich aus Neugierde in den Laden gehen, hatte aber bisher keine Kaufabsichten. Als ich den Shop betrat, fühlte ich mich plötzlich wie Alice im Wunderland. Überall hingen schöne Spitzenkorsagen, BHs und Slips aus reiner Spitze. Bücher über Tantra und Kamasutra – sogar Süßigkeiten gab es für den großen Moment der Verführung. Das Schönste kam jedoch ganz zum Schluss. Bevor wir den Laden verließen, gingen wir in die Ecke mit den Dildos. Grün,

Pink, Blau und in verschiedenen Formen – ich wusste gar nicht, dass es so viel Auswahl gab. Marie nahm einen in die Hand und sagte: „Das ist ein tolles Spielzeug. Den möchte ich nicht mehr missen." Sie erzählte mir, wie man damit auch zu zweit Spaß haben könnte. Sichtlich amüsiert verließen wir den Laden, spazierten Arm in Arm durch den Regen und fanden uns schließlich in einem Unterwäscheladen wieder. Eine Verkäuferin kam auf uns zu und wirbelte mit raffinierter Spitzenunterwäsche vor unseren Augen. Marie verschwand sofort in der Umkleidekabine. Halb nackig stand sie dann vor mir: „Wie findest du den?" Die Verkäuferin kam dazu, legte das Maßband um die Brust und schüttelte heftig mit dem Kopf. „Du bist 'ne 70B und nicht 75C." Marie senkte den Kopf und tat etwas geschockt. Dann sagte sie: „Bring mir die 70B. Heute Abend will ich verführerisch aussehen. Nur für mich!" Und dann erklärte sie mir, dass mutige Frauen in unserem Alter keine Hemmungen mehr hätten. Wir dürften das. Einfach sexy sein und verführerisch. Ich dachte ernsthaft über ihre Worte nach. Am selben Abend bestellte ich mir ein Abendkleid für einen festlichen Empfang, der anstand. Auch ich wollte verführerisch aussehen! Meine Freunde halfen mir bei der Beratung. Bea und Sven sollten mich dabei unterstützen, Schuhe und Strümpfe fürs Kleid auszusuchen. Wir spazierten durch die Stadt, schauten in Schaufenster und stöberten durch teure Läden. Der Schuh war schnell gefunden. Danach gingen wir in einen Strumpfladen. Ein älterer und sehr gepflegter Verkäufer kam auf mich zu und fragte, ob er mir helfen könne. Sven sagte gleich: „Die Dame benötigt sexy Stay-ups für ein Abendkleid." Ein Lächeln machte sich breit im Gesicht des älteren Mannes. „Darf ich deinen Oberschenkel anfassen?" Seine Hände glitten so schnell an meinen Oberschenkel, dass ich kaum antworten konnte. Aus mir kam nur ein: „Fasst sich schön fest an, oder?" Sven und Bea grinsten. Nun wirbelte der Topverkäufer mit einem Plastikbein durch die Gegend und Schwups – zog er die Stay-ups auf das Bein, nahm meinen neu gekauften Schuh und stülpte ihn ebenfalls drüber. „So könnte das aussehen, junge Dame, aber ich müsste noch mehr über das Kleid wissen." Ich zückte mein Handy und zeigte ihm ein Foto von dem Kleid. Da begann er zu schwitzen. „Der Rücken ist mit Spitze

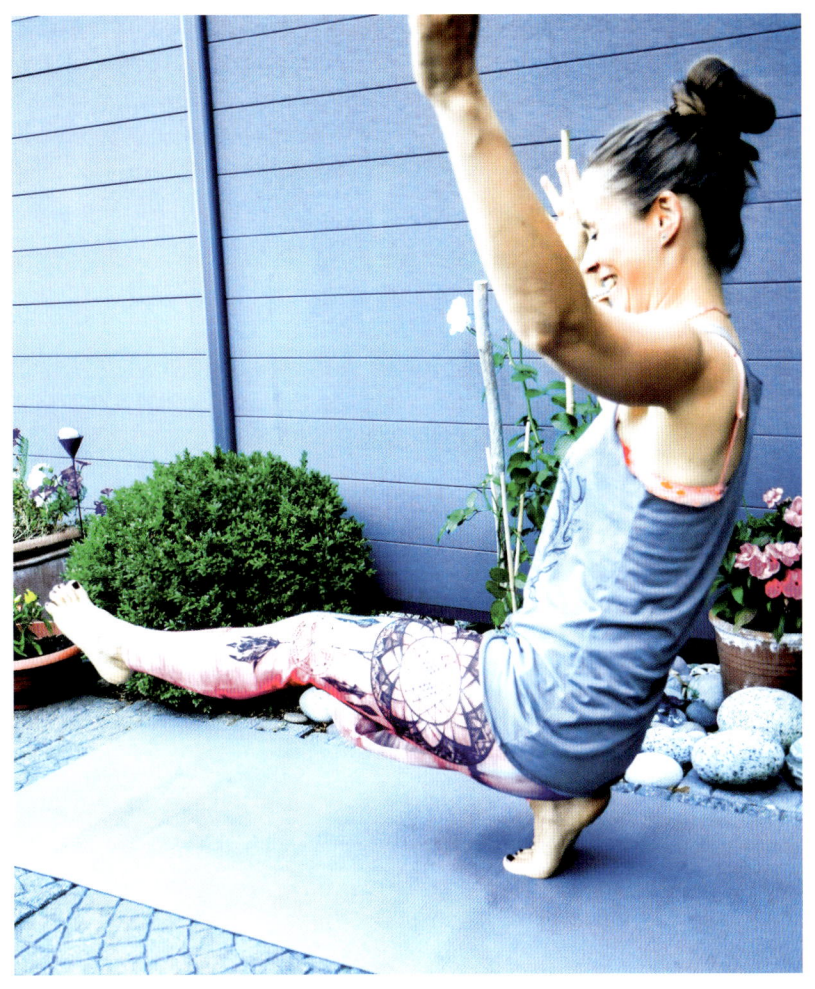

ausgestellt? Puh. Davon will ich später ein Foto!" Zu Sven sagte ich schnell: „Schatzi, was hältst du von den Strümpfen?" Sven rollte mit den Augen und tat so, als wären wir ein Paar. Doch Bea konnte das nicht auf sich sitzen lassen, schnappte sich Sven und knutschte vor den Augen des Verkäufers, der aus dem Staunen nicht mehr herauskam. Leicht errötet, zeigte er mir schwarze Stay-ups mit blauen Pfauenfedern. Genau diese wollte ich haben! Sichtlich erheitert verließen wir mit meinen neu erworbenen Schätzen den Laden und gingen essen. Bea meinte trocken: „Mann, Karla, hat dieser Kerl dich angehimmelt!" Während ich meine neuen Schuhe und Strümpfe nach dem Essen begutachten wollte, fiel mir auf, dass ich die falschen Strümpfe in der Tüte hatte. Ein Blick auf die Uhr zeigte, dass die Läden noch geöffnet hatten. Also gingen wir nochmal zurück. Ich schmiss theatralisch die Strümpfe auf den Tresen: „Meister, du hast mir die falschen Stay-ups gegeben. Ich wollte doch die farbige Spitze." Erschrocken schaute er mich an und sagte: „Entschuldigung, wie konnte das nur passieren? Und wie hast du das gemerkt?" Ich hatte richtig Lust auf ein kleines Späßchen: „Ich war mit meinen Freunden auf dem Klo und wollte die Stay-ups anziehen. Da haben wir festgestellt, dass es die falschen sind." Ein leises „Wirklich?" war alles, was aus dem staunenden Mund kam. Sprachlos gab er mir die richtigen Strümpfe und entschuldigte sich nochmals bei mir. Ich verabschiedete mich mit einem Augenzwinkern. So viel Spaß hatte ich schon lange nicht mehr! Dann schickte ich Nick Bilder von den Strümpfen und teilte ihm per SMS mit, dass ich mich gerne für ihn schick machen würde. Zufällig war er an diesem Abend in Berlin und saß allein an einer Hotelbar. Nick bestellte sich einen Gin Tonic und genoss die Ruhe um sich herum. Mit seinem iPad schaute er in sein Emailpostfach und entdeckte eine von Karla – inklusive Foto von den Strümpfen. „Sie ist wunderschön", dachte er. Der Gedanke, dass sie sich für ihn hübsch machen würde, gefiel ihm sehr. Er schrieb zurück, dass er die Strümpfe sehr erotisch fände und die Frau darin sowieso. In Gedanken verführte ich ihn und schrieb ihm anzügliche Zeilen. Er ging darauf ein und genoss es, von mir angemacht zu werden. Wir chatteten abends per SMS, bis ich es nicht mehr aushalten konnte. Ich zitterte am ganzen Körper bei der Vorstellung, dass Nick mich berühren würde. Der Gedanke an ihn reichte aus. In meinem Kopf spielte sich ein Kino ab, das nicht jugendfrei war.

Nick ging es ähnlich. Die SMS bedeuteten ihm viel, weil er Karla damit signalisieren konnte, was er fühlte. Er ließ sich fallen: In seinen Gedanken waren sie ein Liebespaar, das sich begehrte. Zumindest in diesem Moment. Auch er sehnte sich nach Karla, konnte es ihr aber nicht so sehr zeigen. Nick hätte gern körperlich seine Liebe für sie ausgedrückt, obwohl er ständig zweifelte. Karla hatte es verdient, geliebt zu werden. Nick wusste, dass er Karla nicht in die Augen schauen und ihr diese Worte sagen könnte. Er konnte sie nur aufschreiben. Deswegen wollte er auch nicht telefonieren – er wollte ihre geschriebenen Worte lesen, die tiefer gingen und bleiben würden. Für immer.

Trotz der Entfernung zwischen uns und den unüberwindbaren Problemen waren wir uns in kurzer Zeit wieder ganz nah. Diese seelische Nähe war unglaublich schön. In derselben Nacht hatte ich einen schönen Traum, in dem ich viel Zeit mit Nick verbrachte. Wir führten eine harmonische Beziehung und waren glücklich – es ging dabei nicht um körperliche Begierden, sondern um das tiefe Gefühl der Verbundenheit. Am nächsten Morgen schrieb ich ihm, wie sehr ich ihn vermisste und dass ich wünschte, morgens in seinen Armen aufzuwachen, ihn zu berühren und ihm ins Ohr zu flüstern, dass ich ihn liebe. Das Schönste war jedoch, dass ich keine Antwort von ihm erwartete. Ich fing also langsam an, Erwartungen loszulassen, erwachsen zu werden und mich wirklich wie eine Kaiserin zu benehmen. Nick brauchte nicht mehr aus der Dornenhecke kommen, das Schloss überwinden und mich wachküssen. Ich erwachte selbst aus meinem eigenen Gefängnis und schnitt ein großes Loch in die Hecke. Mein letzter Schritt bestand darin, das verschlossene Tor zu meinem Herzen zu öffnen und das Leben und die Liebe zu empfangen, nach der ich mich so sehr sehnte. Doch immer wieder kam der tiefe Schmerz der Trennung hervor und es fiel mir schwer, mich mit Nick oder auch Marcel verbunden zu fühlen. Meine Sehnsucht nach Nick war der Wunsch nach Heilung meiner alten Wunden, die ich nicht anschauen wollte. Nick nahm mir den Traum der großen Liebe weg – er war nicht perfekt, er wollte mich nicht retten und er konnte mir nicht die Liebe geben, nach der ich so stark verlangte. Ich musste mir diesen Schmerz anschauen – ob ich wollte oder nicht. Lange Zeit dachte ich, dass Nick diese Seelenschmerzen in mir auslöste, aber letztlich zeigte er sie mir nur wie durch einen Spiegel. Der ganze Groll aus den vergangen Jahren und die Wut, die in mir war, kamen urplötzlich heraus. Mein zu Stein gewordenes Herz bekam wieder eine rosige Farbe und wurde weich, zart und gefühlvoll. Alle Mauern fielen nach und nach ein. Ich befreite mich aus meinem Gefängnis und wollte keine Rollen mehr spielen. Mir wurde schlagartig klar, dass Selbstwert nicht der Wert ist, den mir andere Menschen gaben, sondern nur ich selbst. 24 Stunden am Tag hatte ich mit mir zu tun und musste alle Höhen und Tiefen durchlaufen. Ich ertrug meine Launen und ging mir selbst aus dem Weg. Als mir das bewusst wurde, nahm ich meine eigenen Bedürfnisse wahr und versuchte, meine Fehler und Schwächen anzunehmen. Mir wurde auch bewusst, dass ich andere nur bedingungslos lieben könnte, wenn ich mich selbst bedingungslos liebte. Doch wie sollte ich mich selbst lieben, wenn ich so viele Eigenschaften an mir nicht mochte? Durch mein neues Bewusstsein kam die Antwort wie von selbst: „Mach erst einmal weiter mit deinem Verwöhnprogramm und beobachte, was passiert!"

Viele neue Menschen in meinem Leben nahmen mich plötzlich als attraktive und mutige Frau wahr. Sie genossen meine Gesellschaft und dankten mir dafür, dass sie mit mir Zeit verbringen durften. Das machte mich sehr glücklich. Die Welt lag mir scheinbar zu Füßen. Fremde Männer fanden mich anziehend und begehrten mich. Es machte mir Spaß, mit dieser Energie zu spielen, aber ich musste aufpassen, dass mir keiner zu nah kam. Letztlich wollten alle nur das Eine – Sex mit dieser mystischen Frau. Mich interessierten diese Oberflächlichkeiten nicht. Für mich waren körperliche Berührungen viel mehr: das Erfühlen von Liebe. Intimität durfte nur ein Mann mit mir teilen, der mein Herz berührte, mein Vertrauen hatte und meine Liebe auch fühlte.

Die Worte meiner Heilpraktikerin hallten in meinem Kopf nach: „Wenn du dich selbst liebst, wirst du eine ausgeglichene Persönlichkeit, die fest verwurzelt in ihrer eigenen Mitte steht. Du wirst dich wohlfühlen, Kraft und Freude ausstrahlen. Es wird dir einfach gut gehen. Die Liebe, die du dann geben kannst, wird doppelt zu dir zurückkommen."

Das Wort Selbstliebe ist einfach ausgesprochen, aber nicht leicht umgesetzt. Ich musste sie in vielen verschiedenen Schritten lernen: Zunächst schmiss ich alte Glaubenssätze über Bord. Glaubenssätze prägen unser Denken, Fühlen und Handeln, weil sie *Wahrheiten* sind, von denen wir fest überzeugt sind. Doch es kommt auf das Detail an – nur weil wir etwas glauben, ist es nicht die Wahrheit! Oft haben wir Glaubenssätze von anderen Menschen übernommen oder sie haben sich durch bestimmte Erlebnisse und Erfahrungen gebildet. Diese fest verankerten Überzeugungen geben Halt und ein Gefühl der Sicherheit. Das Gehirn glaubt, dass man sich damit vor Enttäuschungen schützen kann, doch oft tragen genau diese Glaubenssätze dazu bei, dass man enttäuscht wird und innerlich Schmerz empfindet. Durch die Erwartungen werden immer wieder Situationen ins Leben gezogen, die Glaubenssätze bestätigen. Zum Glück heißen sie Glaubenssätze und nicht Wahrheitssätze! Glaubenssätze kann man verändern, wenn sie nicht guttun, und hinterfragen, ob es ein Satz mit Herz ist oder dem Verstand entspringt. Durch diese Selbsterkenntnis wird es möglich, positive Gedanken und Wünsche in einen passenden Glaubenssatz zu aktivieren. Die Gefühle, die dabei entstehen, sind das Ergebnis der Kommunikation vom höheren Selbst mit sich selbst. Dieses Phänomen nennt man Bewusstsein. Um negative Glaubenssätze aus dem Verstand zu löschen, bedarf es einiger Übung und emotional tiefer Einsicht. Die falsche Realität des Glaubenssatzes muss enthüllt werden, damit Platz geschaffen wird für neue positive Glaubenssätze. Ich fing also an, mich immer wieder selbst zu reflektieren. Sind meine Glaubenssätze wahr? Bei einem *Nein* formulierte ich neue positive Glaubenssätze und schrieb diese auf bunte Pappen. Diese Pappen verteilte ich im ganzen Haus. Jeden Tag sah ich meine neuen Glaubenssätze und erfreute mich daran:

1. *Gönne jedem Lebewesen, glücklich zu sein, und du wirst dieses Glück auch für dich erhalten.*
2. *Setze anderen Menschen Grenzen und entscheide, was für dich gut oder schlecht ist. Lasse dich wertschätzen. Erkenne den Unterschied, wann man dich ausnutzt, und beende es, damit du nicht mehr über deine eigenen Kräfte und Bedürfnisse hinausgehst.*
3. *Sei es dir wert, Liebe von anderen Menschen anzunehmen und zu empfangen, statt immer nur zu geben.*
4. *Setze dich über deine eigenen Ängste hinweg und sei mutig. Lasse dich nicht von deinen Gefühlen beherrschen, sondern lerne, diese in manchen Situationen zu kontrollieren.*
5. *Mache dir bewusst, dass auch du ein Recht auf Glück besitzt wie jeder andere Mensch auf dieser Welt. Genieße das Leben und nimm seine volle Schönheit wahr.*
6. *Erkenne, wie wertvoll du bist, und halte dich von Menschen fern, die dir nicht guttun.*
7. *Teile dein Glück selbstbewusst und trage es nach außen.*
8. *Niemand – außer dir selbst – kann dir deine Kraft und Stärke nehmen.*
9. *Du bist eine wunderschöne und erfolgreiche Frau!*

Es war ein schwerer und manchmal auch schmerzvoller Weg zur Selbstliebe. Doch ich lernte jeden Tag mehr, mit mir selbst glücklich zu sein. Mit diesem Gefühl schlief ich abends ein und wachte morgens wieder auf. Mein erster Gedanke gehörte immer noch Nick und ich sprach zu ihm in Gedanken: „Danke, dass du mich aufgeweckt hast. Ich liebe dich!" Das tiefe Gefühl zu ihm erfüllte mich mit Glück und Gelassenheit. Ich ließ auch den Gedanken los, dass Nick sich bei mir melden würde, nachdem er sich nach unserem erotischen Gedankenaustausch zurückgezogen hatte. In diesem Moment machte es laut *Pling* in meinem Computer: „Sie haben Post!" Eine lange Mail von Nick befand sich in meinem Postfach. In dieser Nachricht erklärte er mir, warum er keine Zeit mit mir verbringen könnte und wie sehr er sich eigentlich danach sehnte. Er öffnete noch einmal sein Herz für mich und ließ mich tief in seine Gefühlswelt schauen. Wieder saß ich weinend vor Glück und vor Schmerz vor meinem PC. Nach ein paar Tagen schrieb ich ihm eine ebenso lange und emotionale Antwort. Mein Herz war offen, aber die emotionale Abhängigkeit hatte ich für diesen Moment überwunden. Ich konnte Nick lieben, ohne etwas von ihm zu erwarten.

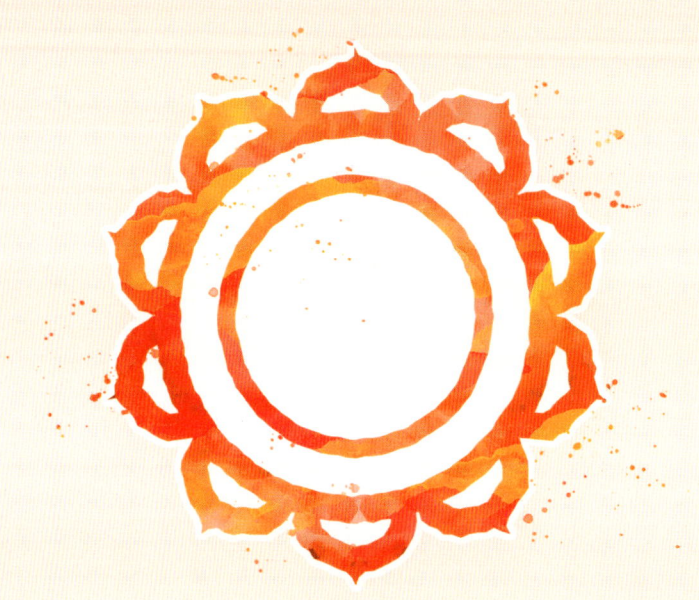

Yin und Yang – wer bin ich eigentlich?

Es dauerte ein paar Wochen, bis ich die Pappen von der Wand nehmen konnte. Nach und nach verankerten sich die neuen Glaubenssätze in meinem Bewusstsein. Doch mir fehlte noch eine entscheidende Kleinigkeit zum Glück: das Ausleben meiner Weiblichkeit. Schon als Kind wäre ich lieber ein Junge gewesen als ein Mädchen. Ich wollte so cool sein wie mein großer Bruder. Ich kam mit Mädchen nur sehr schwer klar. Ich war ein Mädchen, mit dem Jungs Pferde stehlen konnten: Ich spielte nicht mit Puppen, sondern sammelte lieber Holz, um daraus ein Haus zu bauen, hörte später Heavy Metal und wollte jahrelang nur Hosen tragen. Lange Zeit war mir nicht bewusst, dass ich die männlichen Anteile in mir zu sehr gestärkt hatte. Ich wurde eine starke Frau, die immer viel Sport getrieben hatte. Meine Kleidung war funktionell, mein Gang war sportlich. Meine Sportarten waren herausfordernd. Ich tanzte Hip-Hop statt Ballett, ich spielte Basketball, anstatt zu turnen, und ich liebte es, mit meinem Fahrrad einfach loszufahren, ohne zu wissen, wann und wo ich wieder zurückkommen würde. Wenn mich ein Mensch interessierte, sprach ich ihn an. Ich nahm mir, was ich vom Leben brauchte. Meine gescheiterten Beziehungen und Freundschaften verdrängte ich wie ein großer Meister. Ich löschte sogar ganze Jahre aus meinem Gedächtnis, verdrängte alles, was mit Intuition und Spiritualität zu tun hatte, und führte ein sehr logisches Leben. Ich spürte, dass ich in meinem Beruf eine gewisse Macht über andere Menschen hatte. Am Anfang meiner beruflichen Karriere arbeitete ich schnell als Ausbilder und fühlte mich manchmal *besser* und schlauer als diejenigen, die von mir lernen durften. Beim Laufen fühlte ich mich wie ein Jäger. Niemand konnte mich aufhalten. Diese Energie war absolut männlich! Doch nachdem ich Nick traf, wurde mir erst klar, was in mir fehlte: die Eleganz der Weiblichkeit. Einmal schrieb er mir: „Du kleidest dich wie ein Hippie. Verstehe mich nicht falsch – du bist schön, aber elegant finde ich noch schöner." Er hatte recht. Ich kleidete mich

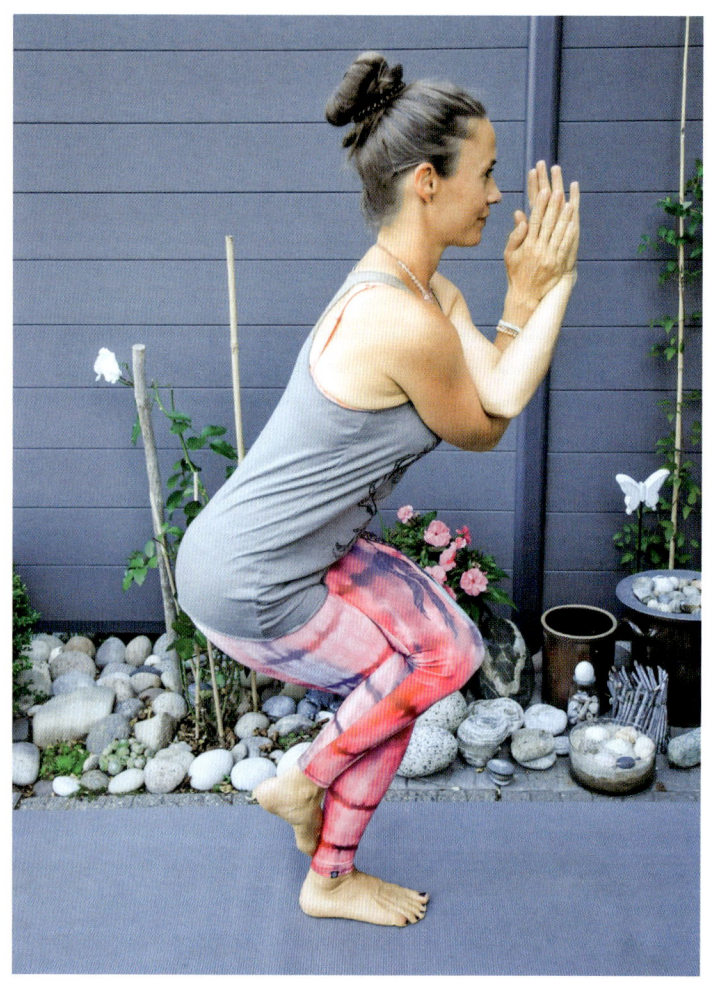

nicht elegant, weil ich meine weibliche Seite jahrelang unterdrückt hatte. Daraufhin begann ich langsam, diese Seite in mir zu stärken und äußerlich auszuleben. Es waren aber nicht nur die Äußerlichkeiten, die verändert werden sollten. Gegenüber Nick war ich von Anfang an sehr forsch und schrieb ihm offen, was ich für ihn empfand. Doch nun war es an der Zeit, sich ein wenig zurückzuziehen. Er war der Mann. Er sollte auf mich zukommen und um mich werben. Nicht umgekehrt.

Die Begriffe Yin und Yang kommen ursprünglich aus der chinesischen Philosophie. Das weibliche und männliche Prinzip stellt die Dualität dar: Himmel und Erde, dunkel und hell, Ebbe und Flut, Glück und Pech, öffnen und schließen, aufsteigen und absteigen – so bleibt die Welt in Bewegung und der polare Kräftewandel sorgt für einen regelmäßigen Ausgleich. Das Yin-Yang-Prinzip umschreibt auch die Energie, den Atem und die Emotionen eines Menschen. Ist diese Energie ausgeglichen, erkennt der Mensch, dass nach langem Regen irgendwann wieder die Sonne scheint, dass nach der Nacht der Tag kommt oder der Regen nicht nur ungemütlich ist, sondern auch die Pflanzen mit Wasser versorgt. Mit diesem Verständnis kann man den Regen mit einem Lachen begrüßen, die Komfortzone verlassen, den Regenschirm aufspannen und schlechte Laune vertreiben. Die Sonne scheint dann in einem selbst! Die Verbindung von Mann und Frau ist ebenso ein wichtiges Prinzip von Yin und Yang. Mann und Frau ergänzen sich gegenseitig und bringen sich damit in Balance. Oft ist es der Wunsch nach Vollständigkeit, der durch den Partner erreicht wird. Der Sexualtrieb sucht nach der physischen Vereinigung, aber auch platonisch können wir uns optimal ergänzen. Diese männlichen und weiblichen Anteile stecken in jedem Menschen. Für mich ging es also darum, die weiblichen Anteile auf 65% zu verstärken und die männlichen auf 35% zu reduzieren, um bei mir selbst wieder anzukommen und die Vollständigkeit nicht mehr in einer Partnerschaft mit Nick zu suchen. Das war das Gesetz des Universums. Ein passender Mann wäre dann nur noch das i-Tüpfelchen in meinem Leben.

Anfangs war es komisch, mich in all diesen schönen Kleidern zu betrachten mit Schuhen, die meine Weiblichkeit zeigten. Ich wollte diese Momente in Bildern festhalten, schoss Fotos und schickte sie Nick. Natürlich wollte ich wissen, ob er mich in dieser Optik hübsch fand. Tag für Tag öffnete sich mein Bewusstsein, wie viel Power und Weiblichkeit in mir steckten. Ich schaute in den Spiegel und verliebte mich – in mich selbst. Manchmal war ich so in einem Rausch, dass ich beim Laufen über die Straße tanzte. Ich tanzte, weil die Freude aus mir herauskam. Auch die Intuition und das Urvertrauen wollte ich mehr stärken. Meine Spiritualität machte mir manchmal Angst, weil ich nicht wusste, wie ich damit umgehen sollte. Also begann ich zu lernen und zu verstehen. Zunächst bestellte ich mir Fachliteratur über Quantenphysik und Meditation. Mein wissenschaftlicher Verstand wollte die Mystik verstehen. Während der Arbeit konzentrierte ich mich mehr auf meine Intuition. Meine Denkprozesse vernetzten sich dadurch mit dem Bauchgefühl. Daraus entstanden viele geniale Ideen. Plötzlich wollte ich nur noch *sein* – nicht mehr an Morgen denken und nicht mehr an gestern. Ich lernte Gedanken und Einstellungen loszulassen. Der Wunsch, Nick zu sehen, rückte immer weiter in den Hintergrund. Wenn er diesen Wunsch nicht in sich trug, wollte ich auch nicht länger daran festhalten. Ich begriff, dass eine Frau sich zwar sehnen darf nach ihrem Geliebten, aber sie darf sich nicht von diesem Gefühl abhängig machen. Weiblichkeit ist keine Schwäche, sondern eine Stärke.

    An manchen Tagen war mir trotzdem zum Weinen zumute. Erst recht, wenn ich mich mit Nick gestritten hatte. Durch unsere Kurznachrichten sind viele Missverständnisse aufgekommen, die wir tagelang nicht klären konnten oder wollten. Einer von uns zog sich immer wieder zurück, um Ereignisse zu verarbeiten. In diesen Rückzugsphasen war ich oft traurig. Früher hätte ich Tränen in der Öffentlichkeit unterdrückt. Mittlerweile weine ich hemmungslos, wenn ich Trauer fühle: auf der Straße, beim Einkaufen, beim Laufen, sogar vor meinen Kunden, wenn es sich nicht vermeiden lässt. Tränen reinigen meine Seele. Ich wollte ab jetzt meine Weiblichkeit nie wieder verstecken.

Ab sofort widmete ich alles der *Liebe* und fing an, den Alltag damit zu füllen. Manch ein Tag endete im Chaos oder der Zerstörung. Ich schoss oft wie ein Narr über mein Ziel hinaus, drehte mich dann um und sah die Trümmer. Doch alles, was ich tat, tat ich aus Liebe. So wurden aus den vermeintlichen Trümmern später doch noch wunderschöne Schlösser. Ich lernte während dieses Prozesses, dass auch die Zerstörung positiv sein konnte, weil etwas Neues entstand.

Das Ausleben von Weiblichkeit und Männlichkeit macht wahre Liebe und Partnerschaft erst möglich, weil sich dadurch das Gefühl der Vollständigkeit ausbreitet. Das eine kann nicht ohne das andere, obwohl es komplett gegensätzlich ist. Das Ziel einer Partnerschaft ist also nicht, vom anderen zu erwarten, dass er die fehlenden Teile in einem ergänzt, sondern sich gegenseitig zu motivieren, diese Teile in einem selbst zu finden. Es ist gar nicht so schwer, wie man denkt. Der Partner ist schließlich wie ein Spiegel. Und all das, was einen am anderen nervt, sind oft nur schlechte Angewohnheiten, die in einem selbst verborgen sind.

Je mehr ich in meine Urweiblichkeit kam, desto mehr durften Nick und Marcel männlich sein. Es gab Tage, an denen ruhte ich in mir und forderte erst damit ihre männliche Stärke heraus. Wenn ich mich in dieser Balance befand, fühlte ich mich tatsächlich wie eine Kaiserin.

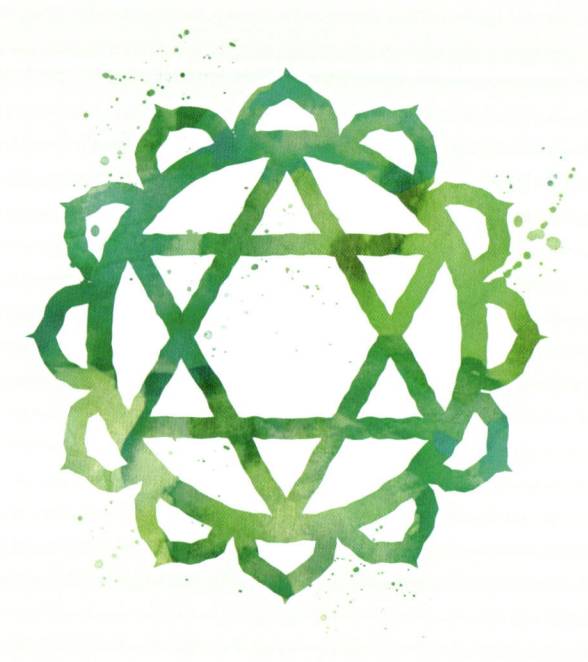

Ein intensives Ohhh!

Warum es mir so wichtig war, eine Kaiserin zu sein? Eine Kaiserin lebt selbstbestimmt, entfaltet ihre Potenziale und lebt diese aus. Sie ist unabhängig und frei. Dabei folgt sie ihren Visionen, Eingebungen und Träumen – so verwirklicht sie ihre inneren Ziele. Den roten Teppich rollt sich eine Kaiserin selbst aus, weil sie ihren eigenen Wert erkennt und dabei ihren Weg geht. Jeder echte Mann träumt von einer *Femme fatale* wie ihr! Eine Kaiserin weiß von der weiblichen Macht, die sie besitzt – sie setzt sie richtig ein, ohne diese zu missbrauchen. Sexualität bedeutet für sie die Entfaltung ihrer Lebenskraft und Freude. Ab jetzt wollte ich selbstbewusster auftreten und mich wie eine Kaiserin verhalten: geheimnisvoll und interessant, sexy, mitreißend und souverän. Ich setzte mir die Krone auf. Kamasutra war auf diesem Weg ein wichtiger Teil der Verwandlung. Zum Glück hatte ich gute körperliche Voraussetzungen dafür. Akrobatik beherrschte ich zwar nicht, aber mein Becken war so weit geöffnet, dass ich die Positionen genießen konnte. Das Becken ist leider oft der limitierende Faktor beim Kamasutra. Doch daran kann man arbeiten. Das Becken öffnende und stärkende Übungen haben zur Folge, dass bei der körperlich gefühlten Liebe die Sinne explodieren. Ich beobachtete in meinen Yogastunden, dass jeder Mensch ganz individuell darauf reagierte. Es gab einige, deren Becken mühelos aufging, und andere wiederum, deren Becken wie zugeschnürt war. Frauen, deren Becken offen und empfänglich war, haben häufiger *Lustmomente*. Das ist wissenschaftlich bewiesen. Zu viel Spannung in den Hüften hat Einfluss darauf, wie sich das Becken bewegen kann. Sehr steife Muskeln und Gelenke schmerzen beim Sex und vermindern die Wahrscheinlichkeit, einen Orgasmus zu erleben bzw. sich fallen zu lassen. Männer glauben deswegen oft, dass Frauen keine Lust auf Sex haben. Tatsache ist: Frauen können immer, aber oft wollen sie nicht. Die Frage nach der Ursache ist wichtig und zu 90 % ist die Antwort: Die Frau ist total verspannt und mag sich selbst nicht. Wie kann sie mit dieser Basis Liebe weitergeben oder empfangen? Ich kam vor vielen Jahren auch an diesen Punkt und hinterfragte oft meine Partnerschaft. Mochte ich nicht mit Marcel schlafen, weil es an ihm lag? Er gab sich immer viel Mühe, mich zu verwöhnen und zärtlich zu berühren, aber manchmal wollte ich nicht berührt werden. Es lag nicht an ihm oder an meiner Liebe für ihn. Über viele Jahre mochte ich meinen Körper nicht. Besonders schlimm war es nach den Geburten meiner Kinder. Der Bauch war unförmig und kurz nach den Entbindungen war der Beischlaf sehr schmerzhaft. Das Gefühl der körperlichen Liebe wurde erst wieder schön, als ich nicht mehr gegen meinen Körper ankämpfte. Durch Yoga wurde mein Selbstbewusstsein gestärkt und die Akzeptanz meiner Geburtsverletzungen erhöht. Das verbesserte Körpergefühl war eine große Hilfe beim wahrhaftigen Fühlen des Momentes der Liebe. Der Sex wurde besser, genussvoller und häufiger. Von diesem Tag an wurde es nie wieder langweilig mit Marcel. Es ist sowieso ein Mythos, dass körperliche Liebe zwischen zwei Menschen langweilig wird, je länger eine Beziehung andauert. Eine Studie der Harvard Medical School hat belegt, dass Frauen, die regelmäßig Yoga übten, im Durchschnitt ein höheres Verlangen hatten und intensivere Orgasmen erlebten. Auch an anderen Universitätskliniken wurde der Effekt von Yoga auf Paare und ihr Sexualleben erforscht. Ein großer Lust-Aspekt ist das Training des Beckenbodens. Die meisten Nerven sitzen im Beckenboden zwischen dem Scham- und Steißbein. Für ein erfülltes Liebesleben lassen sich diese Muskeln wunderbar trainieren. Auch Männer können ihr Sexualleben aufpeppen, indem sie ihren Beckenboden trainieren. Durch ein wenig Übung ist es möglich, die Erektion länger zu halten. Die Spannung in der Beckenbodenmuskulatur drückt die Gefäße im Schwellkörper zusammen, was wiederum den Blutrückfluss erschwert. Der Penis bleibt länger steif. Außerdem wird durch Yoga die Hüfte geschmeidig, die Muskeln gedehnt und der Beckenboden durchblutet.

Dadurch werden insgesamt Penis und Vagina stärker durchblutet – der Orgasmus wird intensiver erlebt. Die erhöhte Gelenkigkeit in den Hüften und Beinen regt außerdem dazu an, neue Stellungen auszuprobieren. Es ist sogar von Vorteil, wenn man lange mit seinem

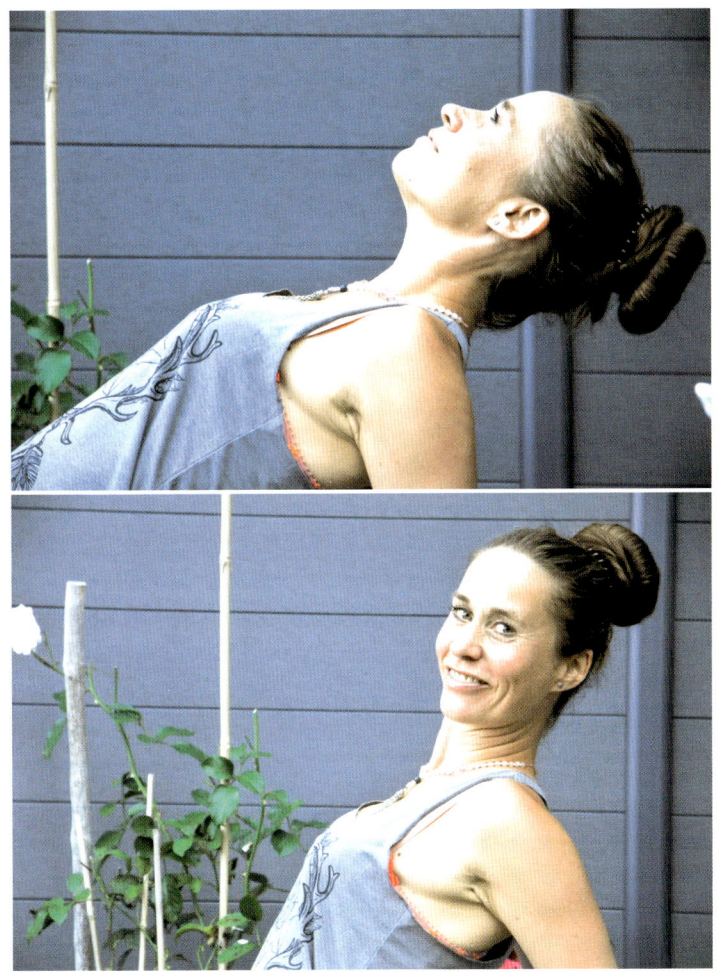

Partner liiert ist. Durch die Vertrautheit fallen Hemmungen weg und man kann Dinge ausprobieren, die man sich sonst vielleicht nicht trauen würde. So weiß man in der Regel, wo der Partner gerne berührt werden möchte, oder traut sich, darüber zu sprechen. Rituale in der Liebe dienen dazu, tief in die Liebe einzutauchen. Dadurch erhalten wir den Reichtum in der Verbundenheit mit unserem Partner. Außerdem wirken Rituale reinigend und helfen, den Kontakt zum eigenen Körper und dem des Geliebten zu intensivieren. Bevor Marcel und ich miteinander schliefen, zündeten wir ein Feuer im Ofen an oder berührten uns bei Kerzenschein. Wir sorgten beide dafür, dass wir uns wohlfühlten. Farben, Düfte oder Musik untermalen die Sinnlichkeit. Das Wichtigste beim Liebesakt war jedoch die Zeit! Wir nahmen uns bewusst Zeit füreinander – ohne Termine im Nacken. Zeit war schon immer die schwerste Hürde in der Liebe. Wir waren Tag für Tag abgelenkt durch Familie und Beruf, Termindruck, Handy und Medien. Diese Reize rissen uns ständig aus unserer inneren Mitte. Es fiel uns beiden schwer, für den anderen präsent zu sein. Doch genau das war der Punkt: Jeder sollte innerlich voll und ganz bei dem sein, was er gerade tut, und sich im Hier und Jetzt auf den Partner einlassen.

Der große Schlüssel dafür heißt Achtsamkeit. Achtsamkeit hat so viel Ähnlichkeit mit Genießen und doch geht sie noch viel weiter darüber hinaus. Die eigenen Gefühle sollen wahrgenommen werden, ohne sie zu bewerten. Über die Herzensgefühle mit dem Partner zu sprechen erfordert viel Mut. Dadurch ist man ehrlich zu sich selbst – die Voraussetzung dafür, um auch den Gefühlen anderer Menschen respektvoll zu begegnen. Wahrhaftig und authentisch. Grübeleien und Probleme werden durch Achtsamkeit von der Liebe ferngehalten. Das ist sehr wichtig, um nicht die Welt, die unseren Verstand beherrscht, mit der Wirklichkeit zu verwechseln. So wird Platz geschaffen für Erfahrungen und intensive Begegnungen. Gedanken loslassen, der Intuition folgen und das Liebesspiel mit allen Sinnen genießen und wahrnehmen. Wer offen ist, kann neue Erfahrungen sammeln, ohne sie zu bewerten. Wenn doch einmal die Gedanken abdriften und sich mit Zukunftsplänen oder Erinnerungen beschäftigen, ist es schön, die Achtsamkeit sanft wieder auf das Hier und Jetzt zu lenken. Dezentes Licht und Kerzen sorgen für eine schöne Stimmung. Heitere Musik und kleine Speisen wie Obst oder Wein steigern die Lust. Zu den Ritualen gehört auch die Körperpflege, die Kunst des Haareflechtens oder sich reizvolle Wäsche anzuziehen.

Neue Stellungen bringen Schwung ins Bett. Gepaart mit Humor braucht keiner Angst vorm Versagen zu haben. Die Jagd nach dem Orgasmus ist beim Kamasutra nicht das Ziel. Körperliche Liebe ist eher ein Prozess des Loslassens. Es geht darum, den Partner zu fühlen, ihn zu genießen und mit ihm eins zu werden. Wer in diesem Zustand lange verweilen kann, hat das höchste Ziel der körperlichen Vereinigung erreicht: einen psychischen Orgasmus oder *göttlichen* Sex! Es ist die innere Einstellung, mit der wir unserem Partner begegnen. Mitgefühl für sich selbst und auch für den Partner ist ein entscheidendes Geheimnis von Kama. Mitfühlend und achtsam zu sein bedeutet, gut für sich und den geliebten Menschen zu sorgen. Mitgefühl bedarf keiner Worte. Es ist die Konzentration auf das Schöne und Außergewöhnliche im Partner. Unser Körper braucht Nahrung und die Seele Liebe. Beim Mitgefühl wird der Kontakt mit dem Partner spirituell und geht über die körperliche Liebe hinaus. Mitgefühl ist also die höchste Form der Liebe, weil mit unermesslicher Liebe die Energie geteilt wird.

Dazu gehört auch, Altes loszulassen und zu vertrauen. Liebe ist ein Kind der Freiheit. Früher hatte ich oft das Gefühl, nach dem Sex nicht *fertig* zu sein. Der Orgasmus ist ein Energietanz – meine damaligen Partner hatten sich entladen, aber nicht meinen Beckenboden zum Tanzen gebracht. Ich hätte so gern das Beben vor Freude in jeder einzelnen Zelle meines Körpers gespürt mit dem anschließenden Gefühl des inneren Friedens. Sie hatten mich nicht im Ansatz in meiner Tiefe erreicht oder mein Herz berührt. Die Sehnsucht nach dem Orgasmus lief ins Leere und die Freude am Austausch der körperlichen Liebe war für mich nur etwas, das in Büchern stand. Mir fehlte diese Erfahrung. Und dann kam plötzlich die Erfahrung der spirituellen Vereinigung in mein Leben. Ich ließ zu, dass mir mein Partner sehr nahe kam.

Das Gefühl, das zwei Seelen sich berührten und mein Geliebter in mich eindringen durfte, war ein großer qualitativer Sprung nach vorn.

Für den energetischen Austausch öffneten wir uns und nahmen uns gleichzeitig bewusst zurück. Eine dadurch entstandene innere Leere sorgte für die Verschmelzung unserer Seelen, während unsere Körper sich *nur* berühren konnten. Die Sehnsucht des Menschen, mit einem anderen eins zu werden, kann nicht durch die reine physische Liebe erreicht werden! Zwei Körper können nicht eins werden – die Seelen schon. Geistiges Ineinander-Eindringen erlaubt, die innere Leere des anderen wahrnehmen zu dürfen. Im Kamasutra heißt es: Wenn der Mann vollkommen in seinem Herzen ist, kann er seine Partnerin über sich selbst stellen. Dadurch kann sie ihre ganze Energie abgeben, die er wiederum aufnehmen kann. Hinterher fühlt sie sich nicht leer, sondern entspannt und er ist voller Kraft und positiver Energie von ihr. Nur sensible und liebende Männer, die stark und angstfrei sind, können die weibliche Kraft bei der körperlichen Vereinigung empfangen. Es gibt keinen Grund, sich vor dieser Kraft zu fürchten. Wenn er bereit dafür ist, dass diese weibliche Macht ihn verändern darf, spürt er, dass er innerlich *ganz* wird. Dieser Prozess geschieht einfach, wenn man mit einem Menschen zusammen ist, den man wahrhaftig liebt.

Die akrobatischen Stellungen im Kamasutra dienen dieser göttlichen Erfahrung der tiefen gelebten Liebe. Für das Fühlen und die Stellungen gilt: Übung macht den Meister. Für einen im Yoga geübten Körper ist Kamasutra kein Problem, aber auch der *Nichtsportler* soll auf seine Kosten kommen. Es ist ein entscheidender Unterschied, ob das Paar steht, kniet oder liegt. Die Qualität des Aktes wird dadurch maßgeblich verändert. Oft hilft es schon, die Beweglichkeit zu trainieren. Ein geschmeidiger Körper wird sich sanft bewegen können. Besonders im Beckenbereich entscheidet die Gelenkigkeit und Flexibilität über Lust oder Frust. Wer sich nicht bewegt, wird auch nicht durchblutet. Durch die fehlende Durchblutung kann keine Empfindung stattfinden. Ohne Empfindung gibt es keine Lust. Hinzu kommt der Verstand, der den ganzen Tag mit Planen, Organisieren und Analysieren zu tun hat. Der Ausschaltknopf ist entweder defekt oder nicht auffindbar. So läuft der Verstand auch auf Hochtouren, wenn man eigentlich viel lieber mit dem Partner abschalten und entspannen möchte. Oft denken Männer beim ersten Kuss an Sex und beim Sex an die Zeit danach, in der Zeit danach wieder an den Alltag und so weiter – das Fühlen bleibt vollkommen auf der Strecke. Wenn die Frau merkt, dass der Partner im Kopf abwesend ist und nicht bei sich und ihr, ist es sofort vorbei mit der Lust! Langsam streicheln und die Hände bewusst wahrnehmen und fühlen – manchmal ist weniger mehr und es lohnt, sich darin zu üben. Das Erleben des Fühlens kann eine ganz neue Intensität und Tiefe mit dem Partner erzeugen. Manchmal ist es also sinnvoll, einen Gang zurückzuschalten, Bewegungen zu verfeinern und vorgefertigte Gedanken sein zu lassen. Die meisten Kamasutra-Stellungen sind sich sehr ähnlich und gar nicht so kompliziert, wie sie auf den ersten Blick erscheinen. Es geht darum zu erforschen, welche Stellungen einem selbst und dem Partner am meisten Lust bereiten. Ist der Mann oben, hat die Frau wenig Bewegungsfreiheit – umgekehrt ist es für die Frau etwas beweglicher. In sitzenden Stellungen ist die Bewegungsfreiheit stark eingeschränkt, dafür ist es einfacher, wach und achtsam zu sein. Stehende Stellungen sind außergewöhnlich und erfordern von beiden viel Kraft und Flexibilität. Man sollte sich der Situation hingeben – ohne Druck und Erwartungen, dafür mit Neugierde und Entspannung. Auf jeden Fall ist es wichtig zu beobachten, wie sich die einzelnen Stellungen auf die Gefühle und die Wachheit auswirken, und darüber auch mit dem Partner zu sprechen – zu anderen Zeiten. Die körperliche Liebe ist also ein ständiges Geben und Nehmen. Eine Weiterentwicklung auf allen Ebenen. Die wichtigste Aussage zum Kamasutra wirkt auch heute noch: „Bekämpfe deinen Trieb, lass dir Zeit und gib dann die Kontrolle ab!"

„Das klingt phantastisch!", sagte Trish, als wir an der Alster entlangliefen. Wir stoppten kurz und machten ein paar Dehnübungen. Ich erklärte ihr den Unterschied zwischen *Sportsex*, bei dem es um die Jagd nach dem Orgasmus ging, und *Seelensex*. „Beim Seelensex möchtest du einfach nur fühlen. Du öffnest deine Sinne, berührst den Partner, spürst seine Haut,

seine Wärme, die Erregung, und dann lässt du dich berühren – bis tief in die Seele hinein."
Trish schwitzte und rang nach Luft, als wir uns auf eine Bank setzten. „Ganz ehrlich, Karla: Manchmal will ich einfach nur, dass Jan schnell kommt. Ich bin in Eile, denke daran, was ich alles erledigen muss, und kann mich überhaupt nicht entspannen. Geht dir das nicht so?"
„Ich weiß, was du meinst, und kenne solche Situationen, aber seit ich dieses Bewusstsein habe, hat sich bei mir einiges verändert. Für mich kann der Liebesakt gar nicht lange genug dauern. Das Gefühl der Vereinigung ist einzigartig – egal wie lange man sich schon kennt."
Wenn man es einmal erlebt hat, möchte man es immer wieder. Meine Sinne waren durch das Üben von Yoga sensibilisiert. Mit den Übungen bin ich auch geschmeidiger geworden und lernte, endlich meinen Körper anzunehmen mit all seinen Fehlern. Ich fühlte mich wieder wohl in meiner Haut nach zwei schwierigen Geburten mit vielen inneren Verletzungen des Beckenbodens und der Bauchdecke. Die optischen Makel verloren an Gewicht. Das Selbstbewusstsein stieg und ich baute inneren Druck ab. Das Gefühl der *Ganzheit* hatte ich noch nicht erreicht, aber ich hatte nicht mehr so viel an mir selbst auszusetzen. Wie eine natürliche Schönheit, die auch mit kleinen Makeln ihr göttliches Licht in die Welt erstrahlen ließ. Immer öfter spürte ich diesen inneren Frieden, wenn ich mich im Spiegel betrachtete. Dieser Frieden mit mir selbst war ein Zustand, den ich nicht mehr missen wollte. Trish wurde still. Sie dachte über meine Worte nach. „Und nun, Karla? Hast du schon einen neuen Freund oder eine Affäre? Ich meine, du hast doch auch Bedürfnisse. Wie viele Männer hattest du seit der Trennung von Marcel?" Ich atmete tief durch: „Keinen einzigen." „Was?", Trish tat entrüstet. „Das ist Sünde! Du bist eine wunderschöne Frau. Lass dich ausführen und vor allem: verführen!" Nein. Ich erschauderte bei dem Gedanken mit einem fremden Mann intim zu werden. Dafür war ich zu hochsensibel und feinfühlig. Vor allem hatte ich bereits phantastischen Seelensex mit Marcel, auch wenn es momentan zwischen uns kompliziert war. Ich konnte mir nicht vorstellen, dass ein anderer Mann – außer Nick – so sehr mein Herz berühren würde. Ich brauchte keinen – zumindest nicht zu diesem Zeitpunkt.

Achtsamkeitsmeditation

Setze dich an einen ruhigen Ort und atme tief in den Bauch. Werde still und spüre in dein Herz hinein. Sprich laut aus, was dein Herz dir mitteilt. Durch das Aussprechen der Gefühle werden sie noch lebendiger. Vielleicht sind es Bilder, vielleicht aber auch Worte. Schreibe dir diese Worte auf und nimm dir vor, deine Gefühle mit dem Menschen, für den du eine tiefe Liebe empfindest, zu besprechen. Genieße deine Gefühle und dein Menschsein!

Die Liebesenergie lenken

Werde innerlich still und atme tief ein. Ziehe dabei Energie aus den Genitalien in den Herzbereich. Spanne den Beckenboden so fest an wie möglich und halte diese Spannung über drei Sekunden. Beim Ausatmen leitest du die Energie über den gleichen Weg wieder zurück und entspannst den Beckenboden. Durch diese Übung wird die sexuelle Energie vom 1. und 2. Chakra durch die Energiebahnen nach oben bis zum Herzchakra geleitet und transformiert in die spirituelle Dimension.

Der Flaschenöffner

Spirituell Abtauchen, loslassen und zurücklehnen

Physiologisch Stärkung der Bauch- und Armmuskulatur

So geht es Aus dem Vier-Füßler-Stand den Oberkörper Richtung Boden neigen. Die Arme bleiben dicht am Körper, die Ellenbogen zeigen nach hinten. Das Kinn schwebt 2 cm über dem Boden. Aus dieser Position mit der Ausatmung den Bauchnabel Richtung Wirbelsäule ziehen, den Beckenboden anspannen und den Oberkörper nach hinten schieben, so dass die Fersen den Po berühren. 8 x wiederholen.

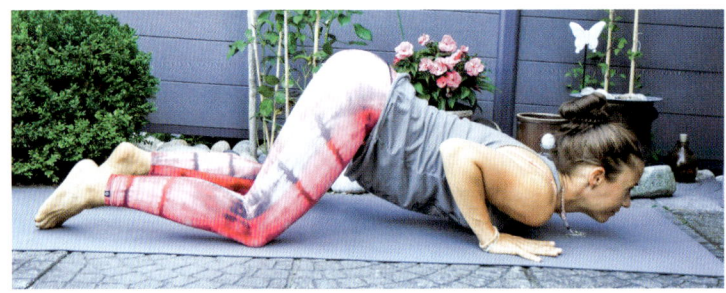

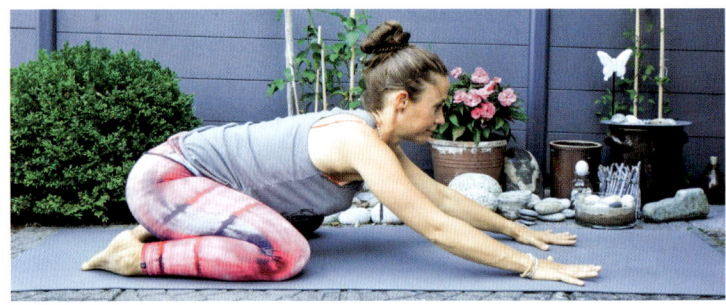

Die Venus anbeten

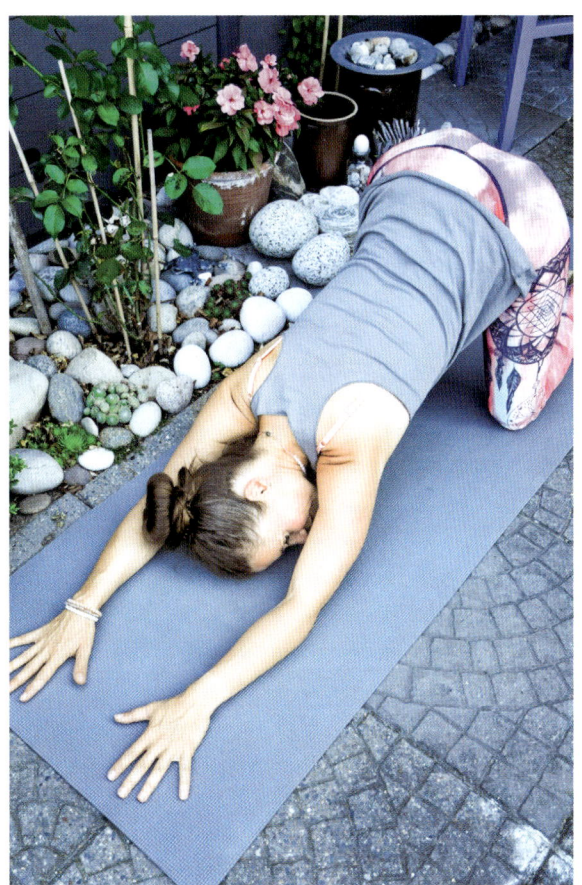

Spirituell Die Liebe für sich selbst wahrnehmen.

Physiologisch Dehnung des Rückenstreckers und leichte Beckenöffnung.

So geht es Aus dem Vier-Füßler-Stand die Knie öffnen. Die Arme lang nach vorne ausstrecken und den Rücken durchbiegen. Der Kopf dreht zur Seite. 3 – 5 Atemzüge lang halten.

Der Venushügel

Spirituell Sinnlichkeit ausleben.

Physiologisch Mobilisieren der Wirbelsäule und Entspannung der Gesäßmuskulatur.

So geht es In die Bauchlage kommen. Die Hände befinden sich direkt unter der Schulter und werden auf die Matte gestellt. Tief einatmen und mit Hilfe der Arme den Oberkörper aufrichten. Blick zum Himmel. Die Beine sind geöffnet und entspannt. Mit der Ausatmung wieder tief nach unten gehen. Mit der nächsten Einatmung wieder den Oberkörper anheben und nun über die rechte Schulter schauen. Beim Ausatmen wieder tief gehen. Mit der nächsten Einatmung nochmals aufrichten und über die linke Schulter schauen. 3 x alles noch mal von vorne beginnen.

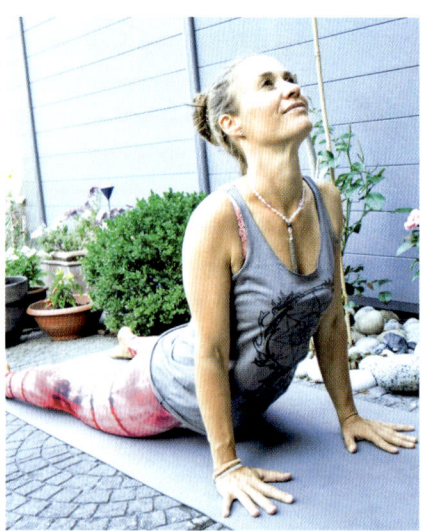
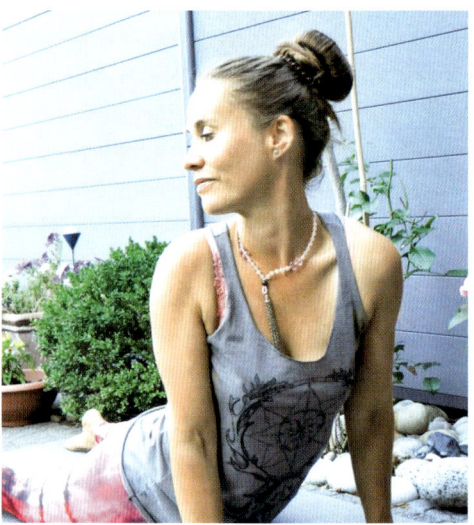

Venushügel 2

Spirituell Sinnlichkeit ausleben.

Physiologisch Beckenboden trainieren und Rücken mobilisieren.

So geht es In der Bauchlage die Aufmerksamkeit in den Beckenboden bringen und anspannen. Nun das rechte Knie beugen, die Fußspitze ist lang und wird zum Himmel gestreckt. Einatmen und entspannen.

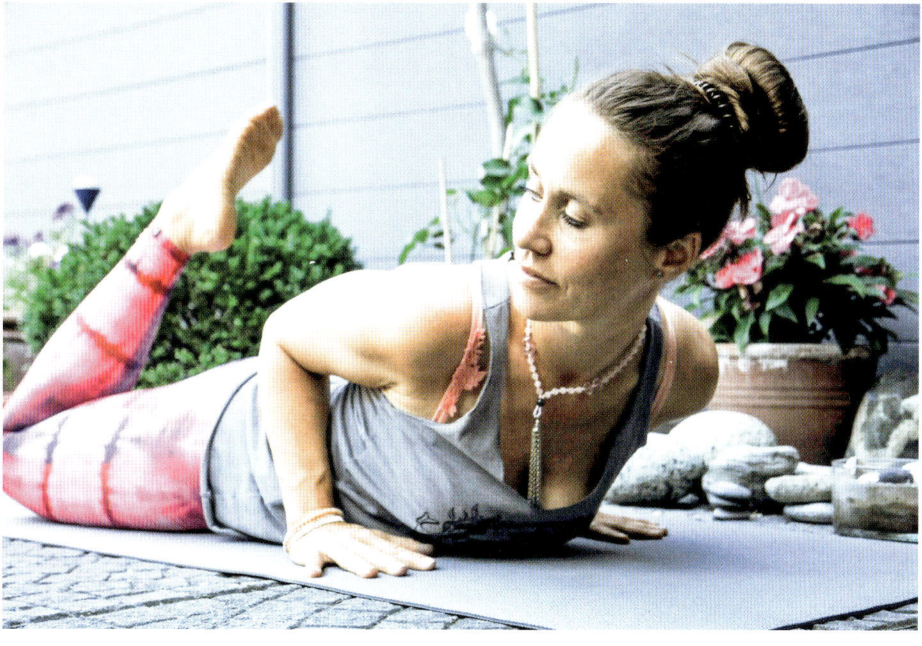

EIN INTENSIVES OHHH!

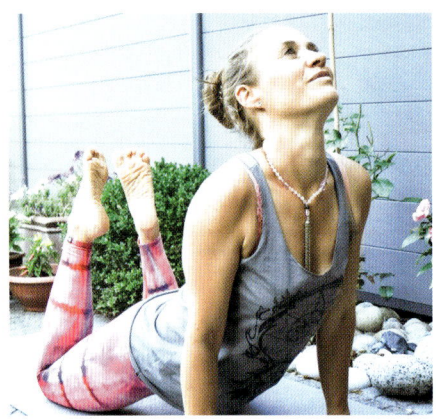

Mit der nächsten Ausatmung das andere Bein beugen. Tief einatmen und beide Beine anbeugen und den Oberkörper auf die Hände stützen. Mit dem Ausatmen wieder tief nach unten gehen und die Fersen gegeneinander drücken. Die Fußspitzen zeigen nach außen. Einatmen und alles entspannen. Alles von vorne wiederholen: 5 x.

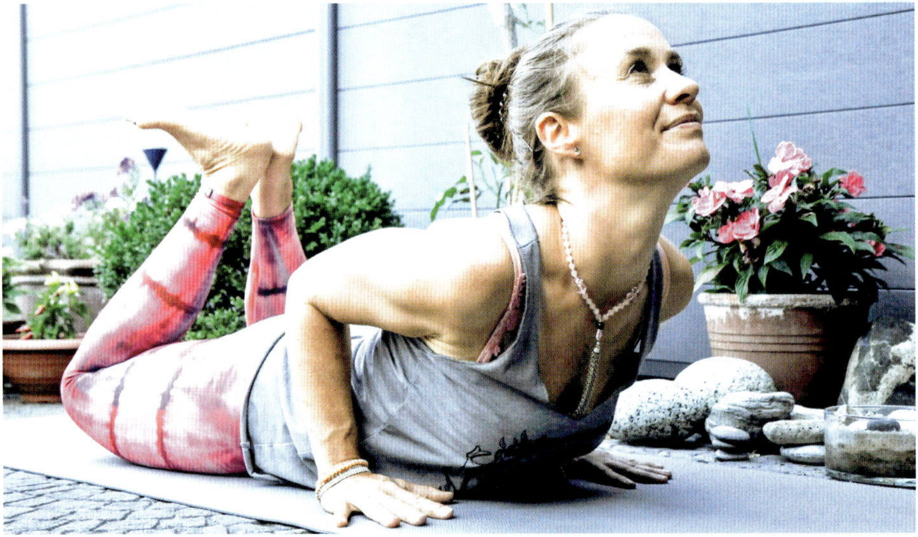

Venushügel 3 – Dehnung

Spirituell Das Yin stärken.

Physiologisch Dehnung der Vorderseite, Mobilisieren des Rückens und die Körperwahrnehmung fördern.

So geht es In der Bauchlage die Beine seitlich öffnen. Den Oberkörper aufrichten und den Brustkorb öffnen. Die Beine entspannen. Bewusst den Pomuskel entspannen. 3 Atemzüge halten, dann zurück in die Bauchlage gehen. Noch 3 x wiederholen. Danach die „Venus anbeten", um den Rücken zu entspannen.

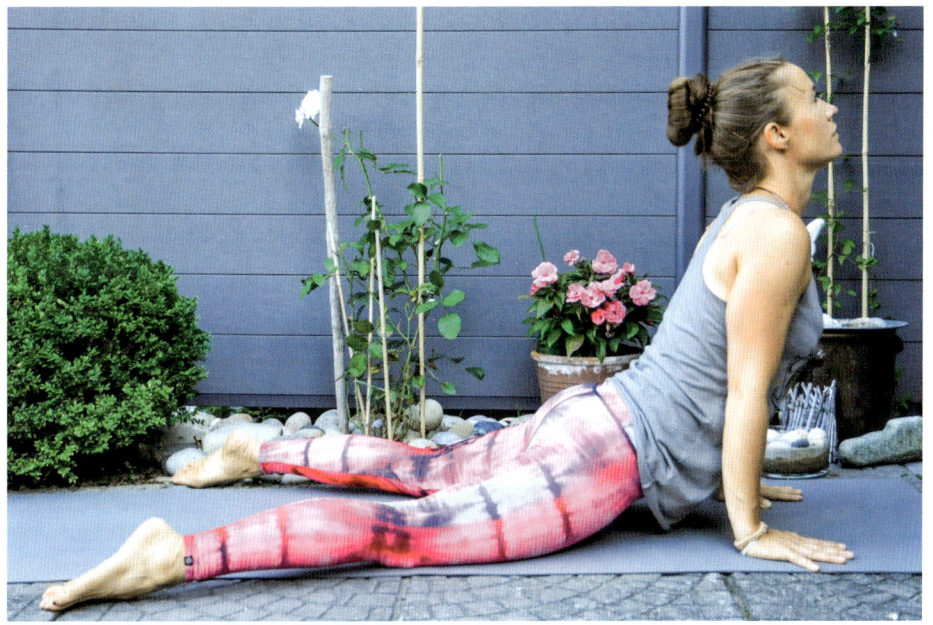

Der Blitz

Spirituell Wünsche in den Himmel senden.

Physiologisch Dehnung der Nackenmuskulatur und Akupressur der Stirn.

So geht es In den Schulterstand kommen. Dafür mit den Händen die Taille stützen. Die Last ist auf den Ellenbogen. Beide Beine zunächst nach oben strecken. Nun das linke Bein anwinkeln und den Fuß auf dem rechten Knie ablegen. Das linke Knie berührt die Stirn. 3 – 5 Atemzüge halten, dann die Seite wechseln.

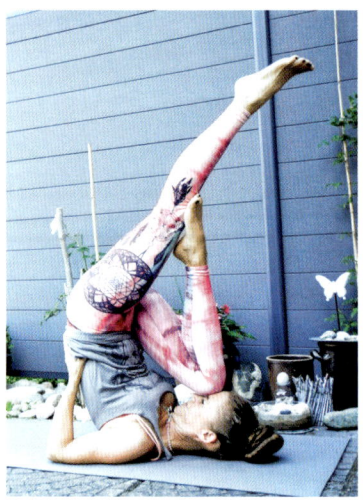

Blitz 2

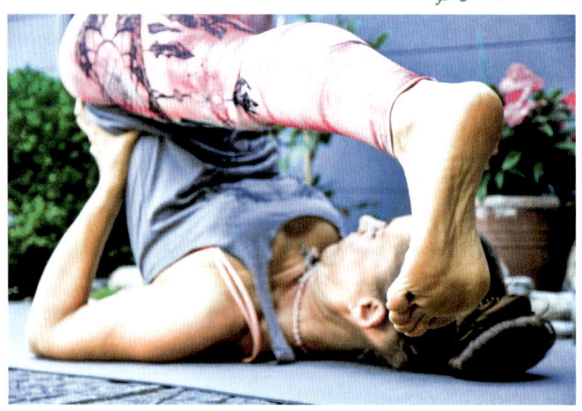

Spirituell Alte Lasten über Bord werfen.

Physiologisch Dehnung der gesamten Rückseite von Bein und Rücken.

So geht es Aus dem Schulterstand (wie vorher beschrieben) ein Bein hinter den Kopf strecken. 5 Atemzüge halten, dann die Seite wechseln.

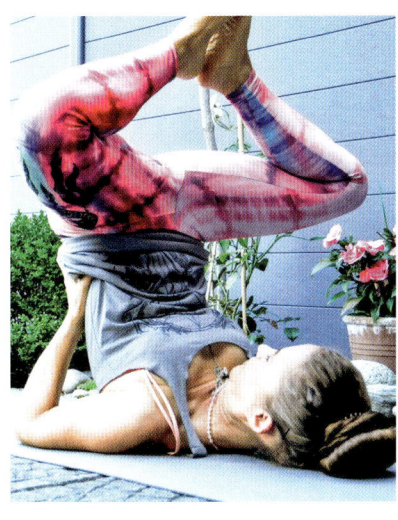

Blitz 3

Spirituell Die Wünsche bündeln und in den Himmel schicken.

Physiologisch Nackendehnung und Hüftöffnung.

So geht es Die Position wie vorher beschrieben. Nun die Füße aneinander nehmen, so dass die Fersen nach unten zeigen und die Fußspitzen zum Himmel. 5 Atemzüge halten, dann zur nächsten Position übergehen.

Blitz 4

Spirituell Die ausgesendeten Wünsche empfangen und bereit sein für die Erfüllung.

Physiologisch Dehnung des Rückens und Mobilisieren.

So geht es Aus der vorherigen Position die Oberschenkel zusammenführen und Richtung Stirn führen. Die Füße zeigen zum Himmel. 3 – 5 Atemzüge halten, dann langsam Wirbel für Wirbel abrollen und aus der Position herauskommen.

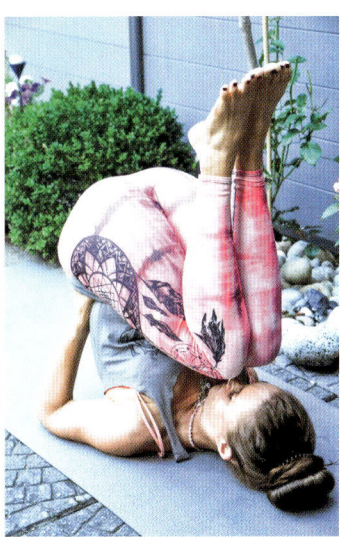

Glückliches Baby

Spirituell Spielerisch Kreativität und Neugierde fördern.

Physiologisch Massage des unteren Rückens und Entspannung.

So geht es In der Rückenlage die Füße von außen greifen und die Knie Richtung Boden ziehen. Nun sanft zur Seite schaukeln und den unteren Rücken massieren. So lange es angenehm ist.

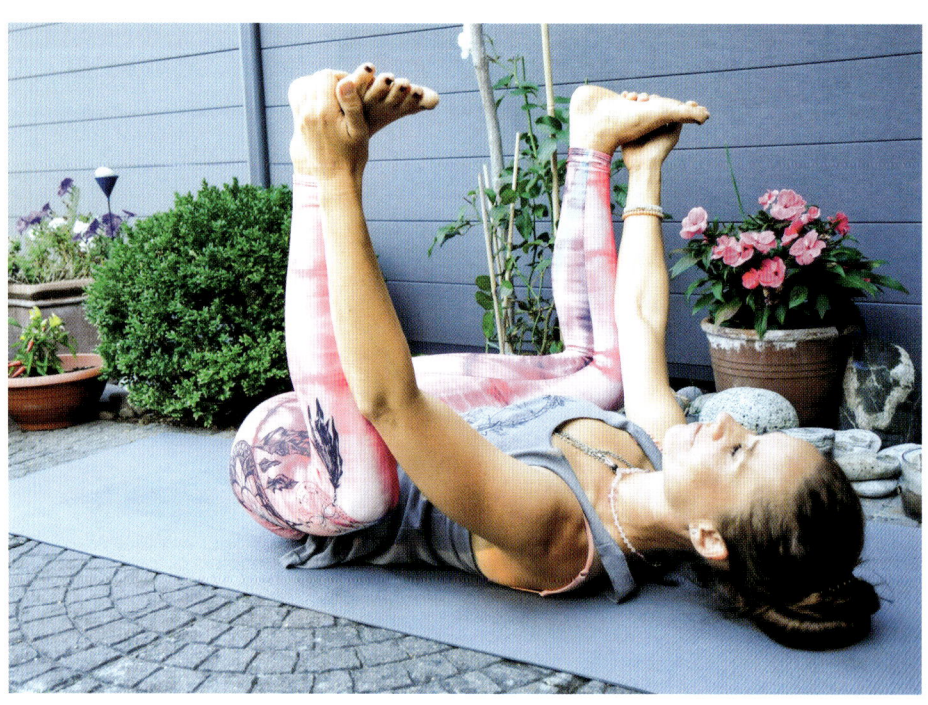

Meditation: Ängste in Liebe und Freude transformieren

Angst legt sich wie ein Schutzmantel mit einer hässlichen Farbe um den Körper. Nun ist es an der Zeit, diesen Mantel liebevoll auszusortieren. Spüre tief in dich hinein und entdecke Ängste, die dich aktuell noch blockieren.

Komme in einen aufrechten, bequemen Sitz. Atme ein paar Mal tief in den Bauch. Werde innerlich still, um Platz für Neues zu schaffen: Schau genau hin, was in dir noch erlöst werden will. Stelle dir dabei ein mehrstöckiges Gebäude vor, das komplett aus Glas ist. Es ist Nacht und dunkel. Langsam beginnen in den Räumen nach und nach Lichter anzugehen. Stelle dir vor, dein tiefstes Inneres ist wie dieses Glasgebäude. Jeder kann sehen, was darin stattfindet oder was sich darin befindet. Du bist transparent. Gibt es Räume, in denen du das Licht nicht anschalten würdest? Schau genau hin und spüre, was es in dir auslöst. Vielleicht gibt es Verhaltensweisen, die du selbst verurteilst, oder Ängste, die dich blockieren. Vielleicht gibt es Gefühle der Trennung, des Alleinseins oder der Wertlosigkeit. Verurteilst du andere Menschen? Hast du noch ein klärendes Gespräch zu führen? Erlaube dir still zu werden. Mit dem Bewusstsein, dass du noch dunkle Räume hast, wird sich in diesen Räumen bald das Licht einschalten. Werde innerlich heil und schaffe Platz für Neues!

Seelenverwandt – schrecklich oder schön?

Bereits als Kind träumte ich von der romantischen Liebe und war fasziniert von Märchen. Ein Prinz sollte auf dem Ross dahergeritten kommen und mich mit einem wundervollen Kuss erlösen. Er sollte alle Löcher in mir stopfen. Ich war ein Träumer. Doch die Realität holte mich immer wieder ein: Es gab weder Prinzen noch war ich eine Prinzessin! Je näher mir ein Mann kam, desto näher kam er meinen Ängsten, Schwächen und Verletzungen. Mit der Verbundenheit zu Nick spürte ich, dass ich immer verletzlicher wurde. Doch nur mit diesem Geschenk kam ich in meine größte Kraft – meine Verletzlichkeit zeigte mir eine ganz besondere Fähigkeit des Mitgefühls. Mit dieser kostbaren Gabe konnte ich verzeihen, offen und geduldig sein. Die rosarote Brille fiel von meinen Augen und die Männer um mich herum verwandelten sich in Frösche. Die wirkliche Herausforderung bestand also für mich darin, einen Frosch zu lieben! Als mir das bewusst wurde, entspannte ich mich, lehnte mich zurück und träumte von einem lieben Frosch. Nick war ein ganz spezielles Exemplar. Weder hatte er Lust, mir den passenden Schuh anzuziehen, noch wollte er mein Retter sein. Wozu auch? Er hatte mit sich selbst genug zu tun. Er bezeichnete sich als langweilig, mutlos und schwach. Der Gedanke an eine Verabredung löste in ihm Angstkrämpfe aus. Ich existierte deswegen nur in seiner Phantasie. Dabei genoss er, dass ich ihn umwarb, ihm schöne Dinge schrieb und ihn aufbaute, wenn es ihm schlecht ging. Nick holte sich anfangs die Energie, die er für den Alltag brauchte, von mir. Ich gab sie ihm gern. Zu lieben kostete mich keine Kraft, sondern machte mich stark. Alles, was ich ihm schrieb oder sagte, tat ich aus meinem Herzen heraus. Ich war schon immer ein Mensch, der gerne Liebe weitergegeben hat. Ungewohnt war es eher für mich, Liebe zu empfangen oder meine Liebe nicht weitergeben zu dürfen.

Nick gehörte auch zu den wenigen Menschen um mich herum, die ein offenes Buch für mich waren. Ein unsichtbares Band ging von meinem zu seinem Herzen. Bei jedem Treffen leuchtete mein Herz und funkte seines an. Ich zeigte ihm von Anfang an mein wahres Gesicht, fühlte mich geborgen und gleichzeitig herausgefordert; wir waren eigenständige Persönlichkeiten, aber wenn wir zusammen waren, bildeten wir eine Einheit. Dieser Zustand quälte uns beide, weil wir vergeben waren und auch unsere Partner liebten. Er schrieb mir anfangs, dass er mich gern in den Arm nehmen würde, wenn ich traurig wäre. Aber nicht einmal ein unverbindliches Treffen in einem Café war möglich. Es bereitete ihm Sorge, dass in seinem Umfeld eine Beziehung nach der nächsten zerbrach. Scheinbar durch Nichtigkeiten ausgelöst. Für Nick gab es die Pflicht, für seine Familie der Versorger zu sein. Auf seine Bedürfnisse ist er viele Jahre nicht eingegangen und Gefühle hat er zuvor nur selten ausgedrückt. Was wollte ich also von einem Mann, der ehrenhaft treu war und sich noch nicht einmal seiner Gefühle bewusst? Meine Freundinnen schüttelten allesamt den Kopf: „Vergiss ihn, Karla! Tu dir das nicht an." Tatsächlich gab es Tage, an denen ich lieber vergessen wollte. Das unsichtbare Band zwischen uns war jedoch so stark, dass ich jeden Tag an Nick erinnert wurde. Ich spürte seine Sehnsucht, ich spürte seine Traurigkeit und Hilflosigkeit. Ich schaute ihm so gerne bis in seinen tiefsten Seelenabgrund. Wenn ich vor ihm stand, konnte ich an seinen Augen und der Körperhaltung *lesen*, was er gerade dachte. Kurz bevor ich ihm zufällig auf der Straße begegnete, wusste ich, dass es passieren würde. Nick war bewusst, dass er mir nichts vormachen konnte, weil ich so feinfühlig war. Er kam deswegen an den Punkt, wo er nicht anders konnte, als ehrlich und offen mit mir umzugehen. Nach unserer allerersten Begegnung hatte ich das Gefühl, ich könnte ohne ihn nicht mehr existieren. Nick konnte sich mit mir freuen, wenn ich erfolgreich war – ganz egal, ob er von meiner Arbeit überzeugt war oder nicht. Ich war nicht eifersüchtig auf seine Ehefrau, sondern freute mich, wenn es ihm gut ging. Meine volle Aufmerksamkeit richtete sich auf ihn, wenn er von Angst beherrscht wurde, weil es ihm körperlich nicht gut ging. Wir schwangen im Gleichklang und spürten die *Hochzeit*, wenn wir zusammen waren. Wenn wir uns zuvor gestritten hatten, war zum Zeitpunkt des Aufeinandertreffens eine neue Ebene erreicht. Was zählte, war nur noch das *Jetzt*. Mit keinem Menschen zuvor hatte ich dieses intensive Gefühl, bei mir selbst angekommen zu sein. Wir lernten uns gegenseitig respektvoll in Liebe zu begegnen und tief zu berühren. Nach jeder Begegnung befand ich mich auf einem Höhenflug und war der glücklichste Mensch auf dieser Welt. Doch an den Tagen, an denen kein Lebenszeichen kam, wartete ich auf ihn und das Leben zog an mir vorbei. Manchmal bekam ich eine Mail, die mich emotional aus der Bahn warf und traurig machte. Dann verbrachte ich Stunden in meinem Zimmer und konnte keinen klaren Gedanken mehr fassen. Ich ging durch die Hölle, bis ich mir selbst auf die Wange schlug und mich wieder aufrichtete, um das Leben zu genießen. Kein Mensch forderte mich so heraus wie Nick. Wir waren beide nicht perfekt. Nach jeder Auseinandersetzung begannen wir von vorne – ohne Vorwürfe und auf einer neuen Ebene der Kommunikation. Die Vergangenheit war nicht wichtig, wenn wir uns begegneten. Die schwierigen Zeiten schweißten uns auf der gedanklichen Ebene nur noch mehr zusammen. Ich wurde durch Nick ein besserer Mensch und spürte, wie wichtig er für meine weitere Entwicklung war. Immer wenn er mich auf die Palme brachte, versuchte ich zu reflektieren, warum Nick mich so sehr mit seinem Verhalten verletzte. Dadurch konnte ich die fehlenden Teile in mir selbst finden.

Ich teilte auch seinen Schmerz, was nicht immer einfach für mich war. Manchmal war das Gefühl so stark, dass ich mich nicht bewegen konnte. Dann lag ich im Bett oder auf dem Fußboden – wie gelähmt. Es kostete mich sehr viel Kraft, mich von diesem Schmerz abzugrenzen. Von Anfang an war mir klar, dass Nick dieser eine besondere Mensch ist, der aus meiner Hälfte einen kompletten Menschen macht. Dafür musste er nicht viel tun, sondern mir einfach nur begegnen. Er half mir dabei, indem er mir ein Spiegelbild meines Selbst zeigte. Eine Stimme in meinem Kopf sagte immer und immer wieder: „Ich liebe dich!" Es passierte einfach, ohne dass mein Verstand es wollte. Wenn ich nur an ihn dachte, kribbelte mein Körper. Seit dem ersten Tag unseres Wiedersehens hatte ich das Gefühl, endlich zu Hause angekommen zu sein. Er hätte mir ein Messer ins Herz rammen können – ich wäre gerne in seinen Armen gestorben. Aber eigentlich wollte ich viel lieber mit ihm leben. Wir berührten uns zwar nicht körperlich, aber seelisch hatten wir täglich miteinander zu tun – selbst, wenn wir uns nicht schrieben, sondern *nur* aneinander dachten. Wir lernten einen respektvollen Umgang mit uns selbst und die richtige Kommunikation mit anderen. Auf diesem Lernweg waren wir nicht immer einer Meinung. Doch bei den Dingen, auf die es wirklich ankam, waren wir es dann doch. Immer wenn wir im Kontakt zueinander standen, fühlte ich diese herrliche innere Ruhe. Ich war mir sicher, dass ich tun konnte, was ich wollte – Nick würde mich lieben. So wie ich bin. Irgendwann war ich an dem Punkt, wo ich den Kampf um ihn aufgab. Ich ließ mich treiben. Und Nick? Er hatte immer noch Angst, die Kontrolle abzugeben, sich aufgeben zu müssen und in dieser Liebe zu verlieren. Aufgeben für die Liebe bedeutete für ihn, dass er alles verlieren würde und nicht mehr über sein Leben bestimmen könnte, weil er abhängig von seinem Verlangen werden würde. Dabei war er abhängig – von seiner Verweigerung von und dem Verzicht auf Liebe. Nick geißelte sich selbst und war sein eigener Gefängniswärter. Ihm war nicht bewusst, dass er die Liebe nicht ohne Kontrollverlust haben könnte, weil sie dann nur an der Oberfläche bleiben würde. Sie würde ihn nicht tief berühren. Dabei sehnte er sich so sehr danach, die Liebe zu fühlen, die ihn umgab. Doch dafür müsste er vollkommen loslassen können, sich öffnen und die weibliche Energie in die Tiefe seines Kerns vordringen lassen. Es würde ihn nur dann erreichen, wenn er liebte und sein Herz vollkommen offen und bereit wäre für diese Liebe, unabhängig von einem äußeren Beziehungsrahmen. Und ohne jegliche Erwartung. Das Glück und die tiefe Befriedigung in der Liebe entsteht durch zwei Menschen, die sich vollkommen an die Liebe hingeben – ohne sich zu verlieren. Nick würde die Erfüllung seiner Träume finden, wenn er sich von der Liebe transformieren lassen könnte. Das war mein größtes Geschenk für ihn: Ich brachte bedingungslose Liebe in sein Leben!

Bei unserer ersten Begegnung hatte es Nick genauso überrumpelt. Er wusste sofort, dass ich keine normale Frau war, mit der man ein ruhiges Leben führen würde oder die man zähmen könnte. Mein Wesen war bunt und abenteuerlich. Ich drückte seine Knöpfe bei jeder Begegnung und forderte ihn heraus. Etwas in ihm wurde wachgerüttelt und aufgefordert, sich daran zu erinnern, dass das Leben mit Liebe gefüllt werden möchte. In diesem Moment sah ich ihn, wie noch nie zuvor ihn jemand gesehen hatte. Ich vertraute ihm, ich wusste ihn zu schätzen, ich wollte ihn glücklich machen, ihn umarmen und unendlich lieben. Seine Fehler wollte ich nicht bestrafen, sondern das Gute in ihm wertschätzen. Doch für Nick war ich ein gewaltiges Risiko, weil es plötzlich keinen Ort mehr gab, an dem er sich verstecken konnte. Ich sah alles und überall. Sein Leben war plötzlich nicht mehr wie vorher. Das Leben hat ihn zum ersten Mal mit der weiblichen Energie durchflutet und jede Zelle seines Seins erreicht. Anfangs fand er es schön, bis er spürte, dass es etwas mit ihm machte, was er nicht kannte und dadurch seine Ängste auslöste. Dann lief er weg und versuchte sich zu schützen. „Ich weiß ganz genau, was nicht stimmt in meinem Leben. Mir das anzuschauen überfordert mich. Bitte hör auf, mich ständig zu belehren", schrieb er mir, als ich ihn tadelte, er würde sich zu wenig Zeit für sich selbst nehmen. Nick mied mich nach solchen Auseinandersetzungen – er konnte es nicht steuern. Er musste auf Sicherheitsabstand gehen. Nicht nur zu mir, sondern auch zu sich selbst. Ihm war bewusst, dass es nur reichte, mich zu sehen und mit mir dieses *Jetzt* zu erleben. Dafür war es nicht einmal nötig, mich zu berühren oder mit mir zu schlafen. Nick wehrte sich dagegen, verdrängte und verleugnete mich. Es war ein Teufelskreislauf, den nur ich durchbrechen konnte. Es lag an mir. An meiner Einstellung zu mir selbst und dem Sog, den ich ausstrahlte, wenn ich ihn so unbedingt *wollte*. In diesen Momenten zog er die Energie aus mir heraus und pflückte mich leer. Ich war ein Fass ohne Boden – Nick hätte es nicht füllen können. Meine Ansprüche an ihn waren viel zu hoch. Es war an der Zeit, erwachsen zu werden und unser inneres Kind zu heilen. Für uns beide. Erst dann würde Nicks Herz voll tiefer Liebe und Achtsamkeit für mich sein können. Dazu gehörte eine gewisse Reife und großes Vertrauen in mich. Ich durfte ihm meine Liebe nicht geben wollen, nicht anbieten oder fordern, dass er sie sich holte. Ich durfte nicht einmal darauf warten. Die Energie dieser einzigartigen Liebe wollte freiwillig von ihm zu mir fließen.

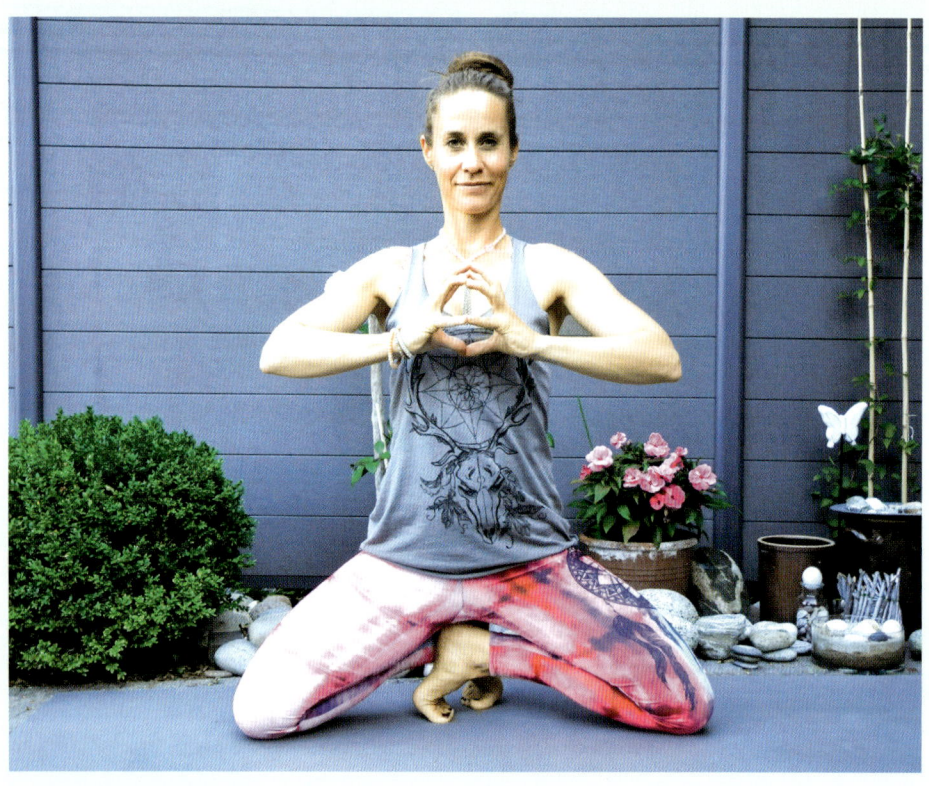

Meditation „Seelenpartner"

Komme in einen bequemen und aufrechten Sitz. Schließe deine Augen. Werde dir deiner Atmung bewusst und richte deine Aufmerksamkeit auf die Energie, die deinen Körper durchströmt. Lenke nun mit deinem Atem deine Aufmerksamkeit in den Körper hinein. Atme durch dein Herz und spüre das leise Kribbeln darin. Wärme und Lebendigkeit fließen durch deinen Körper, welche sich auch in die anderen Körperregionen ausbreitet. Nimm dir ein paar Minuten Zeit für diese Empfindungen und stelle dir vor, dass sich eine vertraute Hand langsam und sanft auf deine Hand legt. Weil du entspannt bist, bist du empfänglich für diese Berührung. Erfahre, wie die Wärme der anderen Hand einen feinen Energiestrom an dich abgibt. Lass diese Wärme deine gesamte Hand erfassen. Atme tief ein und visualisiere, wie diese Wärme sich langsam über den Arm in den gesamten Körper ausbreitet. Mit etwas Übung kannst du auf diese Weise feinste Empfindungen zulassen – durch tiefes Atmen wird diese Empfindung verstärkt und du kommst in Kontakt mit deiner Energie.

136 EINE UMARMUNG – DER KUSS DES HERZENS

Eine Umarmung – Der Kuss des Herzens

Ich erinnerte mich gern an die schönen Momente, in denen Liebe floss – zwischen Marcel und mir und auch zwischen Nick und mir. Mit Marcel verbanden mich schöne Reisen und Naturerlebnisse sowie die Liebe zu unseren Kindern. Ich sehnte mich trotz allem danach, mit ihm weiter die Welt zu entdecken. Mit ihm fühlte ich mich beschützt und geborgen. Unsere Liebe war von Vertrauen und Ehrlichkeit geprägt. Nächtelang träumte ich davon, wie wir beide weiterhin die Welt entdecken würden. Innerlich wusste ich, dass nach einer Trennung unser Weg zusammen niemals enden würde. Auf eine magische Art würden wir immer miteinander verbunden sein – als Familie sowieso. Wir hatten nur in dieser Phase mit uns selbst so viel zu tun, dass sich unsere Wege trennen mussten. Alleine konnten wir unsere Lebensthemen besser anschauen und bearbeiten. Keiner konnte dem anderen etwas abnehmen. Dadurch wurde die Entwicklung nur noch beschleunigt und alles war gut, so wie es war.

Nun war ich von beiden Männern getrennt. Mit Nick hatte ich keinen Kontakt mehr, weil es ihm Angst machte, dass ich frei war. Innerlich starb schon wieder etwas in mir. Ich vermisste Nick sehr. Daraufhin zog ich mich ebenfalls zurück. Irgendwann hatte ich nicht einmal mehr das Verlangen, ihm zu schreiben. Ein neutrales Gefühl machte sich in meinem Herzen breit, je mehr Wochen ohne ihn vergingen. Die Zeit heilte doch alle Wunden – schließlich war ich bereits ein *Liebeskummerprofi*. In meiner Abschiedstrauer dachte ich sehr oft an die Vergangenheit: an unsere Umarmungen, die kurz, aber sehr intensiv waren. Es war die einzige Form von *körperlicher Liebe*, die wir ohne schlechtes Gewissen ausleben konnten.

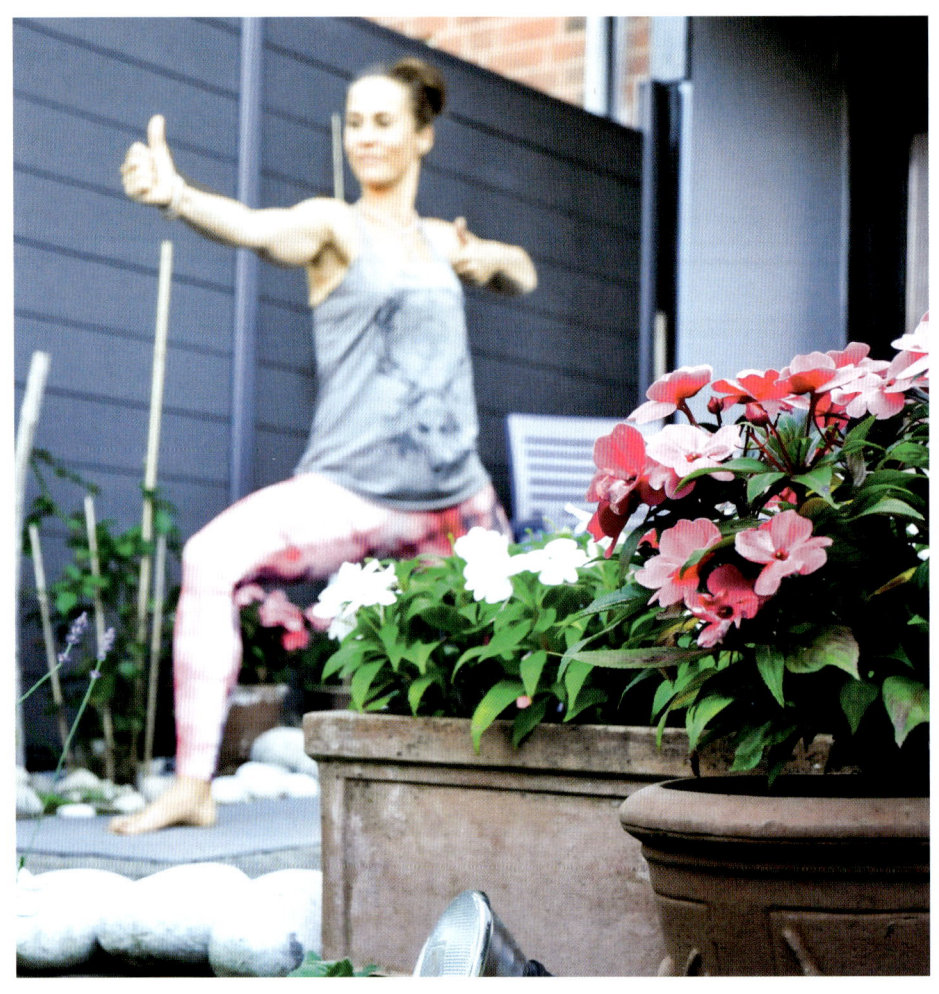

Einmal hatte ich Nick spontan bei ihm zu Hause besucht. Sein Haus lag auf meinem Weg und ich wusste, dass seine Familie woanders war. Kürzlich war Nick von einer Reise zurückgekehrt. Wir hatten uns schon längere Zeit nicht mehr gesehen. Vorher schrieb ich ihm eine SMS: „Lieber Nick, ich würde mich nie trauen, an deiner Haustür zu klingeln. Dafür bin ich viel zu schüchtern. Ich wünsche dir einen wundervollen Tag, deine Karla." Wenig später nahm ich meinen Mut zusammen und drückte die Klingel. Überrascht öffnete er mir die Tür, dann sah ich die Freude in seinen Augen. „Hallo, Karla. Mit dir habe ich jetzt wirklich nicht gerechnet. War es schwer zu klingeln?" „Nein." Freudestrahlend und stolz auf mich selbst betrat ich sein Haus. Wir gingen in die Küche, standen uns gegenüber und redeten über unsere Ereignisse aus den letzten Wochen. Ein paar Minuten der Ewigkeit vergingen. Erschrocken schaute ich auf die Uhr: „Ich will dich nicht weiter stören." „Tust du nicht!", platzte es aus Nick heraus. „Ich würde gern noch bleiben, aber ich muss noch einkaufen und das Mittagessen für alle zubereiten." Nick senkte seinen Kopf und nickte. Er begleitete mich zur Tür. Kurz bevor ich gehen wollte, breitete ich meine Arme aus, lächelte und ließ mich von ihm *einfangen*. Ich wollte ihm so nahe wie möglich sein. Es war wundervoll und ich wünschte, es würde nie vergehen. Während des Umarmens berührten sich unsere Wangen. Ich spürte seine Haut auf meiner, presste mich an ihn und dachte: „Ich will dich nie wieder loslassen." Zum ersten Mal waren wir unbeobachtet und allein. Diese Umarmung war so intensiv, dass unsere Körper im Einklang miteinander schwangen. Mein Herz glühte so stark, dass es aus dem Brustkorb herausspringen wollte. Wir berührten uns liebevoll, auf eine ganz besondere Art, die mir sehr viel bedeutete. Jede Umarmung war ein Zeichen für die Öffnung, die Akzeptanz und des Festhaltens. Wir öffneten unsere Arme und umfassten den geliebten Menschen, um dieses besondere Gefühl der Nähe und Vertrautheit zu spüren. In diesem Moment ließen wir uns gegenseitig an uns selbst heran und ließen zu, dass wir uns spürten. Das Gefühl der Geborgenheit und des Sich-angenommen-Fühlens war wunderbar. Unsere Seelen berührten und die Herzen küssten sich. Ich nahm den energetischen

Austausch zwischen uns wahr: zwei Magnete, die sich anziehen und eine unglaubliche Kraft entwickeln. Ich spürte wunderbare Energieströme in meinem Körper. Diese Momente waren so wertvoll für mich: Sie waren das Heiligste, was ich bisher in meinem Leben spüren durfte. Hätte er mich nicht losgelassen, würde ich wohl heute noch so dastehen. Als ich wenig später zum Einkaufen fuhr, hätte ich Bäume ausreißen können. Den restlichen Tag lief ich beschwingt und glücklich durch den Alltag.

Es gibt nach indischem Wissen genau vier Arten der Umarmung, um gegenseitige Liebe auszudrücken: die berührende, die bohrende, die reibende und die pressende Umarmung.

Nähert sich der Mann der Frau, so dass es zu einer beiläufigen Umarmung kommt, nennt man das die *berührende* Umarmung. Bei der *bohrenden* Umarmung reizt die Frau den Mann mit ihren Brüsten. Diese beiden Arten der Umarmung finden oft bei Liebenden statt, die noch keine Gelegenheit der körperlichen Vereinigung hatten. Wenn Paare sich in der Einsamkeit aneinander reiben, wird dies *reibende* Umarmung genannt. Wird der Partner an eine Wand oder Säule gepresst, so spricht man von der *pressenden* Umarmung. Diese beiden Arten werden von Liebenden angewendet, welche die Absichten des Partners kennen. Umarmen ist gesund – es stärkt das Immunsystem und verringert Stress. Umarmungen steigern die Lust und könnten nicht unterschiedlicher und schöner sein. Manchmal stellte ich mir vor, wie Nick mich an eine Wand presste und mich leidenschaftlich küsste. Der Gedanke zauberte mir immer wieder ein Lächeln auf die Lippen. Auch Marcel und ich umarmten uns täglich. Trotz der Trennung. Es wirkte wie ein Wunder bei der täglichen Kommunikation. Wir gingen liebevoller miteinander um und stritten weniger vor den Kindern. Unsere Umarmungen schafften eine starke emotionale Verbindung und wirkten sehr entspannend.

Übung Herzumarmung

Bei dieser Partnerübung sollten die Herzchakren zweier Menschen wie Pole aufeinanderliegen. Wenn die Frau sehr klein ist, kann sie sich auf ein Podest stellen oder eine Treppenstufe oder der größere Partner geht etwas in die Knie, bis beide Herzen aufeinanderliegen. Einer von beiden kann sich auch gegen eine Wand lehnen oder sie wiegen sich im Takt von schöner Musik. Die Hände umschlingen den Partner: eine Hand auf das Steißbein, die andere auf den oberen Rücken. Der Partner wird dabei sanft berührt. Die Atmung ist tief. Nun schließen beide die Augen und achten darauf, was sie empfinden. Ablenkende Gedanken werden beobachtet und die Aufmerksamkeit wird auf den Körper gelenkt. 5 Minuten lang – ohne Worte. Wenn diese Zeit im Stehen körperlich zu anstrengend ist, kann die Herzumarmung auch im Liegen praktiziert werden. Beide liegen sich seitlich gegenüber, wobei ein Partner liebevoll den anderen umfasst.

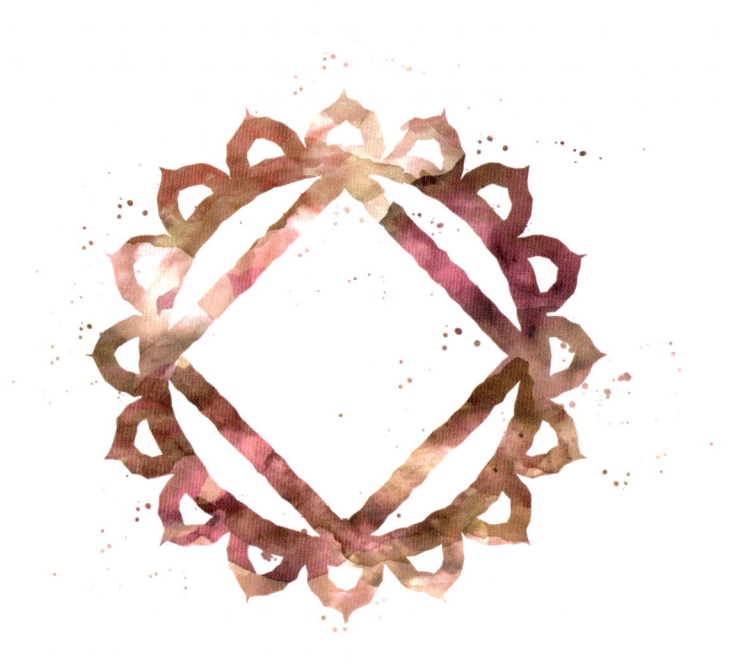

Sehnsucht – lass nach!

Es war mal wieder ein grauer Tag, an dem ich meinen nächsten emotionalen Zusammenbruch erlebte. Das Universum schien mir ein Treffen mit Nick zu arrangieren, nachdem wir uns Monate nach unserer letzten *Trennung* nicht gesehen hatten. Zumindest schien es so. Beruflich hätten wir Kontakt haben können, stattdessen schrieb er mir, ich solle ihm die Unterlagen, die er bräuchte, per Post zusenden. „Autsch!" Der Hammer auf dem Kopf schlug tief ein. Verspürte er denn gar keine Sehnsucht? Hatte er nicht das Verlangen, mich zu sehen? Ich war fassungslos. Auf seine Nachricht hin sandte ich nur einen weinenden Smiley auf sein Handy. Nick schrieb daraufhin: „Was habe ich denn nun schon wieder falsch gemacht?" Eigentlich wollte er mir Zeit ersparen. Dieses Treffen wäre in einem offiziellen Rahmen abgelaufen, mit anderen Menschen, unter deren Beobachtung wir gestanden hätten. Nick verstand nicht, dass ich jede Möglichkeit genutzt hätte, um ihn zu sehen. Es wäre mir egal gewesen. Dafür hätte ich sogar eine ganze Stunde lang auf ihn gewartet. Nur für diesen einen Moment: den Blick in seine Augen. Plötzlich wurde mir klar, dass ich diese Sehnsucht nicht mehr in mir tragen wollte. Sie machte meine Seele kaputt. Ständig spürte ich ihn in meinem Herzen und ständig wollte ich ihn sehen. In der Nacht träumte ich von einem ganz normalen Leben mit ihm. All das war nicht die Realität. Ich fühlte mich wie ein Ertrinkender, wenn ich diese Sehnsucht in mir spürte. Loslassen war nicht meine Stärke. Geduld auch nicht. Immer wieder musste ich es erneut lernen. Ich sollte Vertrauen ins Leben haben. Göttliches Urvertrauen. Es fiel mir so verdammt schwer. Dabei wurde mir bewusst, dass das Verlangen nach Nick seinen Ursprung in einem eingeschränkten Verständnis von Liebe hatte. Die Bindung an einen einzelnen Menschen ist lediglich eine Illusion. Das Verlangen hat eine viel tiefere Bedeutung und ist eine Kraft, welche die Grundlage der Schöpfung ist. Die Liebe ist somit ein schöpferischer Impuls, den man nicht besitzen kann wie ein materielles Gut. Die Liebe kann man nur spüren und sich von ihr leiten lassen. Ich wusste nicht, wonach ich suchte. Irgendetwas in mir schien leer zu sein. Ein Mangel sehnte sich nach Auffüllung. Jeder Gedanke an Nick fühlte sich wie eine emotionale Bergbesteigung an. Meine Hoffnung war: Wenn ich den Gipfel erreichen würde, wäre ich von Glück erfüllt. Mir war aber auch bewusst, dass ich bereits beim Abstieg daran denken würde, bald wieder den nächsten Berg zu besteigen. Nicht der Berg machte demnach den Reiz aus, sondern das Erlebnis, das Abenteuer und die Tatsache, dass man seine eigenen Grenzen überwindet und über sich hinauswächst. Sensible Menschen wie ich leiden besonders unter dem Gefühl der Sehnsucht, weil nichts auf der Welt diese Leere stillen kann. Es war ein Drama mit mir und Nick! Meine Freundinnen schimpften allesamt mit mir und wollten mich immer wieder von meiner Richtung abbringen. Doch die Richtung, in die mich andere führen wollten, war nicht immer die Richtung, in die ich gehen wollte. „Warum machst du dich klein vor ihm? Du bist so großartig. Das hast du doch nicht nötig. Vergiss ihn." Machte ich mich wirklich klein? Ich teilte Nick doch nur mit, dass ich Sehnsucht in mir tragen würde. Mir wäre niemals in den Sinn gekommen, ihn um ein Treffen anzubetteln. So viel Stolz besaß ich. Aber es war mir wichtig, ihm mitzuteilen, was ich für ihn fühlte. Nicht um ihn zu bedrängen, sondern weil er ein Teil meiner Seele war. Der Teil, der in mir fehlte und diese fürchterliche Sehnsucht auslöste.

Bereits Kant definierte die Sehnsucht als leeren Wunsch, die Zeit zwischen Begehren und Erwerben des Begehrten vernichten zu können. Sehnsucht stellt sich ein, wenn Hoffnung enttäuscht wird. Wird sie zu stark, kann sie regelrecht zur Sucht werden. Es gibt auch die Sehnsucht nach Wahrhaftigkeit oder den Trieb, unvergänglich miteinander zu verschmelzen. Sehnsucht zielt über das Endliche hinaus und entspricht nicht der Realität. Schon Goethe schrieb: „Nur wer die Sehnsucht kennt, weiß was ich leide!"

Bei der Sehnsucht war ich auf der Suche nach etwas, das ich nicht bekommen konnte: eine Partnerschaft mit Nick. Ich konnte mich kaputt sehnen. Manchmal wachte ich nachts schweißgebadet auf, weil ich von einem normalen Leben mit Nick geträumt hatte. Dann weinte ich mitten in der Nacht und fühlte mich hilflos. Angst und Sehnsucht gehörten für mich zusammen. Sehnsucht ist ein Gefühl, das nicht einfach zu beschreiben ist. Vielleicht sehnte ich mich auch danach, noch einmal verliebt zu sein. Das Herzrasen am Anfang einer Liebe und die Sehnsucht waren im Doppelpack etwas Wunderschönes: zum ersten Mal im Mondschein miteinander spazieren gehen, sich im Kino küssen und verliebt sein bis in den kleinen Zeh, nichts mehr auf die Reihe bekommen, weil die Gedanken nur noch um diesen einen Menschen kreisen. Eigentlich war es doch ein herzerwärmendes Gefühl, wenn ich nur mit Nick diese Liebe hätte teilen können. Nur leider erwischte mich die finstere Seite der Sehnsucht. Die Sehnsucht, die mich innerlich hin- und herriss. Diese dunkle Seite der Sehnsucht nahm mir den Spaß am Leben. Ich lebte in der Vergangenheit und sehnte mich nach einer schöneren Zukunft. Das Leben um mich herum lief weiter, ohne dass ich etwas bemerkte. Doch wie konnte ich dieses negative Gefühl aus meinem Leben verbannen? Eine gewisse Zeit des Leidens war für mich legitim und wichtig, um Abschied von alten Dingen zu nehmen. Unerfülltes Begehren und Sehnsucht durfte mein Leben jedoch nicht zu sehr einnehmen, weil die Sehnsucht dann immer größer wurde. Nur mit Geduld und Ablenkung schaffte ich es, aus dem Teufelskreislauf auszubrechen. In diesem Prozess waren meine Freunde die wichtigsten Menschen, die mir helfen konnten. Ich wusste auch, dass die Sehnsucht zu Nick durch das Löschen von Emails, Fotos und SMS vergehen würde. Aber dieses Mal war es nicht wie bei Tom oder Baza. Ich wollte Nick nicht aus meinem Leben verbannen und vergessen. Die Angst, dass er für immer aus meinem Leben verschwinden würde, war zu mächtig. Das Gefühl in meinem Herzen und Körper war so stark und so schön, dass ich mich dadurch lebendig fühlte. Ich hatte Angst, dieses Gefühl in mir zu *töten* und in mein dreidimensionales Leben zurückzugehen – mit einem kalten erstarrten Herzen, das nicht mehr fühlen würde. Nick sollte jedoch nicht der wichtigste Mensch in meinem Leben sein. Es gab neben meiner Familie nur einen wichtigsten Menschen in meinem Leben: mich selbst. Ich tat alles dafür, mich wieder mehr um mich zu kümmern. Aufenthalte in der Natur erdeten mich. Also lief ich durch die Wälder und erfreute mich an den bunt verfärbten Blättern. Mir wurde bewusst, dass auch die Natur jedes Jahr loslässt. Also würde ich es auch können. Ich nahm ein bunt verfärbtes Blatt auf meine Hand, pustete und schaute vergnügt zu, wie es durch die Luft schwebte. So wollte ich auch durchs Leben schweben. Ich wollte mich nur noch vom Leben tragen lassen, die Gegenwart genießen und nicht mehr an gestern oder morgen denken. Mein Vertrauen in ein Leben, das mir mein Herz zeigte, stieg mit jedem weiteren Tag. Auch mein Selbstvertrauen wuchs weiterhin, weil ich auf meine innere Herzensstimme hörte.

Meditation: Seele und Körper werden eins

Eine Vereinigung in Liebe ist ein göttlicher Akt. Zwei Seelen können nur miteinander verschmelzen, wenn die eigene Seele *eins* ist mit dem eigenen Körper. Sei dir dessen bewusst und lasse deinen Körper mit deiner Seele verschmelzen, damit du dich *ganz* fühlst. Es bedarf lediglich der bewussten Entscheidung, der Seele zu erlauben, sich mit dem physischen Körper zu verbinden. Komme dafür in einen aufrechten Sitz und schließe deine Augen. Atme ein paar Mal tief in den Bauch und entspanne dich dabei. Erlaube nun deiner Seele, mit deinem Körper zu verschmelzen, und richte deine Wahrnehmung auf diesen Prozess aus. Dann gehe in dein Herz und schicke das Licht und die Liebe in deinen gesamten Körper. Erlaube dieser Energie, bis in die Finger- und Fußspitzen zu fließen. Nimm wahr und genieße!

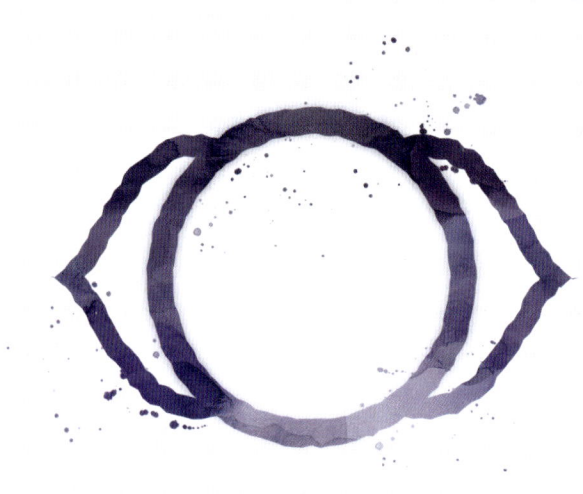

148 STARKER BECKENBODEN – MULTIPLE HÖHEPUNKTE

Starker Beckenboden – Multiple Höhepunkte

Ich schmiedete neue berufliche Pläne und wollte mehr Yogastunden unterrichten. Der Fokus auf meiner Arbeit lenkte mich von meinem emotionalen Drama etwas ab. Außerdem hatte ich in meinen Kursen viele liebe Menschen um mich herum, die mich brauchten und meine Art zu unterrichten sehr schätzten. Doch Skeptiker gab es in meinem Umfeld immer noch: „Beckenbodentraining ist nur was für Muttis oder alte Tanten!", sagte Max, als ich ihm von meinem neuen Kurskonzept erzählte. Wir hatten abends ein Meeting im Yogastudio und besprachen neue Trends. „Richtiges Training sieht anders aus, aber mach du mal deinen Beckenbodenkurs." Max lachte laut. Sein Lachen erfreute mich. Trotzdem hätte ich meinem Lieblingskollegen am liebsten die Hose heruntergezogen, um ihm zu zeigen, wo sein Beckenboden sitzt. Stattdessen belehrte ich ihn: „Wusstest du, dass der Beckenboden für multiple Höhepunkte sorgt?" Max saß auf einmal kerzengerade am runden Tisch, schaute mich erschrocken an und flüsterte: „Karla, du willst jetzt nicht ernsthaft mit mir über Sex reden?!" Ich schmunzelte. Max war elf Jahre jünger als ich. „Keine Sorge, Schatzi. Das besprichst du besser mit deiner Freundin. Ich wollte nur zum Ausdruck bringen, dass der Beckenboden der Lustmuskel schlechthin ist." Der Beckenboden ist für alle Menschen ein sehr wichtiger Muskel. Er bezeichnet den Boden der Beckenhöhle und verschließt das Becken nach unten. Dadurch schützt und stützt er die inneren Organe, bei der Frau noch mehr als beim Mann. Mit Muskeln, Bändern und Bindegewebe verbindet der Beckenboden die Beckenknochen vom Scham- bis zum Steißbein. Dadurch hat er die Kontrolle über Blase und Darm. Unterstützt wird der Beckenboden von Rücken- und Bauchmuskeln. Gemeinsam können diese Muskeln unter Druckbelastungen wie Niesen oder Springen die Harnröhre verschließen und den Enddarm stützen. Doch nicht nur die Stützfunktion möchte ich erwähnen, sondern auch die Lust, die der Beckenboden entfachen kann. Es ist mittlerweile kein Geheimnis mehr, dass ein starker Beckenboden das Lustempfinden steigert. Ein gesunder und starker Beckenboden kann multiple Höhepunkte auslösen. Das ist ein sehr erregendes Gefühl. Nach dem ersten Höhepunkt folgt der zweite, der dritte, der vierte, vielleicht sogar der fünfte. Die Höhepunkte können sozusagen trainiert werden! Die gezielte Stärkung der Beckenbodenmuskulatur steigert die Leidenschaft und die Intensität des sexuellen Erlebens. Das Ergebnis: intensive und lange Orgasmen. Egal ob Mann oder Frau – der Lustmuskel ist für beide Geschlechter von Bedeutung. Bei Männern ist er für die Durchblutung im Penis zuständig. Außerdem erhöht der Beckenboden die Standfestigkeit sowie die Ausdauer der Erektion. Mit einem starken Beckenboden kann ein Mann den vorzeitigen Samenerguss verhindern. Durch diese Kontrolle können Orgasmus und Ejakulation voneinander getrennt werden – die Voraussetzung für ein Empfinden von multiplen Orgasmen und lange Liebesnächte. Ein starker Beckenboden kann Potenzproblemen vorbeugen oder diese beheben. Ja, der Beckenbodenkurs wurde fest in den Kursplan aufgenommen und es kamen Frauen, die ihre Weiblichkeit ganz neu entdecken wollten.

„Da ziehe ich meine scharfe Unterwäsche an, tanze halb nackt vor Jan herum — und was passiert? Nichts! Schlapp wie ein Regenwurm." Trish machte ein empörtes Gesicht, als wir uns Tage später zum Joggen trafen. Jan war 39 Jahre jung und dynamisch. „Vielleicht hatte er einfach keine Lust auf dich. Das ist legitim." Ich spürte, wie Trish schlechte Laune bekam: „Schenke ihm doch zum Geburtstag eine Probestunde in meinem Beckenbodenkurs. Vielleicht kann ich seine Manneskraft mit Turboübungen stärken! Ein bisschen Sport kann ihm sicher nicht schaden." Wir mussten beide herzlich lachen. Während Männer in der Regel wenig Sorgen mit diesem Muskel haben, macht der Beckenboden bei Frauen ernsthafte Probleme – egal in welchem Alter. Besonders ernüchternd ist der erste Orgasmus nach der Geburt eines Babys. Man freut sich auf den Höhepunkt, er baut sich kurz auf und verschwindet,

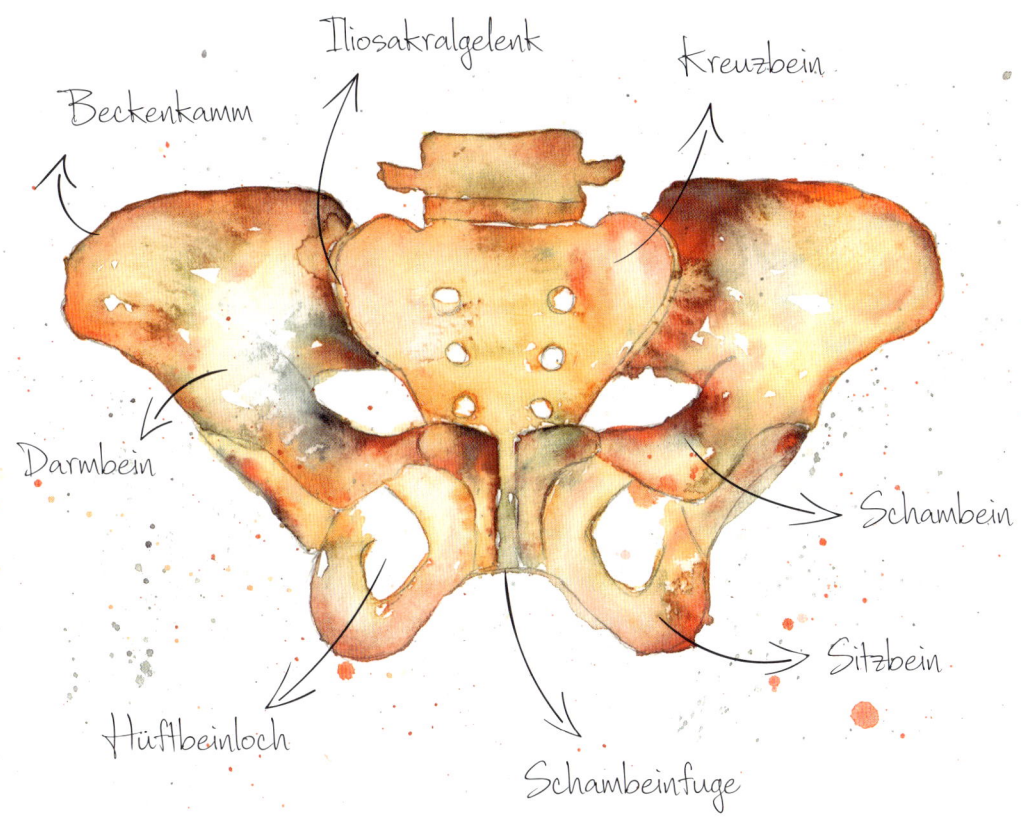

bevor das Gefühl ankommt. Der Unterleib ist wie tot. Und dann denkt man: „Was war das jetzt? Lebe wohl, schönes Lustgefühl." Die Folge dieses Dramas: Man gibt sich dem Mann hin, weil er es möchte, so lange darauf gewartet hat und man ihm diesen Gefallen in Liebe tun möchte. Aber Lust sieht anders aus. Das ist häufig die traurige Wahrheit. Der schwache Beckenboden sorgt regelrecht für Unlust, Ablehnung und schlechte Laune. Nach mehreren Spontangeburten, Schwerstarbeit oder im Alter kann es zur Überdehnung bzw. Erschlaffung der Beckenbodenmuskulatur kommen. Zum Höhepunkt zu gelangen ist schwierig bis unmöglich. Der Höhepunkt ist zwar nicht das Ziel eines Liebesaktes, aber er macht ihn eben unvergesslich und einzigartig. Es ist traurig, wenn eine Frau das nicht mehr empfinden kann. Vor allen Dingen macht es nicht Lust auf mehr. Da hilft nur eins: trainieren! Ein starker Beckenboden ist der Garant für mehr Lust, sexuelle Erregung und Leidenschaft. Mit einem starken Beckenboden sind multiple Orgasmen bei der Frau möglich. Die gezielte Verengung der Vagina kann außerdem beim Mann ein stärkeres Lustempfinden hervorrufen. So haben wirklich alle etwas davon. Mein Beckenboden sollte schnell wieder ein starkes Muskelpaket werden. Dafür gab es zum Glück kleine Hilfsmittel.

Zögernd stand ich vor dem Schaufenster für *Liebesspielzeug* und trat schließlich durch die Tür: „Guten Tag. Ich suche Smartballs." Schüchtern stand ich in diesem kleinen Shop vor einer souveränen Verkäuferin, die mich freundlich anlächelte. „Was brauchen Sie denn für ein Modell? Duo oder Uno?" Mit dieser Frage war ich ganz klar überfordert. Daraufhin klärte sie mich erst einmal auf: „Smartballs sind silikonumhüllte Kugeln, die eine frei bewegliche Innenkugel tragen. Man führt die Liebeskugel ein wie einen Tampon. Bei jeder Bewegung schwingt die Innenkugel mit und die Beckenbodenmuskulatur wird angespannt. So lässt sich Beckenbodentraining simpel in den Alltag integrieren: beim Staubsaugen, Einkaufen, Essen kochen oder Wäsche aufhängen. Die perfekte Ergänzung zum Pilates- oder Yogatraining. Das unwillkürliche Anspannen durch die Kugel führt zu einer besseren Durchblutung und man wird insgesamt empfindsamer in diesem Bereich."

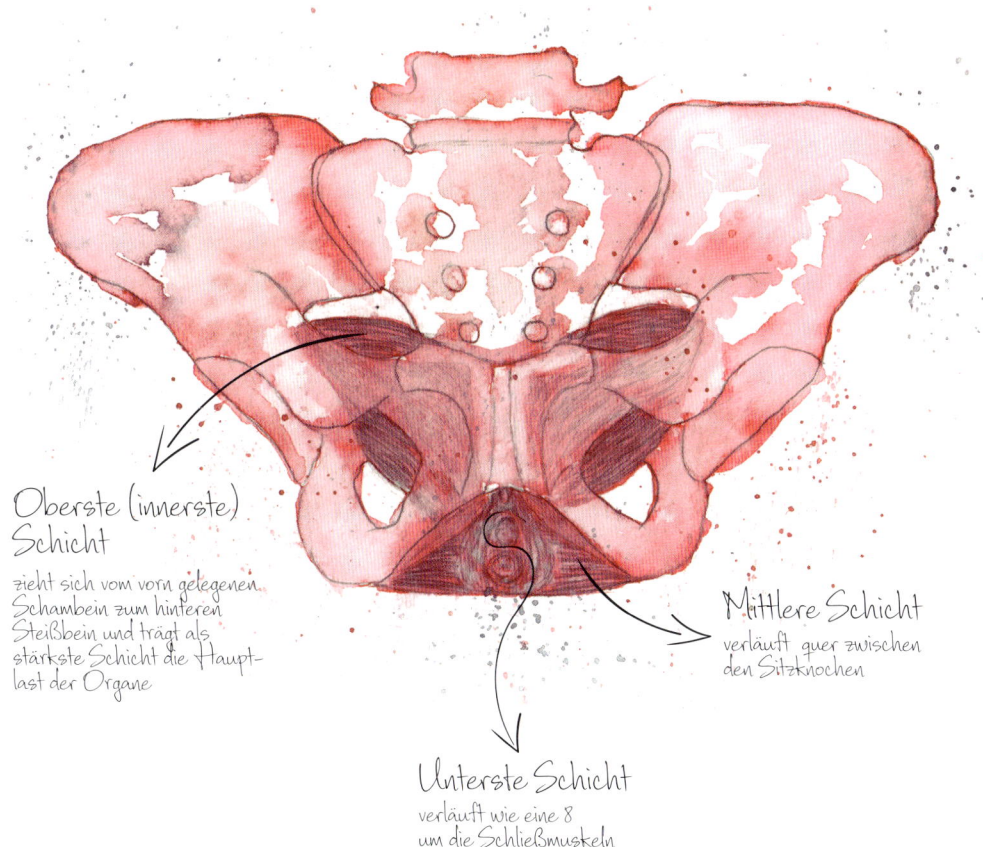

Die Beckenbodenmuskeln

Oberste (innerste) Schicht
zieht sich vom vorn gelegenen Schambein zum hinteren Steißbein und trägt als stärkste Schicht die Hauptlast der Organe

Mittlere Schicht
verläuft quer zwischen den Sitzknochen

Unterste Schicht
verläuft wie eine 8 um die Schließmuskeln

Die Liebeskugeln gibt es in unterschiedlichen Größen und Gewichten zu kaufen. Größe und Gewicht sollten zum Körper passen. Bereits nach kurzer Zeit spürt man einen Trainingseffekt – der Beckenboden wird deutlich stärker. Die Verkäuferin lächelte freundlich und gab mir verschiedene Modelle in die Hand. „Fühlen Sie mal: Das ist Silikon! Aber bitte nur fünf Minuten eingeführt lassen. Bewegen Sie sich dabei. Die Pobacken dürfen ausnahmsweise entspannt hängen. Vielleicht tanzen Sie auch ein wenig durch die Wohnung?" Sie lachte und wedelte mit einem rosafarbenen Duoball vor meinem Gesicht herum. In diesem Moment fragte ich mich, ob ich diese großen Bälle jemals wieder aus mir herausbekommen würde. Meine telepathischen Gedanken wurden aufgenommen: „Keine Sorge. Wenn die Bälle verschwinden, pressen Sie sie einfach wieder heraus – so wie bei einer Geburt." Meine Augen weiteten sich. Ich stellte mir bildlich vor, wie ich auf einem Gynäkologenstuhl saß, während ich meine Ärztin anflehte, diese Dinger wieder herauszuholen. Ich wischte den Gedanken schnell wieder weg! „Die nehme ich!" „Brauchen Sie Gleitmittel?", fragte die Verkäuferin. Ich überlegte kurz: „So etwas brauche ich nicht." Jetzt wurde ihre Miene finster und ernst: „Junge Dame, Silikon führt sich hier niemand ohne Gleitmittel ein. Danach sind Sie wund! Das muss doch nicht sein." Im Handumdrehen kam sie mit einem Testmittel an und schmierte mir das Gleitmittel auf die Hand wie bei einer Parfümprobe. Sie gab mir ein Tuch, um es wieder abzuwischen, und kam gleich mit der nächsten Probe. „Ich nehme das erste!", sagte ich schnell, bevor sie mir die zweite Probe auf die Hand schmieren konnte. Eigentlich wollte ich jetzt nur noch schnell raus aus diesem Laden. Meine Hand glänzte, meine EC-Karte rutsche weg und es hätte nur noch gefehlt, dass die Dame mir im Laden gezeigt hätte, wie ich die Smartballs einführe. Nach diesem Einkaufserlebnis fuhr ich mit dem Fahrrad nach Hause, machte mir laute Musik an und putzte fröhlich das ganze Haus mit locker vibrierenden Kugeln in meinem Unterleib! Und am nächsten Tag hatte ich tatsächlich Muskelkater im Beckenboden. Die Investition hatte sich gelohnt. Dabei ging es mir nicht nur um ein gesteigertes Lustempfinden. Immer wenn ich stark niesen musste und meine Blase gefüllt war, hatte ich Bedenken, dass ich Urin verlieren würde. Bereits während der Schwangerschaften kamen die ersten Beckenbodenprobleme. Außerdem bemerkte ich in den ersten Wochen nach den Geburten, dass meine Gebärmutter nicht an ihrem Platz war. Die eigentliche Aufgabe des weiblichen Beckenbodens ist es nämlich, die inneren Organe zu stützen, damit diese nicht absinken. Diese Funktion ist lebenswichtig. Durch eine veränderte Position drückt die Gebärmutter unter Umständen auf die Blase oder den Enddarm. Dann kann es zu unangenehmen Beschwerden wie Inkontinenz kommen. Regelmäßiges Training ist für diesen Muskel Pflicht. Beckenbodentraining ist unsichtbar und trotzdem intensiv, weshalb ich die Übungen überall in den Alltag einbauen konnte. Nur die Routine fehlte manchmal noch. Durch regelmäßiges Beckenbodentraining verengt sich die Vagina, der Muskel wird messbar stärker. Die Schließmuskeln werden elastischer und besser durchblutet. Bereits nach zwei bis drei Wochen regelmäßigen Trainings sollten erste Erfolge spürbar sein: mehr Spaß beim Sex durch intensiveres Empfinden und effektives Halten von Urin – auch wenn die Blase gut gefüllt ist. Yoga trägt zusätzlich einen wichtigen Beitrag zur Beckenbodenfitness bei. Ich versuchte deshalb, in meine Übungen mehr *Mula Bandha* einzubringen. Das Wort Bandha bedeutet übersetzt Verbindung oder Band. Mula Bandha bedeutet Wurzelverschluss – es geht um Muskelkontraktionen, die den Körper dabei unterstützen, gegen die Schwerkraft nach oben zu streben und dabei trotzdem tiefer in die Positionen hineinzukommen. Diese Kontraktionen verbinden die Körpervorder- mit der Rückseite. Der untere Rücken wird entlastet. So erzeugt Mula Bandha einerseits Stabilität und andererseits Entlastung. Der Wurzelverschluss sorgt für einen starken Beckenboden, indem man mit der Ausatmung den Schließmuskel und die Vagina fest zusammenzieht. Mula Bandha kann in jeder Position ausgeführt werden und ist praktisch unsichtbar. Erst werden die Muskeln bewusst angezogen, dann wieder losgelassen – oft in Verbindung mit der Atmung. Man spürt sofort, dass Gleichgewichtspositionen stabiler werden, kraftvolle Positionen weniger Kraft benötigen und Dehnungen leichter werden. Besonders in den stehenden Positionen kann der Wurzelverschluss Stabilität in den Körper bringen. Mula Bandha wirkt wie eine Schraube, welche die Beine im Boden verankert. Eine unsichtbare Übung mit großer Wirkung!

Schraube locker

Spirituell Die Kundalini aufwecken.

Physiologisch Den Beckenboden und die tiefe Bauchmuskulatur stärken.

So geht es In der Rückenlage die Hände unter den Kopf legen. Die Schultern liegen auf dem Boden und sollen dort für die gesamte Dauer der Übung bleiben. Mit der Einatmung werden die Beine zur linken Seite gekippt, bis das untere Knie 1 cm über dem Boden schwebt. Beckenboden

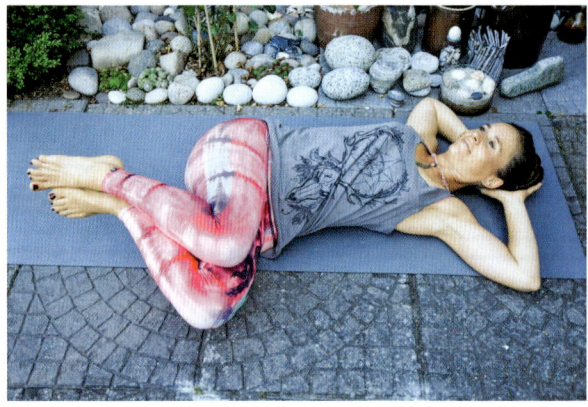

und Bauch aktivieren und mit dieser zentralen Spannung die Beine wieder in die Mitte bringen. Alles zur anderen Seite ausführen. Jede Seite 5 x wiederholen.

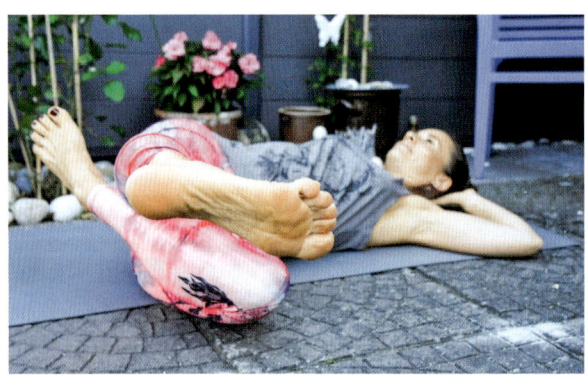

Variante Am tiefsten Punkt das obere Bein lang ausstrecken. Die Spannung in der Tiefenmuskulatur halten, dann wieder anwinkeln und von vorne beginnen auf der anderen Seite. Jede Seite 5 x wiederholen.

Die schwebende Göttin

Spirituell Die Antenne zum Himmel ausrichten.

Physiologisch Die Balance trainieren und den Beckenboden stärken.

So geht es Auf den Sitzbeinhöckern balancieren. Die Hände sind auf dem Boden aufgestützt, die Finger gespreizt. Den Beckenboden aktivieren, Bauchnabel einziehen und mit einer tiefen Ausatmung die Beine nach oben strecken. Die Oberschenkel bleiben zusammen, die Fußspitzen werden gestreckt. 3 – 5 Atemzüge halten, einzeln die Beine im Wechsel beugen und kreisen. Danach die Füße kurz aufstellen, Rücken entspannen und 3 x wiederholen.

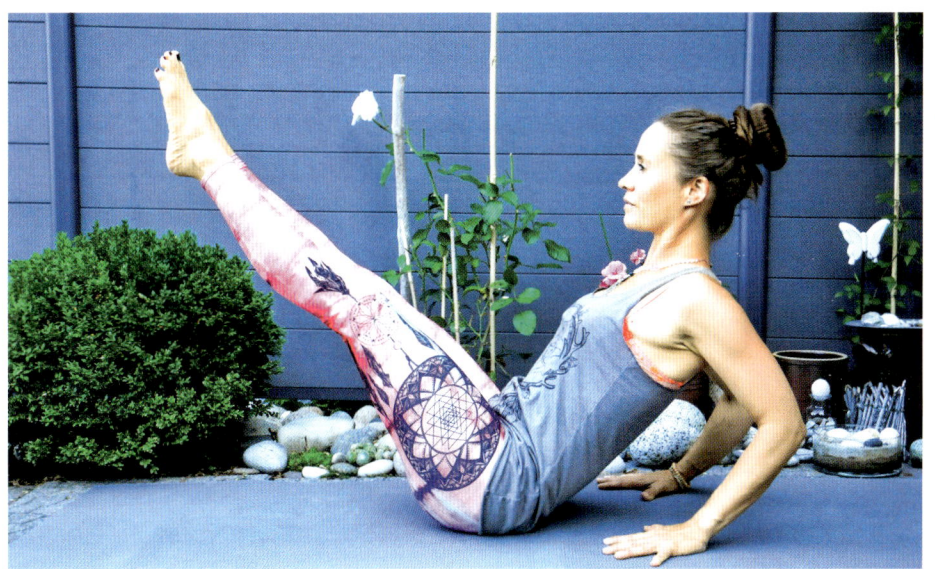

STARKER BECKENBODEN – MULTIPLE HÖHEPUNKTE

Die gestreckte Kaiserin

Spirituell Das Selbstbewusstsein stärken und weibliche Energien wecken.

Physiologisch Die Wirbelsäule mobilisieren.

So geht es In den lockeren Schneidersitz kommen. Die Finger auf den Boden stellen, die Fingerspitzen zeigen nach hinten.

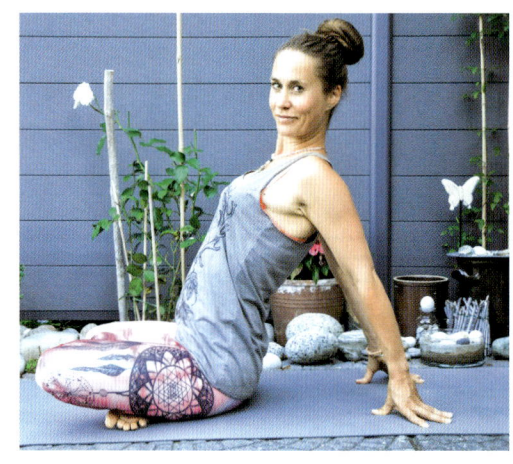

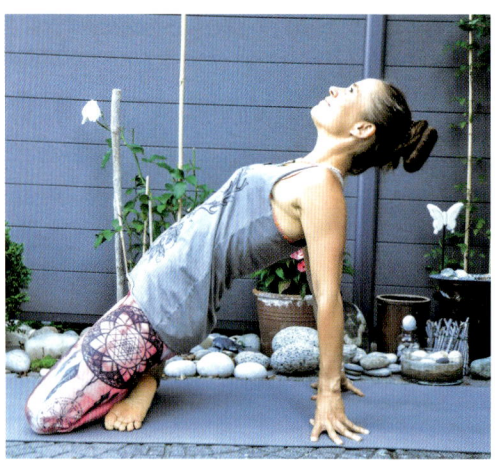

Mit einer tiefen Einatmung das Becken heben, auf die Knie kommen und den Körper strecken. 2 Atemzüge halten, 3 x wiederholen.

Kaiserlicher Knicks

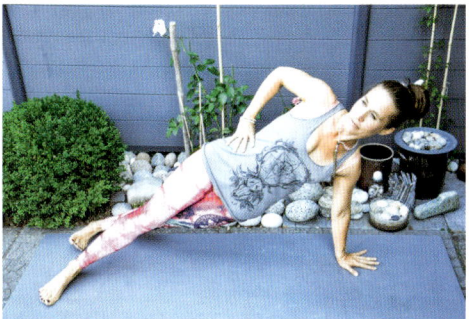

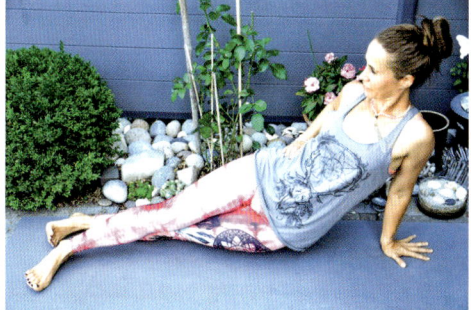

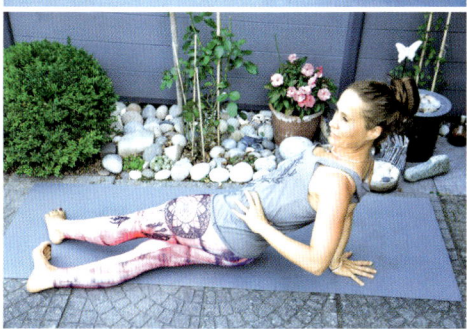

Spirituell Die eigene Mitte stärken.

Physiologisch Training der seitlichen Bauchmuskulatur, des Beckenbodens und der Balance.

So geht es Den Körper in eine schiefe Ebene bringen. Beide Hände sind aufgestellt, beide Füße parallel. Langsam den Körper seitlich öffnen und den oberen Arm in der Taille abstellen. In der Taille abknicken und das Becken Richtung Boden senken (1-2 cm über den Boden). Von dort mit der Bauchkraft wieder anheben zurück in die Ausgangsposition. Auf der anderen Seite wiederholen. 8 x jede Seite.

Tanz der Diva

Spirituell Den Selbstwert stärken

Physiologisch Flexibilität und Kraft in der Körpermitte.

So geht es In eine schiefe Ebene kommen. Den Körper seitlich öffnen und das obere Bein auf Höhe der Kniekehle des linken Beines aufstellen.

Den gesamten Oberkörper nach vorne drehen, den oberen Arm aufstellen und das linke Bein lang nach oben strecken. Kurz halten. Das linke Bein wieder aufstellen und den Körper zurück in die schiefe Ebene drehen. Alles auf der anderen Seite wiederholen. Insgesamt 3 x.

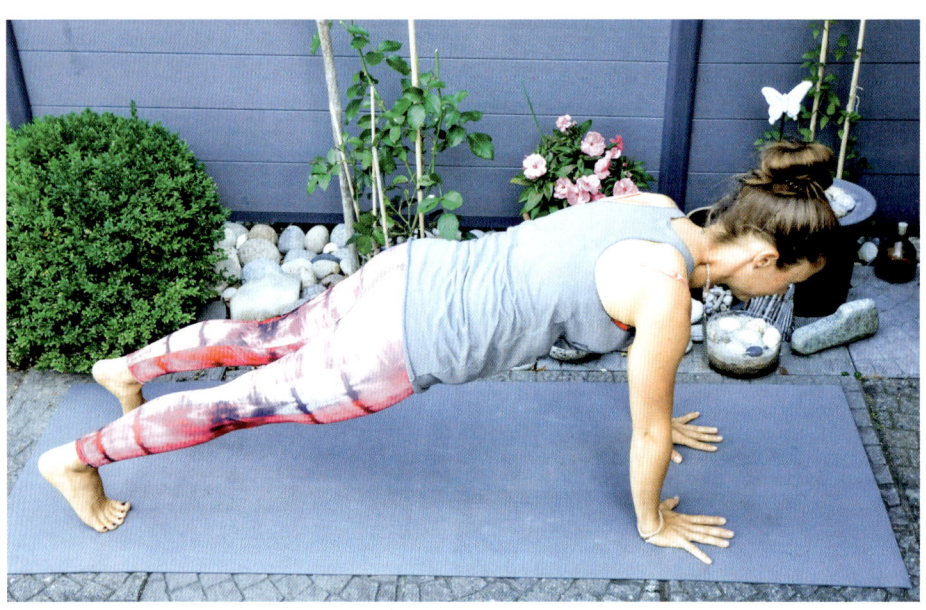

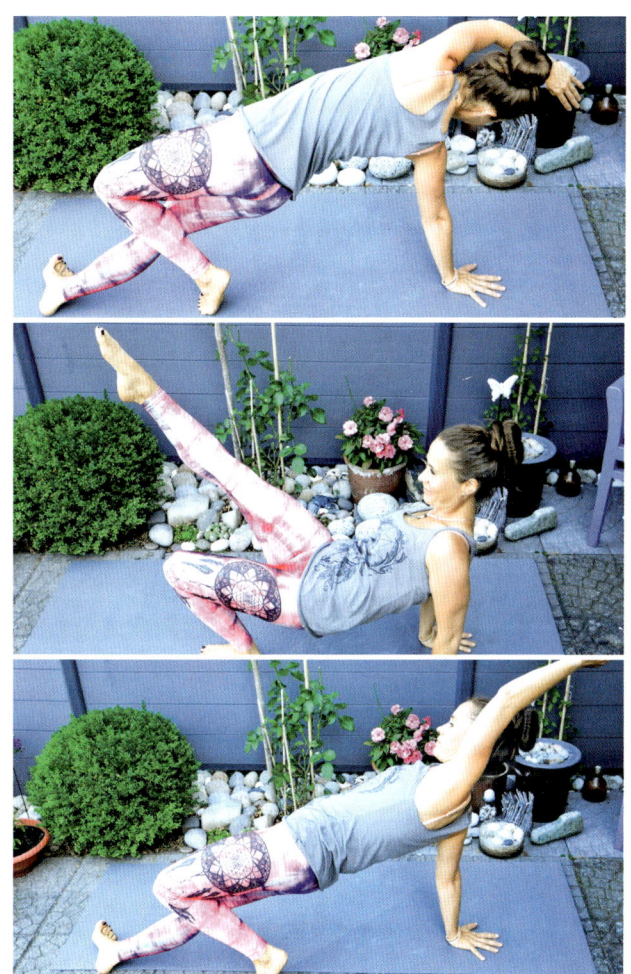

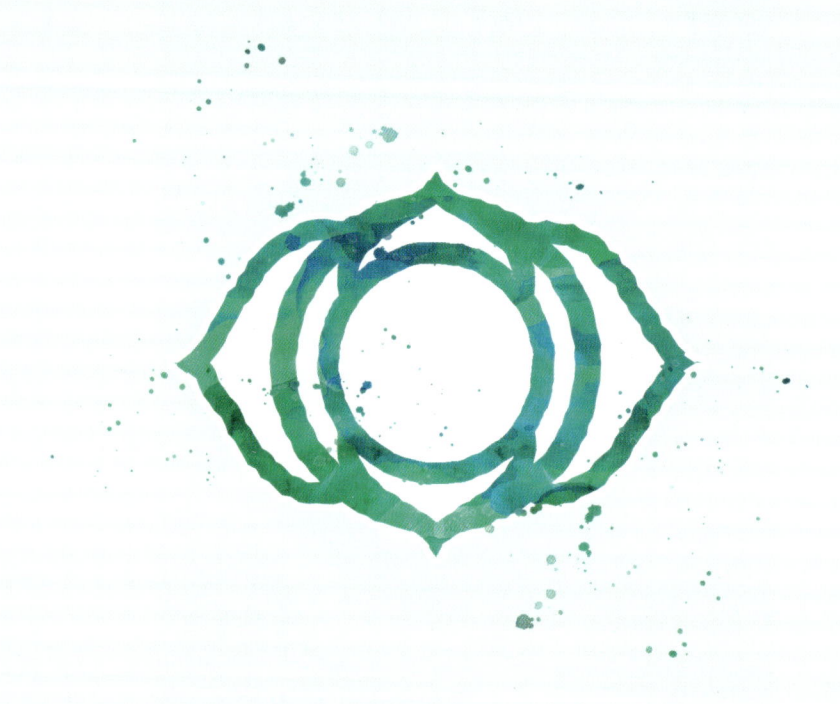

162 STARKER BECKENBODEN – MULTIPLE HÖHEPUNKTE

Unabhängigkeit – So verführerisch

Es war ein klarer Abend im November. Die Sterne funkelten am Himmel. An meinem ersten freien Abend in dieser Woche freute ich mich auf eine Laufrunde. Mit Musik im Ohr und guter Laune startete ich motiviert. Während ich lief, spürte ich, dass Nick mir begegnen würde. Er rief mich innerlich: „Ich vermisse dich. Ich brauche dich." Ich spürte auch im Herzen, dass es ihm nicht gut ging. Er befand sich auf dem Nachhauseweg. Ursprünglich wollte ich ihm direkt entgegenlaufen, aber ich wählte einen anderen Weg. Intuitiv lief ich nach rechts. Mein Weg führte mich durch einen dunklen Park, vorbei an einem Friedhof. Mystisch und ein wenig unheimlich war die Stimmung, aber innerlich fühlte ich mich sicher und glücklich. Vor Freude tanzte ich auf dem Bürgersteig. Dabei kreuzte ich dann doch seinen Nachhauseweg. Ich dachte: „Nick ist bestimmt längst zu Hause." Ein Auto fuhr an mir vorbei und ich las das Kennzeichen: BG – N 40. In meinen Kopf kam der Gedanke: „Bis gleich – Nick!" Innerlich wollte ich mich umdrehen, aber mein Verstand sagte: „Lauf weiter geradeaus." In diesem Moment rauschte Nick von hinten mit dem Fahrrad an mir vorbei. Er sah mich nicht und fuhr so schnell, dass ich nicht einmal rufen konnte. Sofort blieb ich stehen und schimpfte in den Himmel: „Was soll das?" Tränen liefen über mein Gesicht. Fassungslos stand ich am Straßenrand, drehte mich langsam um und lief nach Hause. Dort angekommen, schrieb ich Nick sofort eine SMS. Sie klang vorwurfsvoll: „Du bist eben einfach mit dem Fahrrad an mir vorbeigeradelt. Ich war die Frau, die auf dem Bürgersteig getanzt hat, weil ich mich gefreut habe, dich zu sehen. Bitte hör auf, mich innerlich zu rufen. Es tut mir weh, wenn du mich nicht siehst." Woher sollte er wissen, dass ich in diesem Moment an der Straße stand? Und woher sollte ich wissen, dass er genau in diesem Moment an mir vorbeifahren würde? Was geschah, sollte geschehen. Es sollte mir aufzeigen, wie emotional abhängig ich von Nick war. Ich richtete sogar meine Laufrunde darauf aus, ihn zu treffen. Das war alles nicht richtig! Nick antwortete nur mit einem: „Tut mir leid. Das war keine Absicht." Als ich Trish am nächsten Tag davon erzählte, sagte sie trocken: „Kein Wunder, dass er dich übersieht. Du hast dein Strahlen verloren, denkst immer nur an ihn, aber nicht mehr an dich selbst." Sie hatte recht und ich war zutiefst erschrocken über mich. Mir wurde klar, dass Nick nicht so empfand wie ich oder seine Gefühle für mich komplett verdrängte. Beides enttäuschte mich. Es war an der Zeit, meine Unabhängigkeit zurückzugewinnen und den Verstand einzuschalten. „Nein danke!" Ich wollte mich wieder mehr auf mich besinnen, mich von Nick abgrenzen und wieder in die eigene Kraft kommen. Diese ständigen Rückfälle in alte Verhaltensmuster sollten ein Ende haben. In den folgenden Tagen erkämpfte ich mir meine innere Mitte zurück und gönnte mir ein Wochenende an der Ostsee ohne Mann und Kinder.

„Du siehst so hübsch aus!", sagte Mia. Mia lernte ich beim Frühstück im Hotel kennen. Wir verstanden uns auf Anhieb und verbrachten gerne Zeit miteinander. Wir bummelten durch den Ort, tranken Tee und lachten zusammen. Abends saßen Mia und ich an der Hotelbar, tanzten ausgelassen und feierten das Leben. An diesem Abend sahen mich fremde Männer mit einem verstohlenen Lächeln an. Wäre mein Herz frei gewesen, hätte ich mich vielleicht sogar ansprechen lassen. Von da an fragte ich mich: „Was macht einen Menschen attraktiv?" Männer gehen fremd mit erfolgreichen Frauen, Frauen treffen sich heimlich mit *echten* Männern. Es sind die Teile, die meist in einem selbst fehlen, wenn der Alltag eingefahren ist: Erfolg, Selbstbewusstsein und Unabhängigkeit. Besonders Frauen haben oft ein Problem damit, sich von Männern unabhängig zu machen. Ob es die Rollenverteilung mit Kindern und Haushalt ist oder emotionale Abhängigkeit – beides macht auf Dauer unglücklich und vermindert die Ausstrahlung. Marcel war all die Jahre immer stärker als ich gewesen. Es war nicht seine Absicht, mich kleinzuhalten, aber er mochte meine Schwäche, weil er dann für mich sorgen konnte. Ich ließ das zu und machte mich selbst klein, weil mir das Selbstbewusstsein fehlte. Außerdem hatte ich viele Jahre beruflich für die Kinder zurückgesteckt. Durch die Kinder war ich nicht flexibel und hatte das Gefühl, die ganze Zeit auf der Bremse zu stehen. Marcel verdiente das Hauptgeld, ich konnte mir nur ein Taschengeld dazuverdienen. Es reichte nicht zum Leben – zumindest nicht allein. Nun war ich finanziell abhängig von ihm. Würde ich mich trennen, wäre mir die Altersarmut sicher. Über all die Jahre habe ich versucht, Marcel und die Kinder glücklich zu machen, indem ich die Familie gut umsorgt habe. Wir sind träge geworden. Man gewöhnt sich schnell an die Rollenverteilung. Auch Marcel litt unter der Unabhängigkeit. Für ihn war bisher immer alles in Ordnung gewesen. Er baute an unserem Einfamilienhaus, übersah allerdings, dass er keine Zeit mehr für uns hatte. Das Leben bestand nur noch aus Arbeit, Bauen und Funktionieren. Um ihn herum meckerte die Familie deswegen ständig mit ihm. Zwischen uns gab es immer wieder Phasen großer Liebe und Verbundenheit, sexueller Erfüllung und Ekstase – aber auch Streit. Wir machten uns gegenseitig Vorwürfe oder inszenierten Dramen, die völlig unnötig waren. Einer von uns hatte immer die Macht über den anderen. Als ich ihn verlassen wollte, brach er zusammen und schilderte mir seine Angst vor der Einsamkeit. In seiner Angst, von mir verlassen zu werden, konnte Marcel irgendwann nicht mehr schlafen oder sich auf die alltäglichen Aufgaben konzentrieren. Es warf ihn völlig aus der Bahn. Dieses Auf und Ab ging auch durch mein Leben. Intimität und Liebe standen Verletzungen und Dramen gegenüber. Es gibt wohl kaum menschliche Beziehungen, in denen keine Verletzungen vorkommen. Besonders Worte können sehr gewaltsam sein und alte Wunden aufreißen – das lässt sich nie vermeiden.

Bereits als Kinder erlebten wir die Beziehungsdramen unserer Eltern. Ist ein Elternteil unglücklich gewesen und machte dafür den Partner verantwortlich, so übernahm man automatisch die Sichtweise eines Elternteils. Als Kind möchte man es besser machen als seine Eltern und schwört sich: „Ich rette Mama aus ihrem Unglück und werde immer für sie da sein." Eine Konkurrenz zum Vater entsteht und die Entwicklung des Kindes wird einseitig. Es kann sich nur schwer von der Mutter lösen und fällt auch im Erwachsenenalter in eine Abhängigkeitsrolle. Oft wird diese Abhängigkeit der Mutter in die Partnerschaft mit übernommen. Manchmal wird dann der vermeintliche Mann zum Sohn und die Partnerin zur Mutter. Für Frauen gilt das Gleiche. Sie suchen in ihrem Partner oft einen Vaterersatz. Einen Mann, der sie beschützt und schwierige Situationen regelt. Unabhängigkeit ist also auch immer eine Verarbeitung der eigenen Kindheit und die Suche nach der eigenen Identität.

Meinen Gefühlen verlieh ich in den folgenden Wochen angemessenen Ausdruck: Wut, Trauer, Verzweiflung – wenn ich einen emotionalen Durchbruch erlebte, so lebte ich diesen in vollen Zügen aus. Ich empfand es als gesund und befreiend und wünschte mir das Gleiche von *meinen* Männern: Sie sollten auf ihre Gefühle eingehen, sie erspüren und dann anderen mitteilen. Doch Männer können und wollen das oft nicht. Daher blieb es zunächst bei einem Wunsch! Mir fehlte in vielen Situationen noch die Akzeptanz, Dinge im Hier und Jetzt anzunehmen. Marcel und ich hielten uns fest und im nächsten Moment ließen wir uns los. Es gab keine Beständigkeit mehr. Keine Sicherheit – nur noch den Moment. Mit Nick ging es mir nicht anders. Wir zogen uns an und stießen uns plötzlich wieder ab, um wochenlang nichts mehr voneinander zu hören oder zu lesen.

Wahre Herzensliebe kennt keine Angst. Sie macht mutig und schenkt innere Freiheit, wenn man aufrichtig und respektvoll *Nein* oder aus ganzem Herzen *Ja* sagt. Bei einem ständigen *Jein* kommt die Elternrolle aus einem der Partner und man fängt an, für den anderen zu denken, was nun gut oder schlecht sei. Meine ehrliche Frage an mich war: Wollte ich einen Partner, der mich niemals verletzt und bereit ist, sich für mich aufzugeben, oder wollte ich jemanden, der mich vielleicht manchmal verletzt, der Grenzen setzt, aber zu sich steht? Respekt meinem Partner gegenüber ist der Mut zur inneren Wahrheit und auch zu Konflikten. Irgendwann war es für uns alle an der Zeit, uns von unseren Eltern zu lösen und erwachsen zu werden.

Die Bindung an die Mutter scheint für Männer eine ganz besondere zu sein. Das Lösen ist eine Art Wertschätzung. Wer will schon ewig Muttersöhnchen bleiben? Welche Frau möchte einen Waschlappen zum Mann haben, der sich immer um Entscheidungen drückt?

Manchmal sind fehlende Entscheidungen ein Kreislauf der Ohnmacht, aus dem es scheinbar kein Herauskommen gibt. Doch es gibt immer einen Weg: Um sich von der Mutter zu lösen, ist es wichtig, einen Schritt auf den Vater zuzugehen und sich mit ihm zu versöhnen. Vergebung ist ein Prozess des Loslassens und Freigebens. Dadurch entwickelt sich auch Mitgefühl und Zärtlichkeit. Aggressionen gehören in einem gewissen Maß zum Mann dazu und sollten nicht verteufelt werden, sondern sinnvoll ins Leben integriert. Sie können auch eine Art Antrieb im Leben sein. Frauen sollten realistisch gesehen werden – unabhängig von der Mutter. All das gilt natürlich auch für Frauen und ihre Beziehungen zum Vater. Frauen sind sexy, wenn sie stark und unabhängig vom Mann sind!

Durch Nick hatte ich zum ersten Mal erlebt, wie es ist, vollkommen angenommen zu werden. Er sah mein Potenzial und nahm mich bereits als unabhängige und erfolgreiche Frau wahr. Ich musste es jedoch auch selbst fühlen, glauben und ausleben. Im Laufe der Jahre hatte ich meine Macht abgegeben: mein Bankkonto aufgelöst, meine Arbeit reduziert und meine Bedürfnisse zurückgesteckt. Nun wollte ich alles schrittweise zurück. Ich machte mir berufliche Pläne und nahm Kontakt zu einflussreichen Menschen auf. Endlich hatte ich ein Ziel und fühlte mich nicht mehr orientierungslos in dieser Welt.

168 FÜHLEN DURCH MITGEFÜHL

Fühlen durch Mitgefühl

Mein Ehrgeiz, endlich unabhängig zu werden, trieb mich täglich an und ich arbeitete wie eine Wühlmaus. Stundenlang saß ich am PC, hetzte von Termin zu Termin, versorgte die Kinder und machte den Haushalt bis spät in den Abend. Die Gedanken an Nick oder Probleme mit Marcel verdrängte ich in dieser Zeit, weil ich mich hoch konzentriert auf meine Aufgaben fixierte. Manchmal arbeitete ich ganze Wochenenden durch. Mein Bankkonto füllte sich langsam, aber meine Energie neigte sich dem Ende entgegen. Nach einigen Wochen fühlte ich mich erschöpft von der Arbeit. Es war spät und Trish hatte angeboten, mich nach Hause zu fahren. So konnten wir noch ein wenig reden und private Zeit miteinander verbringen, bevor der Alltag uns Hausfrauen wieder verschlingen würde. Ich saß neben Trish in ihrem großen SUV. Sie war den Tränen nahe. „Ich habe mit Jan geschlafen. Ohne Gefühl. Einfach nur, weil wir beide uns abreagieren wollten. Nach dem Orgasmus habe ich geweint und konnte nicht mehr aufhören. Jan hat mich Psycho genannt. Wir haben gestritten. Er hat mich angeschrien und ich habe hyperventiliert, weil ich einfach nicht mehr weiß, wie ich ihm begegnen soll. Daraufhin hat er mich gefragt: ‚Was willst du eigentlich? Du hast doch alles!'" Ich dachte kurz nach. Hatte Trish wirklich alles? Materiell gesehen: Ja. Sie ist Ärztin und lebt mit einem Mann zusammen, der auch von Beruf Arzt ist. In einer riesigen Villa am Stadtrand. Geld haben sie beide. Sie haben außerdem zwei süße und gesunde Kinder. Trish war bereits eine unabhängige und begehrenswerte Frau. Doch nun schrie sie mit ihrem ganzen Körper laut um Hilfe: „Bitte sieh doch, dass ich nur eins brauche: deine Liebe und deinen Respekt!"

Weinend lag sie so in meinen Armen und fragte mich, wie ich dem Leben positiv begegnen könnte bei all dem Leid, das mir bereits wiederfahren sei. „Ich folge der Stimme meines Herzens und habe gelernt, dass Glück ein Zustand ist, der nicht von außen kommt, sondern aus mir selbst heraus. Ich bin dafür verantwortlich, mich selber glücklich zu machen. Nicht mein Partner oder sonst irgendjemand!" Trish hörte auf zu weinen und schaute mich erstaunt an: „Du hast recht, aber wie geht das? Wie mache ich mich denn glücklich?" „Verbringe Zeit mit dir selbst und finde heraus, was deine tiefsten Wünsche sind. Dann erfüllst du dir diese nach und nach. Vor allem sei nicht immer so hart zu dir selbst. Du bist eine tolle Frau!" Meine Worte stimmten uns beide nachdenklich. Hatte ich mir in letzter Zeit neben der Arbeit etwas gegönnt? Nein. Ich war zu sehr damit beschäftigt, Materielles anzuhäufen, um meine Angst vor der Abhängigkeit zu besiegen. Plötzlich fühlte ich mit mir selbst mit: Das Geld reichte immer irgendwie und es war genug da, um satt zu werden oder sich kleine Träume zu erfüllen. Es war also nicht nötig, wie ein Hamster ständig durch das Laufrad zu hetzen. Ich wollte keine karrieregeile Frau werden, die gefühllos durch die Weltgeschichte jettet. Zu Hause weinte ich vor Erschöpfung. Die Kinder und Marcel waren bereits im Bett und schliefen. Allein saß ich in der Küche und kreuzte meine Arme, als würde ich mich selbst umarmen und trösten. Ich erlaubte mir, meine tiefen Gefühle anzuschauen – ohne Wertung. Sie zeigten mir, wer ich in meinem Kern war: einmalig und einzigartig. Plötzlich empfand ich Dankbarkeit. Ich entwickelte Mitgefühl für mich selbst und fühlte mich dadurch wie eine Blume: Blumen blühen – sie genügen sich aus sich selbst heraus und erfreuen damit ihre gesamte Umwelt. Leichtigkeit und ein Glücksgefühl machten sich plötzlich wieder in meinem Herzen breit. Mein Verstand hörte auf zu plappern. Er sagte nur noch eins: „In Zukunft möchte ich besser auf dich achtgeben." Für den nächsten Tag plante ich eine Pause ein, in der ich mit meinen Kindern etwas Schönes unternahm.

Man kann nur geben, was man selbst besitzt. Deswegen war Mitgefühl einer der wichtigsten Schlüssel, um Liebe weiterzugeben. Dieses Gefühl entwickelte sich in mir, indem ich freundlich und wohlwollend durch die Welt ging. Wo Verurteilungen und Bewertungen verschwanden, entwickelte sich mein Mitgefühl. Im Körper gibt es dafür spezialisierte Nervenzellen. Gehirnzellen haben den Drang zu imitieren – mit sogenannten Spiegelneuronen. Diese Neurone werden aktiv, wenn man miterlebt, was ein Mitmensch erlebt. Sie sind sozusagen die wissenschaftliche Basis für das Mitfühlen. Dieser Prozess läuft nicht immer automatisch ab. Es gibt Menschen, die ihr Mitgefühl unterdrücken können, obwohl sie sehen, wie bei einem anderen Menschen der Finger umknickt oder eine Nadel durchs Fleisch sticht. Sie distanzieren sich von diesem Schmerz, indem ihr Gehirn diesen Prozess nicht widerspiegelt. Mitgefühl kann jedoch *trainiert* werden. Kinder lernen intuitiv von ihren Eltern: Wenn ein Baby lächelt, lächeln die Eltern zurück, wenn es weint, schauen die Eltern besorgt. Mitgefühl kann nicht einfach vermittelt werden – es entsteht durch soziale Kontakte. Die Spiegelneurone im Gehirn geraten bereits in Schwingung, wenn man einen anderen Menschen beobachtet und seine Emotionen wahrnimmt. Während wir also unseren Partner betrachten und er weint, verspüren wir ebenfalls Traurigkeit. Diese Eigenschaft ist nicht zu verwechseln mit Mitleid. Mitgefühl ist die Fähigkeit, sich in eine andere Situation oder Person empathisch einzufühlen. Vertrauen, Wärme, Humor und Offenheit fördern dieses Gefühl. Mitfühlen ist auch beim Ausdruck der körperlichen Liebe von großer Bedeutung. Es gibt kein *gut* oder *schlecht*, kein *richtig* oder *falsch*. Jede gelebte Erfahrung ist wertvoll und Mitgefühl bringt die tiefgreifende Erkenntnis: Es geht darum, die Dinge so sein zu lassen, wie sie sind, weil sie mit jeder Bewertung ihre Sinnlichkeit verlieren. Erwartungen an den Partner loszulassen bedeutet auch, sich selbst loszulassen, die Kontrolle abzugeben und die Zeit zu genießen, in der man gemeinsam Erotik erleben, sich entspannen und miteinander lachen kann.

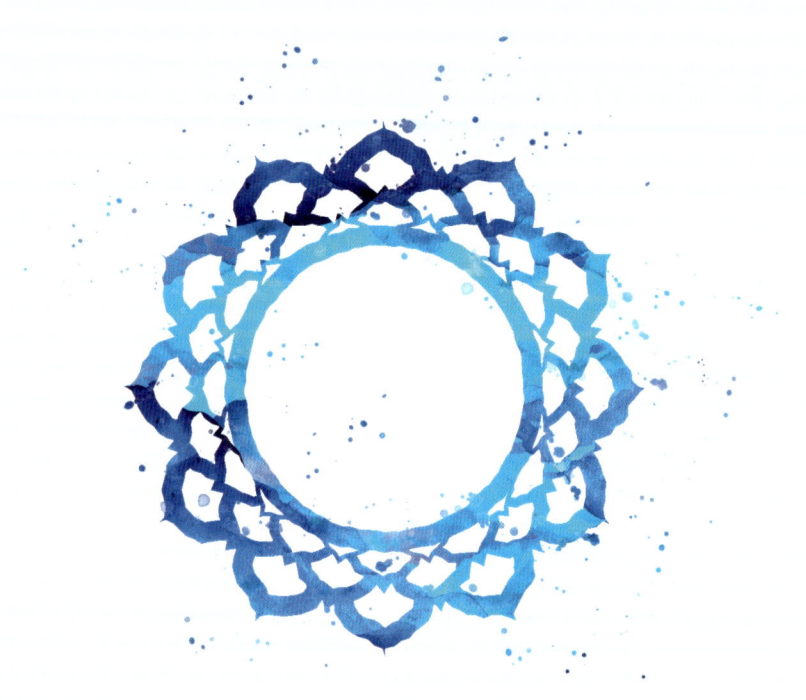

Öffnen und loslassen

Weitere Wochen vergingen. Ich arbeitete nicht mehr ganz so viel, aber dennoch strukturiert und mit festen Zielen vor Augen. Dadurch hatte ich wieder etwas Zeit gewonnen. In meiner Freizeit las ich wieder Bücher und hatte mehr Zeit, um über das Leben nachzudenken. Ich merkte es kaum, aber irgendwann saß ich wieder in Nicks *Wartezimmer.* Kein Lebenszeichen kam von ihm. Dieses Gefühl des Wartens ärgerte mich. Ich spürte Nick täglich in meinem Herzen, ich empfing seine Gedanken, seine Gefühle und seine Sehnsucht. Innerlich führte ich mit ihm Dialoge, aber es reichte mir nicht, diese Liebe rein spirituell auszuleben. Ich sehnte mich nach einer Bestätigung seiner Liebe und enttäuschte mich mit dieser Erwartungshaltung selbst. Also fasste ich einen Entschluss und schrieb ihm – es sollte vorerst meine letzte Nachricht werden. In dieser Mail verabschiedete ich mich von ihm und entschuldigte mich dafür, dass ich ihn mit meiner Liebe scheinbar erdrückt hatte. Ich befreite mich von dem Gedanken, mit Nick auf einer rosaroten Wolke zu schweben, wie es Verliebte taten. Die Gedanken, mit ihm eine Partnerschaft zu führen, wollte ich nicht mehr pflegen. Dieser Prozess des Loslassens war paradox. Es war ein aktives Hingeben – also eine Tat, die von der Grenze des Nichtstuns lebte. Mein ganzes Herz und meine gesamte Kraft gingen in diese Aktion. Vor allem bedeutete Loslassen für mich, trotz allem zu lieben und mutig zu sein. Nick sollte für immer einen Platz in meinem Herzen haben. Ich wollte nicht mehr klammern und ihn einfach *sein* lassen. Dabei wusste ich nicht, was passieren würde. Ich schrieb ihm „Lebe wohl", obwohl ich mir tief in meinem Inneren wünschte, dass wir beide in diesem Leben auf irgendeine Art und Weise zusammenfinden würden.

Beim Loslassen ging es in erster Linie um zwei Dinge: Identifikation und Anhaftung. Ich fühlte mich wie in einem freien Fall – wie eine Brücke, die gesprengt wurde, obwohl sie mir doch Sicherheit und Halt gab. Die Kontrolle war weg. Es war ein Abenteuer. Ich fiel und wusste nicht, was als Nächstes passieren würde. Die schlimmste Hürde bestand darin, mich selbst loszulassen. Alles, was vertraut war, gab mir Sicherheit im Leben. Sicherheit war für mich schon immer das Wichtigste. Mein ganzes Leben war verplant: Mit Ende Zwanzig heiraten, zwei Kinder bekommen – ein Junge und ein Mädchen, ein Haus kaufen, zusammen alt werden usw. Ich hatte alles gut durchdacht. Wer wäre ich ohne diese Pläne? Und nun musste ich einsehen, dass das Leben eine Reise war, die ganz viele Überraschungen bereithielt. Das Leben war nicht planbar! Für mich bedeutete das Festhalten an den eingefahrenen Situationen großes Leid. Es war wie ein Strudel, der mich herunterzog und mir meine Lebensfreude nahm. Ich musste mich selbst daraus befreien. Auch den Schmerz loszulassen war nicht ganz einfach. Ich hatte solche Angst, der Schmerz in meinem Herzen würde verschwinden, wenn ich Nick loslasse. Aber dieser Schmerz machte mich lebendig, weil es für mich einzigartig war, diesen geliebten Menschen in meinem Körper zu fühlen. Ich war regelrecht süchtig danach, weil ich so eine Verbindung noch niemals zuvor in meinem Leben gefühlt habe.

Es war ein Donnerstag, als ich die Mail abschickte: 15.04 Uhr. Danach fuhr ich mit dem Rad zum Einkaufen. Um 16.10 Uhr stand ich in der Drogerie und hielt Ausschau nach Wimperntusche, als mein Herz glühte. „Nick liest meine Nachricht", dachte ich. Der Schmerz wechselte sich ab mit einem wohligen Kribbeln im Unterleib und zum Schluss wurde er unerträglich. Ich krümmte mich im Laden und wusste nicht, ob es schön oder schrecklich war. Es fühlte sich an wie ein energetischer Krampf. Ich stand in dieser Drogerie und konzentrierte mich darauf, was Nick fühlte. Ich nahm so viele unterschiedliche Gefühle wahr: Angst, Begehren, Sehnsucht, Verlangen, Liebeskummer. Ich lief durch die Gänge und vergaß die Hälfte der Einkäufe. Ich funktionierte wie ein schlecht eingestellter Roboter. Mein Finger befand sich am Handy und wollte Nick eine Nachricht senden. Mein Kopf platzte fast und schrie innerlich: „Loslassen, loslassen, loslassen …" Mein Herz wollte zu ihm, mein Verstand wollte weg. Es riss mich auseinander und diesmal war der Verstand stärker. Mir fehlte die Kraft, um an Nick weiter festzuhalten. Das alles machte mich krank und wuchs mir über den Kopf. Es gab nur diesen einen Weg aus dem Leid für mich. Bereits Buddha sagte: „Das Leben ist Leiden." Dieser Satz hat großes Potenzial. Die tiefe Einsicht des Leidens ist pure Freiheit. Leiden in jeder Erfahrung zu erkennen bedeutet wiederum zu fühlen. Ganz tief in unserem Herzen gibt es einen Teil, der durch keine äußere Erfahrung Frieden findet. Dieser feine tiefgehende Schmerz ist der Urantrieb all unseres Tuns und Verlangens. Der Schmerz führt uns auf die spirituelle Suche. Es geht darum, seelische Sehnsucht – die Unerfülltheit im Leben – durch jede Erfahrung zu füllen. Die Sehnsucht nach uns selbst! Daher ist es wichtig, auch das Leid mutig in all seinen Facetten zu spüren und wahrzunehmen. Doch Leiden können die wenigsten Menschen. Oft versuchen sie, solche Gefühle zu verdrängen. Das große Glück kommt erst, wenn dieser Schmerz plötzlich aufhört und wir wieder zu uns selbst finden. Es ist der Moment, in dem die Seele heilt.

Nick hatte eine schreckliche Angst, mich in sein Herz zu lassen – so schrieb er mir. Er hatte Angst, sich in diesem Gefühl zu verlieren und die Kontrolle abzugeben, weil er intuitiv spürte, dass unsere Verbindung göttlich war. Meine Nähe und unsere gemeinsam entwickelte Energie, wenn wir nur kurz aufeinandertrafen, waren für ihn unbegreiflich. Für mich war diese Nähe das schönste Gefühl, das ich in meinem ganzen Leben erfahren habe. Ich hätte in diesem Gefühl stundenlang baden können. Für ihn war es eine Bedrohung. Ich erkannte, dass ich ihm nicht helfen konnte, diese Angst zu überwinden. Im Gegenteil – ich machte sie durch meine Liebesgeständnisse nur noch schlimmer. Zwischen uns würde es ewig so weitergehen, wenn ich nicht den ersten Schritt zu mir selbst tat. Ich klammerte mich deswegen nicht mehr an das Gefühl, an alte Erinnerungen oder an den Gedanken, dass Nick der Mann meiner Träume sei. In der Zeit des Loslassens beobachtete ich mich selbst und fing an, mich zu reflektieren. Ich widmete meine Zeit bewusst der spirituellen Weiterentwicklung und wollte noch mehr über das *Fühlen* erfahren. Ein paar Tage später klingelte mein Telefon: „Karla, wie geht es dir?" Bea war dran. Sie sorgte sich sehr um mich. Mir kullerten Tränen aus den Augen: „Ich weiß noch nicht. Tief in mir fühle ich diese Traurigkeit, aber irgendwie bin ich auch befreit." „Das hast du gut gemacht. Ich bewundere dich. Wahrscheinlich hätte ich nicht deinen Mut gehabt, einen geliebten Menschen gehen zu lassen. Vielleicht wird ihm jetzt endlich einmal bewusst, was für eine tolle Frau du bist." Ich seufzte. Mein Ego redete mir ständig ein, dass ich Nick nie wiedersehen würde. Das Ego war mein größter Feind, weil es Worte benutzte, die nicht aus meinem Herzen stammten: „Jetzt hast du alles kaputt gemacht. Du wirst ihn nie wiedersehen! Hättest du diesen Brief bloß nie geschrieben und deine Gefühle darin offenbart! Du hast alles falsch gemacht." Identifikation und Anhaftung sind der Überlebensdrang eines jeden Ego. Als ich das erkannte, verbannte ich mein Ego in einen kleinen Käfig und verbot dem Gnom in meinem Kopf, auch nur ein weiteres Wort zu sagen. Dann schaute ich mir die Gefühle an, die mein Herz aussandte, und ließ zu, dass ich zum wiederholten Mal innerlich starb. Doch in diesem Prozess war alles anders: Mein Herz blieb lebendig. Die Liebe, die ich in meinem Herzen trug, wollte weiter ihr Licht in die Welt strahlen.

Das Öffnen und Loslassen ist nicht nur ein alltäglicher Prozess, sondern auch ein wichtiger Akt beim Genießen der körperlichen Liebe. Liebe ist keine Sache der Vergangenheit oder Zukunft. Sie ist jetzt – in diesem Moment! Loslassen bedeutet in diesem Zusammenhang, sich der Situation komplett hinzugeben. Das ist oft jedoch einfacher gesagt als getan. Ständig schwirren Alltagsgedanken im Kopf herum, die von der jetzigen Situation ablenken. Oft gönnt man sich nicht das Recht, eine Pause einzulegen. Sinnliche Momente sind jedoch einzigartige und einmalige Augenblicke. Diese zu verpassen wäre fatal. Achtsamkeit bedeutet, in diesem Moment ganz präsent zu sein und innerlich zur Ruhe zu kommen. Was sieht man? Was spürt, hört oder fühlt man?

Einige Abende lag ich in meinem Bett und spürte kurz vor dem Einschlafen, wie Nick in Gedanken mit mir zärtlich wurde. Augenblicklich wurde ich still, fühlte in meinen Körper hinein und genoss das Kribbeln, die Energie und die Liebe, die mich umhüllte. Ich atmete tief in den Körper hinein. Dann kam der intime Moment des freien Falls. Auf einmal spürte ich, was sich in meinem Körper ereignete – das Fühlen begann. Ich wusste, dass es nur von kurzer Dauer sein würde, also ließ ich los und versuchte gar nicht erst, den Moment festzuhalten. Nun lernte ich, anzunehmen und zu genießen – schließlich konnte ich ihm nichts zurückgeben, weil er nicht real bei mir war. Ich konnte nur empfangen. Jetzt wollte ich nur noch fühlen, atmen, spüren, genießen und bei mir sein.

Mit Marcel war das Loslassen nicht ganz so einfach. Natürlich wollte ich ihm gefallen und ihm zurückgeben, was er mir gab. Deswegen schweiften meine Gedanken manchmal ab und die sexuelle Hingabe war weg. Ich war bei ihm und nicht bei mir. Oft sagte ich ihm deswegen: „Lass uns nur kuscheln", um den Druck herauszunehmen. Dabei konnte ich mich am besten entspannen – nichts musste passieren. Marcel berührte mich liebevoll vom Kopf bis zu den Füßen. Er tat es gerne und ich genoss die erotischen Massagen, während er mir immer näher kommen durfte. Wir bewegten uns intuitiv und berührten uns dadurch körperlich wie seelisch. Währenddessen entspannten wir in diesen intimen Momenten. Das Gehirn schaltete ab, so dass die Hormone und Anziehungskräfte ihre Arbeit verrichten konnten. Alles war erlaubt. Pure Sinnlichkeit und Leidenschaft waren das Ergebnis. Dieser Augenblick gehörte jedem selbst. Genießen bedeutet, sich dem Rhythmus und Fluss der Liebe hingeben zu können. In diesem magischen Moment passieren Dinge, die wie Wunder auf die Seele wirken.

Liebe ist die Reinform von Energie, welche den Körper durchströmt und ihn stark und gesund macht. Wir selbst waren dafür verantwortlich, diese Liebe lebendig werden zu lassen.

Ich liebe dich – Bis zum Mond und zurück

Spirituell Zentriertheit im eigenen Universum.

Physiologisch Gleichgewichtstraining, Stärkung der Tiefenmuskulatur von Bauch und Beckenboden.

So geht es Die Beine anwinkeln und in die Kniekehlen fassen oder die Beine strecken und am Sprunggelenk fassen (schwieriger). Der Rücken ist gerade und der Körper balanciert auf den Sitzbeinhöckern. Wirbel für Wirbel rund werden im Rücken, die Hände lösen und auf den Rücken rollen. Mit der Energie gleich wieder nach oben rollen und zurück in die Balanceposition kommen. Kurz halten, dann erneut nach hinten rollen – 8 x wiederholen, dann zur nächsten Übung übergehen: Die Balance halten und im Wechsel ein Bein beugen und das Knie nach außen anwinkeln, das andere gestreckt halten. Kurz halten, danach das Bein wechseln. Auf einen geraden Rücken achten. 8 x jede Seite.

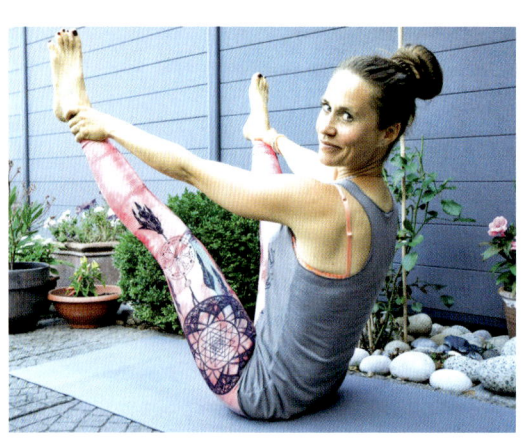
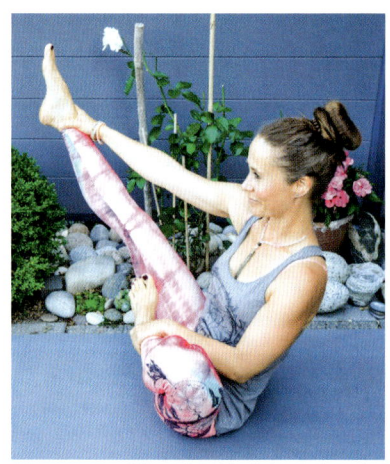

Aus zwei Hälften wird Eins

Spirituell Körperliche Verbindung wahrnehmen.

Physiologisch Gleichgewichtstraining, Stärkung der Tiefenmuskulatur von Bauch und Beckenboden

So geht es Die Aufmerksamkeit auf die Sitzbeinhöcker richten und diese fest im Boden verankern. Der Rücken ist aufrecht. Beide Beine anheben und die Fußsohlen aneinanderfügen. Mit den Händen die Sprunggelenke fassen. Nun die Aufmerksamkeit auf den Bauchnabel lenken und diesen rhythmisch mit der Ausatmung einziehen – gleichzeitig den Beckenboden anheben und die Verbindung zum Bauchnabel herstellen. Ca. 20 x wiederholen, dann den Rücken entspannen.

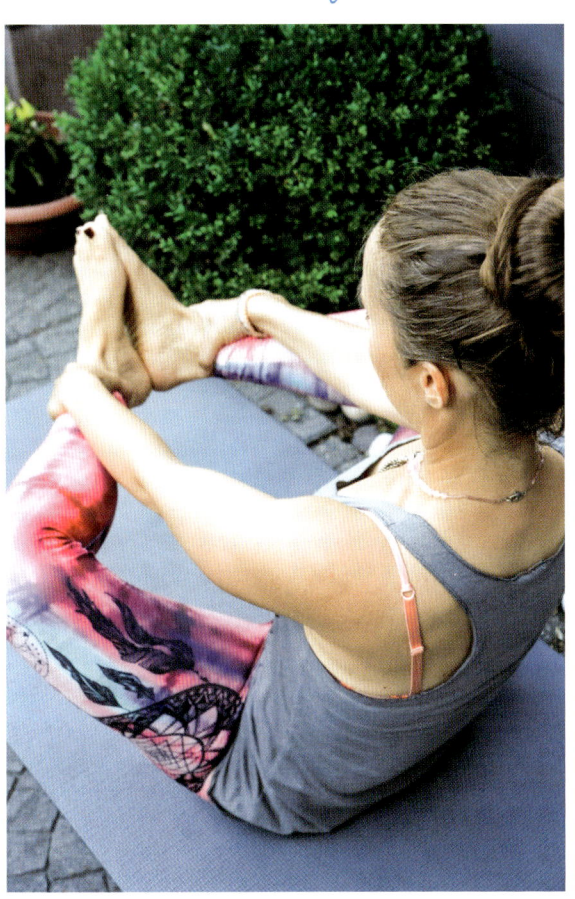

ÖFFNEN UND LOSLASSEN

Zu mir selbst kommen

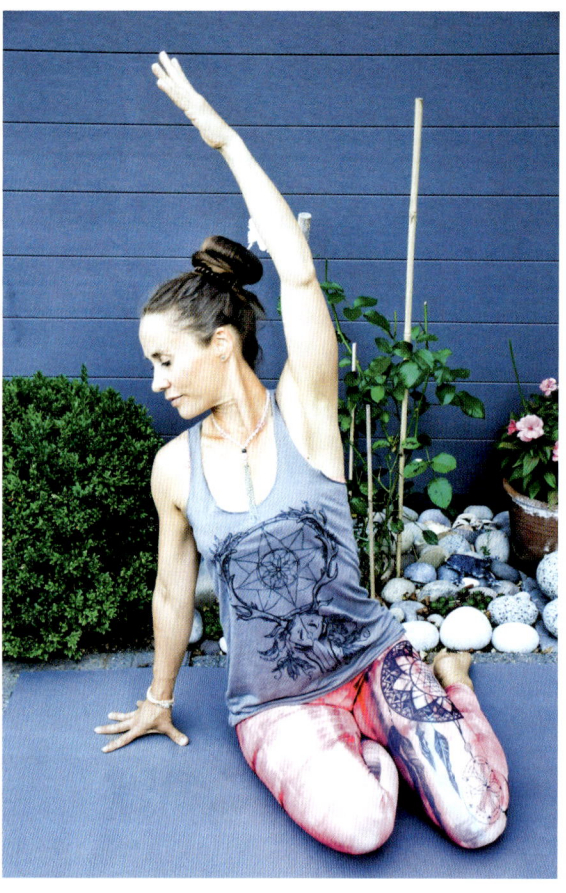

Spirituell Die eigene Mitte finden.

Physiologisch Dehnung der seitlichen Bauchmuskulatur und Aktivierung des Beckenbodens.

So geht es Beide Beine sind angewinkelt, der Körper sinkt zur rechten Seite. Der rechte Arm stützt den Körper. Den linken Arm über den Kopf heben, den Beckenboden anspannen und dabei tief ausatmen. Mit der nächsten Einatmung den Arm kreisen lassen. Mit der Ausatmung wieder die Dehnung halten. 8 x wiederholen, dann die Seite wechseln.

Den Bogen spannen

Spirituell Den Selbstwert stärken.

Physiologisch Dehnung der Körpervorderseite und Organmassage.

So geht es In der Bauchlage mit den Händen die Sprunggelenke greifen. Mit einer tiefen Einatmung den Oberkörper heben und versuchen, Knie und Schultern auf eine Höhe zu bringen. Der Blick richtet sich nach vorne. Mit der Ausatmung kommt der Körper in eine schaukelnde Bewegung. 5 – 8 Atemzüge halten, dann den Rücken entspannen mit der nächsten Übung.

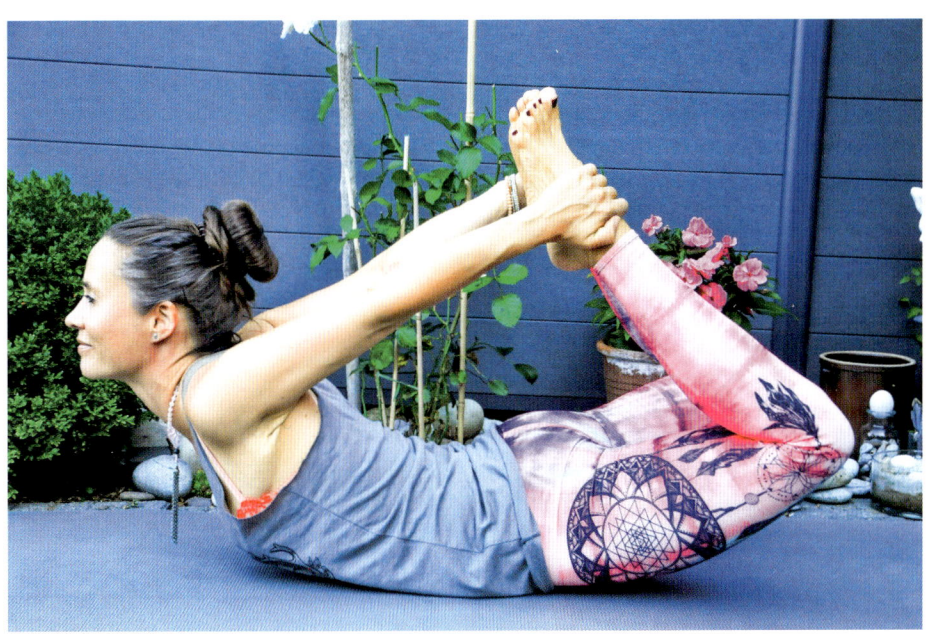

Flexibel bleiben

Spirituell Die Antennen neu ausrichten.

Physiologisch Den Rücken dehnen und die Arme stärken.

So geht es Hände und Füße berühren im Vier-Füßler-Stand den Boden. Von dieser Ausgangsposition den Po Richtung Himmel neigen und den Oberkörper zu den Beinen drücken. Die Finger spreizen und fest in den Boden hineinbringen. Das Becken kippen und die Fersen zum Boden bringen. Die Beine sind leicht gebeugt und geöffnet. Mehrmals die Fersen anheben und senken. 3 Atemzüge unten halten, dann zurück in den 4-Füßler – 5 x wiederholen.

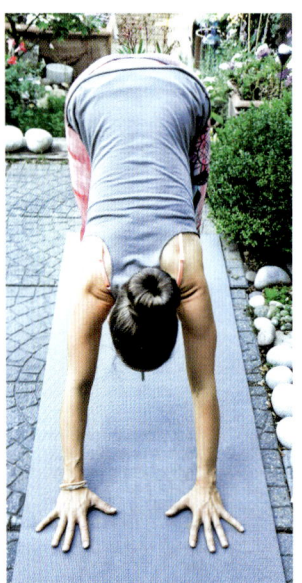
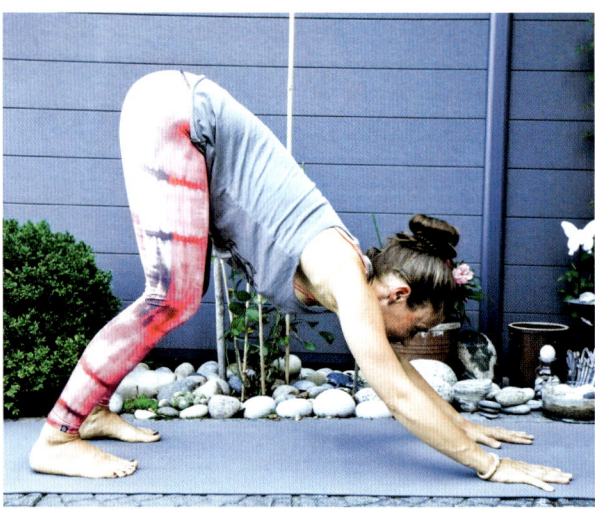

Das Becken öffnen und empfangen

Spirituell Loslassen und empfangen.

Physiologisch Den Rücken mobilisieren und das Becken öffnen.

So geht es Aus dem 4-Füßler-Stand die Knie zur Seite öffnen. Die Arme lang nach vorne ausstrecken und in dieser Position 8 Atemzüge bleiben. Dann den rechten Ellenbogen aufstellen, die Hand zeigt zur linken Seite. Mit Druck auf den Ellenbogen den Oberkörper aufdrehen. Die linke Hand in der Taille fixieren. Wieder 8 Atemzüge halten. Zurück zur Mitte und langsam die Seite wechseln.

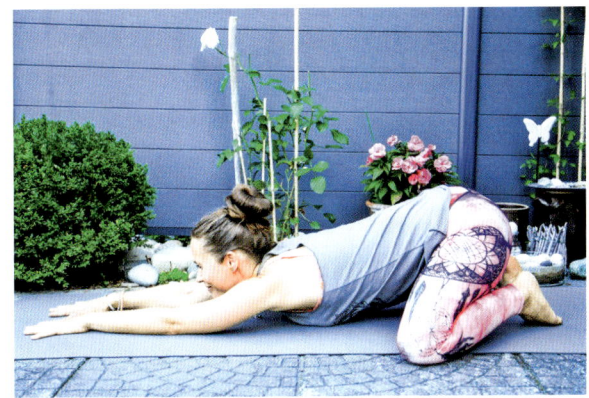

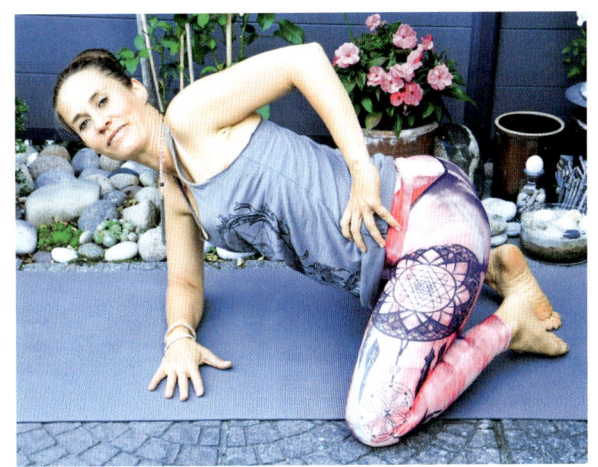

Das Herz öffnen

Spirituell Das Herz öffnen für sich selbst und andere.

Physiologisch Dehnung des gesamten Brustkorbs, Mobilisation des Rückens.

So geht es Aus dem Kniestand die Hände hinter den Füßen aufstellen mit den Fingerspitzen nach vorn. Das Becken nach vorn schieben und den Rücken durchbiegen. Den Kopf langsam nach hinten sinken lassen. 3 – 5 Atemzüge halten. Dann langsam den Kopf wieder anheben und den Po auf die Fersen sinken lassen.

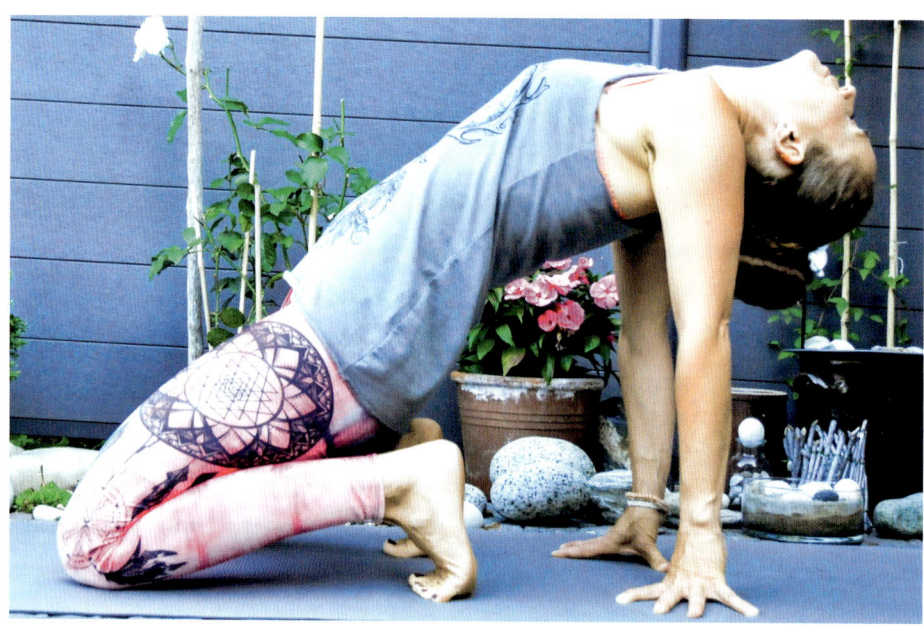

Das Leben neu ausrichten

Spirituell Neuanfang auf allen Ebenen.

Physiologisch Dehnung der hinteren Oberschenkelmuskulatur, Körperausrichtung und -wahrnehmung.

So geht es Aus der Rückenlage mit angewinkelten Beinen das rechte Bein lang nach oben strecken und die Fußspitze anziehen. 3 – 5 Atemzüge halten, dann das Bein wechseln. 3 x jede Seite, dann beide Beine gleichzeitig in den Himmel strecken und diese Position 5 lange Atemzüge halten. Danach kurz entspannen.

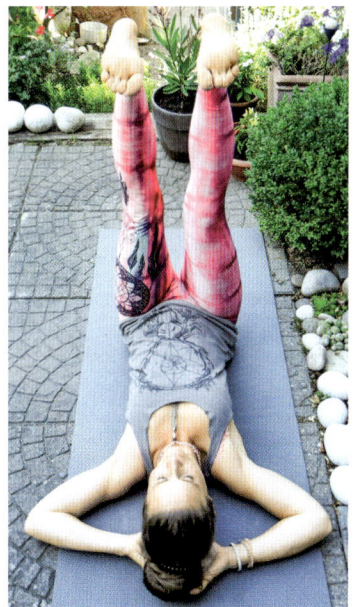
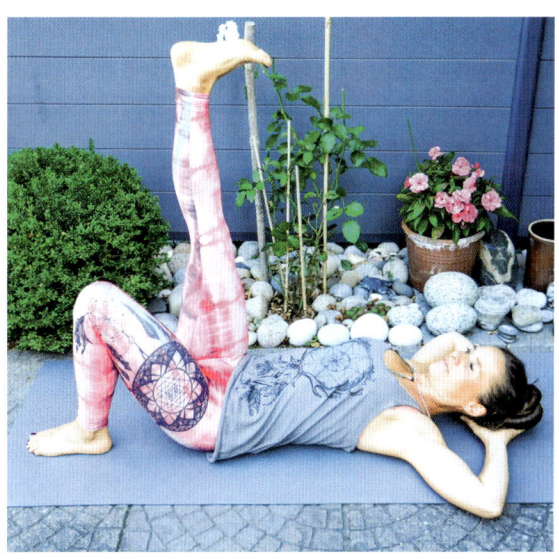

ÖFFNEN UND LOSLASSEN

Neue Chancen ergreifen

Spirituell Mutig in die Zukunft blicken.

Physiologisch Dehnung der Beinrückseite und Mobilisation des Rückens.

So geht es Das rechte Bein lang nach oben strecken, das linke Bein bis zur Hälfte lang nach unten sinken lassen. Nun mit beiden Händen das rechte Bein am Oberschenkel oder am Sprunggelenk greifen. Den Kopf anheben und die Nase Richtung Knie anheben. Tief ausatmen und die Beine wechseln. Einatmen: Halten. Ausatmen: Wechseln. 8 x jede Seite.

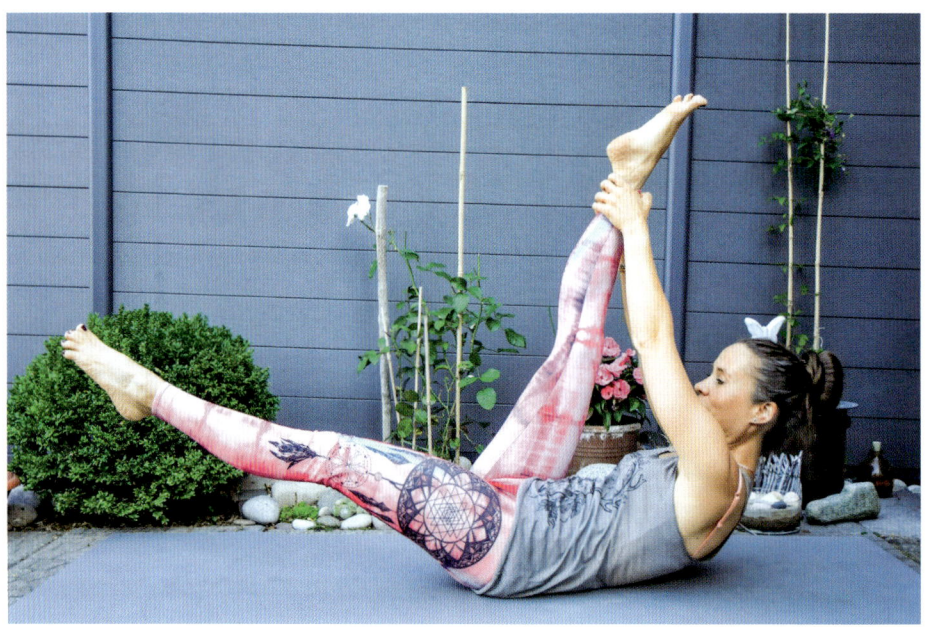

Träumen wie ein Kind

Spirituell In der Gegenwart sein und von der Zukunft träumen.

Physiologisch Entspannung des Nervensystems und Massage des unteren Rückens.

So geht es In der Rückenlage beide Beine überkreuzen. Mit den Händen die Sprunggelenke greifen und sanft mit dem Becken von rechts nach links schaukeln. Ca. 1 Minute lang.

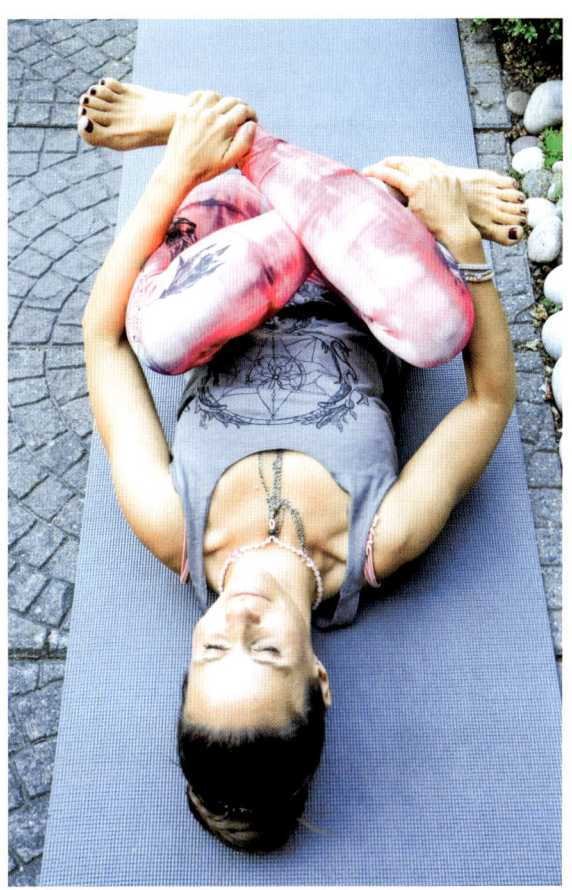

Sich der Liebe vollkommen hingeben und öffnen

Spirituell   Liebe zulassen und annehmen.

Physiologisch   Beckenöffnung und Tiefenentspannung.

So geht es   Aus der Rückenlange beide Fußsohlen aneinanderführen und auf der Matte ablegen. Mit dem Po in Richtung Fersen rutschen und die Knie nach außen fallen lassen. Die Hände sind entspannt hinter dem Kopf oder neben dem Körper. Die Augen schließen und in dieser Position 5 Minuten verweilen. Dann die Hände langsam unterstützend an die Oberschenkel nehmen, die Beine nach oben führen und wieder schließen. Danach auf die Seite drehen und weitere 3 Minuten entspannen.

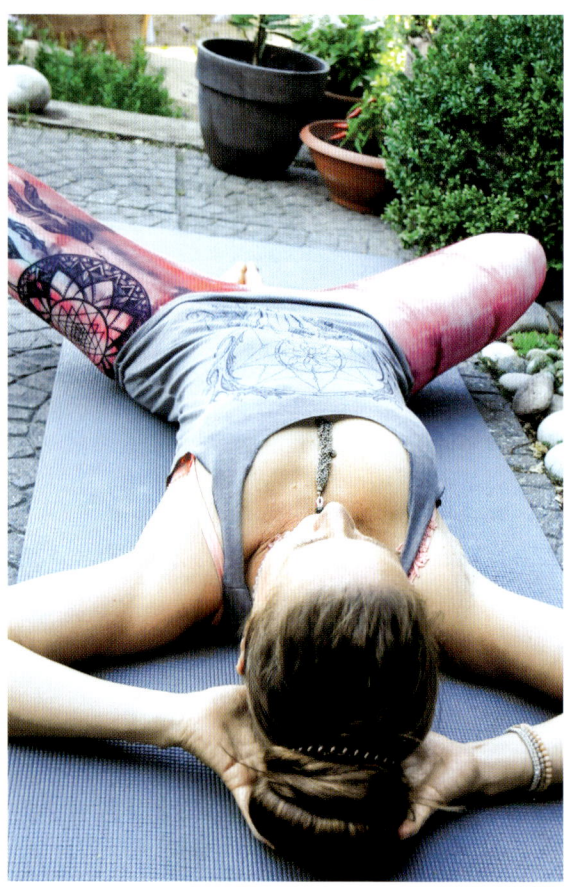

Herzatmung zum Abschluss

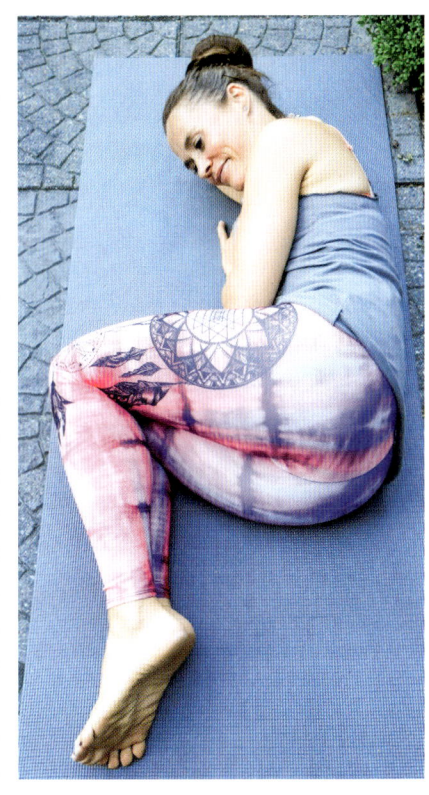

Verbinde dich gedanklich von Herz zu Herz mit einem geliebten Menschen. Beobachte deine Atmung. Über die Atmung wird die Verbindung zur geistigen Welt hergestellt. Bewusstes Atmen intensiviert die Verbindung zu allem, was ist – auch zu einem geliebten Menschen. Atme dafür in einem aufrechten Sitz tief in den Bauch hinein. Fühle den Atem im Brustkorb. Der Bauch wird groß mit der Einatmung und klein mit der Ausatmung. Die Muskulatur im Rumpf entspannt sich dabei. Gehe nach ein paar Atemzügen bewusst mit der Aufmerksamkeit in dein Herz und spüre diesen heiligen Raum. Sei dankbar für das Licht und die Liebe – genieße dieses wunderschöne Gefühl. Mit der Konzentration auf dem Licht und der Liebe schickst du dieses beim Ausatmen über den Scheitel in die geistige Welt. Mit dem Einatmen nimm diese kraftvolle Energie aus dem Kosmos auf, die direkt in dein Herz fließt. Hat sich etwas verändert? Nimm wahr und werde dein eigener Beobachter. Atme in dieser Weise so lange du magst und wie es dir gut tut. Erinnere dich auch im Alltag daran, dass du über dein Herz atmen kannst und Licht und Liebe in die Welt schickst!

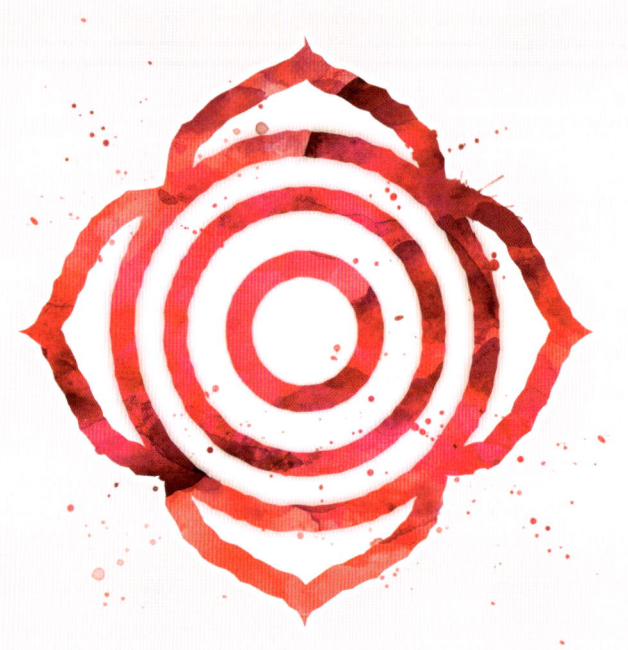

Luzide Träume – die zweite Realität

„Karla, ich liebe dich!" Nick schaute mir tief in die Augen und zog mich an sich. Eng umschlungen standen wir eine halbe Ewigkeit in einer Menschenmenge. „Hast du nicht Angst, dass uns jemand erkennen könnte?" Wir waren in einem Vergnügungspark. „Ist mir egal. Sollen doch ruhig alle sehen, was für eine tolle hübsche Frau ich im Arm halte!" Nick grinste schelmisch und ich fühlte mich so glücklich, weil er endlich öffentlich zu mir und unserer Liebe stand und mich nicht mehr verleugnete. „Was ist, wenn er mich küsst?", schoss es mir augenblicklich durch den Kopf. Als hätte er meine Gedanken gelesen, löste er die Umarmung. Nick nahm meine Hand und führte mich zu einer Minigolfanlage. Er nahm einen Minigolfschläger, positionierte den Ball und machte seinen ersten Schlag. Ich lachte über seinen harten Schlag, der auf irre Weise seinen Weg ins Ziel gefunden hatte. „Wie hast du das gemacht?" Nick lachte: „Ich bin Minigolfprofi. Soll ich es dir beibringen?" Ich nickte. Er stellte sich hinter mich und ich spürte seine Körperwärme an meinem Rücken. Nick führte mit mir zusammen den Schläger. Und zack: Der Ball verfehlte sein Ziel vollkommen. Ich schüttelte mich vor Lachen. „Noch einmal!", sagte ich. Nick drehte mich zu sich um. Seine Lippen berührten meinen Hals und ein Hormonschauer überkam mich. Ich schmiegte mich an seine Brust. Wir schauten uns verliebt an: „Nick, das ist der schönste Tag in meinem ganzen Leben. Ich war noch nie so glücklich wie in diesem Moment." Mir stiegen Tränen vor Glück in die Augen und dann geschah es – Nick küsste mich so leidenschaftlich, dass mein ganzer Körper kribbelte und innerlich explodierte. Von diesem Gefühl wachte ich auf. Es war 5.00 Uhr morgens, ich lag im Bett und mein Körper war mal wieder so heiß wie in einem Fieberzustand. Ich hatte geträumt und strahlte über das ganze Gesicht. Fröhlich sprang ich aus dem Bett, schaltete die Musikanlage ein, ging ins Badezimmer und stellte mir vor, wie

Nick mit mir zusammen tanzte. Verliebt schaute ich in den Spiegel: „Ja, du bist wirklich eine tolle und hübsche Frau, für die sich kein Mann schämen muss."

Was an diesem Morgen geschah, war nicht nur Einbildung. Ich hatte einen luziden Traum. Luzid kommt vom lateinischen *lux* und bedeutet Licht. Luzid heißt auch: transparent. Deswegen nennt man diese Art des Traumes auch Klartraum. In diesen intensiven Träumen war ich mein eigener Regisseur und konnte sehen, hören, riechen, fühlen und schmecken – sogar die Energieströme, die ich am Tag spürte, nahm ich in meinen Träumen mit Nick wahr. Deswegen fühlten sich diese Träume real an. Der Unterschied zur Realität war jedoch, dass es keine Limitierung im Traum gab. Ich konnte alles tun oder lassen – sogar fliegen, wenn mir danach war. Meine Träume waren nicht nur reines Vergnügen, sondern wichtig für meine persönliche Entwicklung. So konnte ich versteckte Ängste wahrnehmen oder emotionale Lasten auflösen. Meine Seele gab mir wichtige Hinweise und Signale. Je mehr ich mich für das luzide Träumen öffnete, desto länger konnte ich diesen Zustand halten und Kontrolle über das Traumgeschehen haben. Jedes Mal, wenn ich von Nick träumte, hatte ich schöne Erlebnisse. Meine Träume waren Kraftwerke meiner Gefühle. Ich erschuf mir in dieser Zeit eine Welt, in der alles möglich war. Bereits seit Tausenden von Jahren sind Träume in der asiatischen Kultur das Tor zu anderen Bewusstseinsebenen. Im Hinduismus werden daher VIER BEWUSSTSEINSZUSTÄNDE unterschieden:

1. Das Wachbewusstsein: In diesem Zustand nimmt die Seele Informationen der Innen- und Außenwelt wahr.
2. Der Traumzustand: Die Seele spiegelt die Welt ohne Vermittlung der Sinnesorgane.
3. Der Tiefschlaf: Der Zustand, in dem die Seele die Welt unbeachtet lässt und deshalb frei wird, um sich mit dem universalen Geist verbunden zu fühlen.
4. Die Turija: In diesem Zustand ist die höchste Verwirklichung eingetreten, hier gibt es keine Spannung oder Polarität für den Erkennenden mehr – der Buddhi-Zustand.

Träume sind eine Vorstufe der umfassenden spirituellen Erkenntnis dieser Welt und eine Möglichkeit, das große Ganze zu erfassen. Die Alltagswelt wird verlassen und der Träumende begibt sich ausschließlich in die *Interwelt*. Die Interwelt ist wie ein Film, in dem der Träumende Regisseur und Schauspieler gleichzeitig ist. Das Unterbewusste kommt zum Vorschein. Von einem Augenblick zum nächsten wechseln die Szenen: Gerade wanderte ich noch auf einem Berg und plötzlich erkunde ich eine fremde Stadt. Meiner Phantasie waren in den Träumen keine Grenzen gesetzt. Das passierte leider nicht jede Nacht – auch wenn ich es mir gewünscht hätte. Dafür waren diese Träume so intensiv, dass der Glückszustand mehrere Tage anhielt. Das luzide Träumen hatte ich über mehrere Wochen *trainiert*. Jedes Mal versuchte ich mir noch im Traum darüber bewusst zu werden und fragte: „Träume ich oder bin ich wach?" Sofort wusste ich, dass ich mich in der Traumwelt befand. Manche Traumszenen verpufften so schnell, dass ich mich nach dem Aufwachen nicht mehr erinnern konnte. Meine Träume von Nick blieben jedoch leichter in meinem Gedächtnis. Gleich nach dem Aufwachen versuchte ich, noch einmal im Kopf die Szenen durchzugehen. Dann spann ich den Traum noch ein wenig weiter. Damit war er abgespeichert. Manchmal schrieb ich sehr eindrucksvolle Träume in ein Notizheft, das ganz in der Nähe lag. Luzides Träumen ist sehr individuell und jeder Mensch hat seine eigene Strategie, diese Erfahrung umzusetzen. Yoga Nidra ist für mich das schönste Prinzip, um Klarträume zu erleben. Durch die meditative Entspannung fällt der Körper in einen Schlafzustand, während das Bewusstsein erhalten bleibt. In diesem Zustand ist es möglich, Klarträume oder sogar Astralreisen zu erleben. Im Schlaf hatte ich darüber keine Kontrolle, wünschte mir aber jeden Abend, einen Klartraum zu erleben. Abends im Bett sagte ich innerlich vor dem Einschlafen: „Hohes Selbst, gehe in mein Herz." Dann stellte ich meine Frage, auf die ich eine Antwort brauchte. Mein folgender Traum zeigte mir in der Nacht Lösungswege auf. Wenn ich keine Antwort auf meine Frage bekam, verzögerte sich manchmal der erwartete Traum um ein paar Tage. Auch das war möglich. „Ich träume nicht. Zumindest kann ich mich nicht daran erinnern", schrieb mir Nick einmal in einem Chat. „Wie schade für dich. Du verpasst so viel", habe ich ihm geantwortet. Nick war nicht so hochsensibel und feinfühlig wie ich. Das dachte ich zumindest, weil er immer wieder darauf hinwies, dass er mit Spiritualität nichts anfangen könnte. Er fühlte sich scheinbar in seiner dreidimensionalen Welt wohl und gut aufgehoben. Manchmal hatte ich für einen Augenblick das Gefühl, dass er mich für das Ausleben meiner Spiritualität sogar ein wenig bewunderte. Tief in seinem Inneren spürte er vielleicht auch die Magie unserer Verbindung. Allerdings ließ er sich nicht darin treiben und bewertete die aufkeimenden Gefühle, Gedanken und Bilder eher als Verwirrung. Manchmal gab er mir das Gefühl, verrückt zu sein, weil er so abgeklärt war und nicht auf meine Wahrnehmungen und Gefühle einging. Er ignorierte sie, redete und schrieb nicht darüber – so als wäre nichts passiert. Nick wusste einfach nicht, was er darauf antworten sollte. Es machte mich traurig und zog mich immer wieder in die dreidimensionale Wahrnehmung zurück. Aber ich konnte über einen längeren Zeitraum nicht verleugnen, dass ich diese Gefühle wahrnahm und ihn in meinem Körper spürte.

Jeder Mensch kann seine Wahrnehmung schulen oder luzides Träumen erlernen. Eine gewisse Offenheit für diese spirituellen Themen ist jedoch von Vorteil. Was die Deutung der Träume angeht, gibt es zahlreiche Möglichkeiten. Träume sind eine Antwort unseres Unterbewusstseins auf Dinge, die uns tagsüber beschäftigen. Manchmal kam mir in den Sinn, dass ich von der Zukunft träumen würde – von unserer Zukunft. Aber tatsächlich ging es in meinen Träumen in erster Linie um den Wunsch, endlich von Nick gesehen und angenommen zu werden. Ich wünschte mir, dass er in aller Öffentlichkeit ehrlich zu unserer Liebe stehen und dass er mich als spirituell erwachte Frau annehmen würde. Auf der telepathischen Ebene kommunizierten wir auch am Tag miteinander. Als ich traurig über unsere Verbindung nachdachte, teilte er mir mit: „Ja, ich verleugne dich und du kannst dir vielleicht vorstellen, warum das so ist. Ich gebe mein gewohntes Leben nicht für dich auf – auch wenn das jetzt hart klingt. Das hättest du wissen müssen. Hör bitte auf, dir nur ständig Gedanken über mich zu machen. Bin ich etwa dein ganzer Lebensinhalt? Nicht ich, sondern du bist wichtig!" Diese Worte rüttelten mich mal wieder schlagartig wach.

Luzide Träume standen mir als unerschöpfliche Quelle von außergewöhnlichen Ideen zur Verfügung. Ich konnte Probleme lösen, Ängste überwinden und mystische Erfahrungen machen. Ich lernte mich selbst kennen und kam meinem Glück etwas näher. Die Traumdeutung ist eine uralte Wissenschaft und geht auf die Antike zurück. Heutzutage beschäftigen sich seit ein paar Jahren Neurowissenschaftler mit der Deutung von Träumen; sie fanden heraus, dass das schlafende Gehirn eine Entscheidung fällt, bevor es dem Menschen bewusst ist. Doch selbst Fachbücher helfen dem Träumenden nicht, seine Träume zu deuten. Letztlich kann dies nur das eigene Herz in Verbindung mit dem Bauchgefühl.

„Ich wünsche mir einen richtig feuchten Sextraum mit einem fremden Mann. Bringst du mir das bei?", Trishs Augen leuchteten, als wir im Café saßen und die Sonne auf unser Gesicht schien. Ich musste herzlich lachen. „Wahrscheinlich träumst du jede Nacht davon, aber es ist dir nicht bewusst." Milliarden Menschen träumen vor sich hin und haben keine Ahnung, was sie tun, oder können sich nicht daran erinnern. „Erinnere dich zunächst an deine Träume. Gleich wenn du aufwachst – versuche dich zu erinnern. Das ist der erste Schritt." Klarträumen lernt man nicht von heute auf morgen. Trish würde Geduld, strukturiertes Vorgehen und eine klare Absicht aufbringen müssen. Das war nicht gerade ihre Stärke. Der Vorteil war jedoch, dass es sie keine Zeit kostete, weil es praktisch in der Nacht geschah, wenn sie sich ausruhte und schlief. „Üben, üben, üben ... Ein paar Wochen kann es dauern, bis dein Wunschtraum in Erscheinung tritt." Trish schaute mich ernst an: „Meinst du wirklich, dass ich das lernen kann? So wie Fahrradfahren oder Schreiben?" „Ja, einmal erlernt, wirst du es nie wieder verlernen. Klarträumen ist ein Prozess wie das Üben von Meditation. Im Traum fragst du dich: Ist das ein Traum? Mache einen Realitätstest, wie zum Beispiel dir die Nase zuhalten und trotzdem weiteratmen. Im Traum geht das – in der Realität natürlich nicht." Trish hielt sich die Nase zu und prustete: „Nee, geht nicht. Du hast recht." „Wenn du einen

Klartraum definitiv wahrnimmst, geht es darum, diesen zu stabilisieren. Dafür stellst du dir eine Aufgabe. Du kannst alle Elemente des Traumes im Detail untersuchen und immer wieder zu deinen Händen zurückkehren, um die Aufmerksamkeit zu halten. Falls dir der Traum nicht gefällt, kannst du auch absichtlich aufwachen." In den folgenden Tagen berichtete mir Trish von ihren Traumfetzen, an die sie sich erinnern konnte. Ein feuchter befriedigender Traum war noch nicht dabei – aber immerhin. Ich war stolz auf sie. Für die Wissenschaft geht der Nutzen des Klarträumens weit darüber hinaus, einfach nur Spaß zu haben. Von Psychologen wird das Klarträumen zur Behandlung von Albträumen eingesetzt, weil Patienten dadurch lernen, den Inhalt selbst zu steuern. Auch Sportwissenschaftler der Universität Bern haben sich dem Klarträumen angenommen. Sie erforschen, ob man im Traum Bewegungsabläufe erlernen kann, ohne sich zu bewegen. Im Schlaf fit werden. Wer will das nicht?

Wir verbringen alle viel Zeit im Schlaf – im Durchschnitt sind es 25 Jahre unseres Lebens. Also wollte ich diese Zeit nützlich verbringen und dafür sorgen, dass es mir in der Nacht gut ging. Zusätzlich schlief ich viel tiefer und wachte erholter auf. Dann las ich in einer Zeitschrift einen Artikel über Traumyoga. Traumyoga hat eine große Nähe zum luziden Träumen. Es ist eine uralte Übung des tibetischen Bön, dessen Tradition dem Buddhismus in Tibet vorausging und starken Einfluss auf diesen ausgeübt hat. Die Bön-Adepten hatten damals luzide Träume herbeigeführt, um in der Nacht zu meditieren und sich mit ihren Vorfahren auszutauschen. Diese tibetische Praxis strebt außerdem das Ziel der Erleuchtung dadurch an, dass der Praktizierende auch im Traumschlaf einen wachen Bewusstseinszustand aufrechterhält. Um Traumdeutung geht es dabei weniger, im Vordergrund steht die Erkenntnis des Geistes. Der bewusst wahrgenommene Klartraum wird dafür genutzt, bestimmte Meditationspraktiken durchzuführen, da die körperlichen Beschränkungen während des Traumschlafs entfallen. Durch dieses Bewusstsein im Schlaf kann der Mensch innerlich wachsen.

Die Übung des Traumyoga gab mir zu verstehen, dass mein Leben selbst einem Traum glich. Auch in der Realität gab es Illusionen, die ich durchschauen wollte. Im Traum fiel mir das leichter als in meinem Wachzustand, denn dort konnte ich eine Situation sofort stoppen und mich in eine andere Welt beamen, wenn es mir zu anstrengend wurde. In der Realität gelang mir das schwerer. Dafür wurde mir bewusst, dass meine Wahrnehmung meine Realität formte.

Das ursprüngliche Traumyoga wird auch heute noch von Mönchen praktiziert. In verschiedenen Stufen geht es darum, Klarheit in die Gedanken zu bringen, Ängste zu überwinden und die Kontrolle über die Traumsituationen zu erlangen. Irgendwann wird einem bewusst, dass auch der Wachzustand einem Traum ähnelt und dass nichts fest vorherbestimmt ist. Unser Gehirn möchte im Traum die reale Welt nachbilden. Dafür werden Sinnesorgane eingeschaltet – eigentlich ist diese Verbindung jedoch im Schlaf unterbrochen. Also greift das Gehirn auf das zurück, was bereits abgespeichert ist: Erinnerungen, Wünsche, Ängste und Erwartungen. Im Schlaf wird die Welt simuliert, in der ich scheinbar lebe. Meine Träume, die von dem Gefühl der Liebe umgeben waren, wollte ich in der Realität mehr ausdehnen. Ich begann daher, meine Träume wie ein Wissenschaftler zu erforschen. Mir fiel auf, dass es in meinen Träumen keinerlei moralische Beschränkungen gab und dass Nick mir gegenüber vollkommen offen und liebevoll war. Dieser innere Frieden half mir, auch im Alltag meine Erwartungen an ihn loszulassen, mehr auf mein Herz zu hören und weniger auf mein Ego. Laut tibetischer Tradition sei das luzide Träumen die Ausbildung unseres Karmas. Karma bedeutet, dass alles Ursache und Wirkung hat. So wie wir im Alltag handeln, so träumen wir auch. Die Träume geben uns Antworten auf Fragen oder zeigen, wo Emotionen im Körper festsitzen. Somit wird nicht nur der Schlaf transformiert, sondern auch das Alltagsleben.

Drei Arten von Träumen im Traumyoga

1. Samsarische Träume: Hierbei handelt es sich um karmische Träume. Es sind normale Träume, die vom Träumenden selbst interpretiert werden.
2. Klarheits-Träume: Sie ähneln den samsarischen Träumen, unterscheiden sich jedoch darin, dass der Mensch es schafft, seine Träume aus einer nicht-persönlichen Ebene zu beobachten. Die Inhalte werden noch bewusster wahrgenommen. Spiritualität wird im Traum gefördert und entwickelt. Diese Träume sind nicht von persönlichen Erfahrungen oder Emotionen bestimmt – sie entspringen einer tieferen geistigen Ebene. Sie vermitteln Wissen über die tieferen Ebenen des eigenen Ich.
3. Klares-Licht-Träume: Diese Art von Traum herbeizuführen ist die höchste Kunst des Traumyoga. Es braucht viele Jahre des Praktizierens, um tiefe verborgene Ebenen des Geistes im Traum wahrzunehmen. Das Gefühl des Getrenntseins und des Dualismus löst sich auf. Erlebender und Erlebnis bilden eine Einheit. Der Inhalt dieses Traumes ist nicht mehr wichtig. Menschen, die mit sich selbst im Reinen sind, erleben diesen Schlafzustand der Glückseligkeit, wenn das dualistische Verhältnis von Geist und Körper verstanden wird.

Die ersten beiden Traumarten können in Form luzider und nicht-luzider Träume vorkommen. Der dritte ist auschließlich luzider Natur. Es gibt verschiedene Praktiken, um das Traumyoga bewusst zu üben. Diese zielen auf die Erweiterung des Bewusstseins ab und schulen die Wahrnehmung. Zunächst wird die mentale Bewusstheit geschärft. *Shine* legt den Grundstein für inneren Frieden. Man lernt, sich nicht mehr im Alltag von emotionalen Reaktionen leiten zu lassen, weil diese oft für negative Gefühle sorgen, die den Geist auch in der Nacht nicht zur Ruhe kommen lassen. Der Übende soll innere Ruhe erleben, wodurch er eine neue Bewusstseinsebene erlangt.

So geht es:

Setze dich in den Schneidersitz. Die Hände locker in den Schoß legen mit den Handflächen nach oben. Der Rücken soll gerade bleiben. Die Augen sind entspannt geöffnet.

Zunächst wird ein Gegenstand fixiert, wie etwa ein Edelstein oder ein schönes Bild. Wichtig ist, dass dieser Gegenstand mit Ruhe und Frieden in Verbindung gebracht wird. Der Gegenstand soll sich etwa 50 cm entfernt auf Augenhöhe befinden. Die Atmung ist gleichmäßig und ruhig. Reaktionen wie Jucken in der Nase, Schlucken oder Geräusche sind äußere Einflüsse, die vom Gegenstand ablenken und nicht beachtet werden sollen. Der Gegenstand dient dazu, einen Punkt darzustellen, um sich von äußeren Reizen zu befreien.

Mit ausreichender Übung wird Stille und Ruhe in den Geist einkehren. Sogar auftretende Gedanken können diesen Zustand der Meditation nicht mehr stören. In einem weiteren Schritt geht es darum, sich auf einen Raum oder eine Leere zu fixieren. Es genügt, sich einen beliebigen Punkt irgendwo in der Luft zu suchen. Von dort aus lässt man den Geist schweifen. Die höchste Erfahrungsstufe ist eine angenehme Stille und das Einheitsgefühl von Körper und Geist.

Vorbereitung auf die Traumpraxis

Durch das Wachbewusstsein im Alltag wird die Traumpraxis verstärkt. Geist und Wahrnehmung sollen geschärft werden. Es sind dieselben Sinne, die man in der Traumwelt wahrnimmt. Die Erfahrungen in einem Klartraum unterscheiden sich nicht von denen des Wachzustandes. Dies gilt besonders für Emotionen. Je mehr man sich einredet, dass alle Erfahrungen qualitativ gleich sind mit denen des Traumes, gelangt man zur Erkenntnis, dass eigentlich alles ohne Substanz ist. Das bedeutet, Erfahrungen, Eindrücke und Gefühle sind nicht greifbar. Alles ist eine Reaktion auf Reize und Eindrücke. Im Laufe der Zeit lernt man, den Sinn von negativen Emotionen zu hinterfragen. Diese Erkenntnis bewirkt, dass Alltagssituationen neutraler und gelassener betrachtet werden können. Ärger, Wut und Hass machen langfristig keinen Sinn mehr, weil diese negativen Gefühle die Seele ins Ungleichgewicht bringen. Gelingt es also, Reaktionen wahrzunehmen und danach zu steuern, befindet man sich auf dem richtigen Weg. Um sich von belastenden Emotionen zu verabschieden, bedarf es jedoch nicht nur der Wahrnehmung, sondern auch dem Bewusstwerden von Erfahrungen auf Reaktionen. Die Traumhaftigkeit der Reaktionen soll verstanden werden – Hass, Wut, Angst oder Ähnliches sind vergänglich. Dadurch verlieren sie immer mehr an Einfluss auf die Seele. Alles ist ein Produkt des Geistes. Deswegen kann man den Geist mit Meditationsübungen positiv verändern.

So funktioniert es:

Vor dem Einschlafen erinnert man sich an positive Geschehnisse und Empfindungen des Tages. Diese Erinnerungen sieht man als Traum an – so als würde man sich an einen Traum erinnern. Diese bewusste Wahrnehmung als Traum soll sich in die Traumwelt übertragen. Was nun wirklich in der Nacht geträumt wurde, sollte konzentriert nach dem Erwachen erinnert werden. Bewusstes Erinnern schärft das Erinnerungsvermögen. Mit der Zeit wird es einfacher, sich an Details zu erinnern und diese auch im Traum bewusster wahrzunehmen. Hilfreich ist auch das zuvor erwähnte Traumtagebuch, in dem Träume aufgeschrieben werden. Hatte man definitiv einen Klartraum, dann sollte man sich darüber freuen und sich vornehmen, gleich in der nächsten Nacht wieder einen Klartraum zu erleben.

Zwei-Stunden-Übungen

Manchmal dauert es Wochen, bis sich der erste Erfolg einstellt, manchmal aber auch nur wenige Nächte. Tag und Nacht beeinflussen einander so sehr, dass es wichtig ist, konstant daran zu arbeiten. Die folgenden Übungen öffnen die Kanäle spiritueller Energie und sprechen unterschiedliche Areale des Körpers und Geistes an. Während des Träumens gibt es vier einzelne Bewusstseins-Praktiken, die jeweils einen anderen Aspekt des Träumens ansprechen:

1. Friedvolles und entspannendes Bewusstsein: Lege dich auf die Seite und ziehe die Beine an. Eine Hand liegt unter der Wange, der obere Arm ist gestreckt. Mit einer ruhigen und tiefen Atmung wird eine rote Lotosblüte mit vier Blättern visualisiert, in deren Mitte sich ein hell leuchtendes tibetisches A befindet. Auf den Blütenblättern visualisiere im Uhrzeigersinn die tibetischen Buchstaben RA, LA, SHA und SA.
2. Klarheit und Präsenz des Geistes: Die Haltung ist wie zuvor beschrieben. Es ändert sich lediglich die Atemtechnik. Atme ruhig ein und halte für wenige Momente die Luft an. Während dieser Zeit wird der Beckenboden leicht angespannt. Die Luft befindet sich unterhalb des Bauchnabels, von wo aus sie nach oben gezogen wird. Langsam den Beckenboden entspannen und sanft ausatmen. 7 x hintereinander ausführen. Danach normal weiter atmen. Im Stirn-Chakra, in der Mitte zwischen den Augenbrauen (etwas weiter oben und körperlich weiter nach innen), visualisiert man eine Kugel aus hellem Licht. Dieses Licht steht für Klarheit und Präsenz. Je länger der Fokus auf dieser Kugel ist, desto mehr wird man damit verschmelzen. Der Geist wird klar und erhellt.
3. Die Macht über Gedanken und Visionen: Lege dich auf den Rücken. Die Beine locker überkreuzen, der Kopf liegt auf dem Kopfkissen leicht erhöht. Nun 21 x tief und bewusst atmen. Danach wird die tibetische Silbe HUNG im Herz-Chakra, das in diesem Moment schwarz leuchtet, visualisiert. Der Geist soll in einen Zustand der Schwerelosigkeit versetzt werden.

4. **Abbau von Furcht und Angst:** Visualisiere eine leuchtende Kugel mit schwarzem Licht im geheimen Chakra. Dieses Energiezentrum befindet sich hinter den Genitalien. Die Körperhaltung ist bei dieser Übung unwichtig – Hauptsache bequem und gemütlich. Die Einheitserfahrung mit der schwarzen Kugel kann wilde und schlechte Träume lösen.

Für jedes Traumthema ist eine Dauer von ca. zwei Stunden vorgesehen, zwischen denen man kurz erwacht. Der wichtigste Aspekt beim Traumyoga ist die Entspannung. Schlafen und Loslassen ist also erlaubt!

Tagträume für zwischendurch – Yoga-Nidra-Übung

Eine weitere uralte indische Tradition ist Yoga Nidra, das auch *psychischer Schlaf* genannt wird. Es verhält sich damit ähnlich wie beim Traumyoga, funktioniert aber anders: Yoga Nidra ist ein Zustand zwischen Bewusstsein und tiefer erholsamer Entspannung. Das Reich der Träume ist zwar greifbar nah, wird allerdings durch den Bewusstseinszustand nicht erreicht. Trotzdem können luzide Bilder im Kopf entstehen. Die Energien werden in Yoga Nidra ausgeglichen. Es ist sehr leicht durchzuführen. Man braucht lediglich einen ruhigen und bequemen Platz zum Hinlegen. Sobald die richtige Position eingenommen wurde, geht die Aufmerksamkeit nach innen. Der Atem wird beobachtet und geführt. Das Bewusstsein wird zunächst auf einzelne Körperteile ausgedehnt von Muskel zu Muskel, um von allen Verspannungen zu befreien, und zwar synchron zur Atmung. Kurze Zeit später fällt man in einen ruhigen traumartigen Zustand. Das Bewusstsein bleibt bei der Atmung.

So geht es:

Shavasana wird Totenstellung auf Sanskrit genannt. Dafür legst du dich auf den Rücken und die Arme neben dem Körper ab. Die Handflächen zeigen nach oben. Die Beine sind leicht gespreizt, die Füße fallen locker nach außen. Schließe deine Augen und atme tief in den Bauch. Spüre, wie sich der Bauch mit der Einatmung hebt und mit der Ausatmung senkt. Bitte innerlich um Bewusstheit und stärke damit deine innere Willenskraft. Nun konzentrierst du dich auf bestimmte Körperteile. Stelle dir vor, du atmest über die Fußinnenseiten ein, über die Außenseiten aus. Über die Schienbeine ein, über die Waden aus. Gehe weiter so durch den Körper langsam nach oben, bis du am Kopf angelangt bist. Es geht darum, den Körper loszulassen und das gesamte Gewicht in den Boden abzugeben. Nun lässt du den Atem weiterhin fließen und beobachtest deine Gedanken. Bewerte sie nicht – lasse sie lediglich vorbeiziehen. Vielleicht siehst du auch Bilder oder Szenen. Versuche dir Worte und Bilder zu merken und bringe gleichzeitig die Wahrnehmung immer wieder auf deinen Körper. Spürst du die Energieströme in Armen und Beinen? Wie fühlt sich der Atem an: heiß oder kalt? Wenn du das Gefühl hast, dass es genug ist, dann bewege langsam deine Arme und Beine, blinzle mit den Augen und strecke dich lang aus. Drehe dich auf die Seite und bleibe dort für eine weitere Minute liegen, bevor du in den Sitz kommst bzw. langsam aufstehst.

So ging es weiter mit mir und Nick: Seit meinem letzten Abschiedsbrief waren sechs Wochen vergangen, als sich Nick wieder bei mir meldete. Es war eine oberflächliche Nachricht, aber sie freute mich und ich wollte ihm darauf antworten. Wir schrieben uns wieder. Ich wartete allerdings nicht mehr sehnsüchtig auf seine Nachrichten, sondern genoss einfach die fließende Kommunikation zwischen uns. Ich schrieb ihm von meinen intensiven Träumen, die ich von uns beiden hatte. Er kommentierte sie nicht, aber ich spürte, wie er aktuell wieder Lust auf mich bekam und mich begehrte. Nach diesem Austausch trafen wir uns ein paar Wochen später zufällig am Valentinstag auf der Straße. Das Leben hätte mir in diesem Moment kein größeres Geschenk machen können. In diesen fünf intensiven Minuten schwebte ich sofort wieder auf Wolke 7 und vergaß alle Unstimmigkeiten zwischen uns. Kurz darauf musste ich beruflich an die Ostsee reisen. In meinem Hotelzimmer träumte ich in der ersten Nacht wieder von Nick. Wir waren in einem Haus, das sich wie ein Zuhause anfühlte. Er nahm meine Hand und wollte sie nicht mehr loslassen. Ein schönes Gefühl überkam mich. Ich schaute ihn an und sagte: „Darf ich dich noch ein Stück zur Arbeit begleiten?" „Klar. Sehr gerne." Nick wollte noch kurz ins Bad und ich suchte meine schönsten Schuhe für ihn, aber ich fand nur einen. Der zweite war wie verhext verschwunden. Ich suchte eine halbe Ewigkeit und rief: „Ich komme gleich." Doch es kam keine Antwort. Auch Nick war verschwunden. In diesem Moment überkam mich Traurigkeit – mir war bewusst, dass er gegangen war, ohne mir Bescheid zu geben. Nachdem ich aus diesem Albtraum erwachte, schrieb ich Nick gleich um 6.00 Uhr eine Nachricht, in der ich ihm von meinem Traum über ihn berichtete. Er kommentierte – wie so oft – diesen Traum nicht. Wir schrieben uns daraufhin noch gegenseitig ein paar nette und lustige Nachrichten, bis er mit der Beichte herauskam: „Karla, ich habe in den letzten Monaten viel durchgemacht und ich habe mich entschieden, nächsten Samstag nicht auf das Konzert zu gehen, für das du mir letztes Jahr zum Geburtstag zwei Karten geschenkt hast. Es war eine tolle Idee von dir und lieb gemeint, aber ich möchte sie dir zurückgeben und das Geld erstatte ich dir auch." Augenblicklich musste ich mich hinsetzen. Was hatte er da von sich gegeben? Er wollte mein Geschenk, das von Herzen kam, wieder zurückgeben? Wut, Enttäuschung und Zorn stiegen urplötzlich in mir auf und ich konnte nicht anders, als ihm zu schreiben: „Mach was du willst mit den Karten. Ich will sie nicht! Wie kannst du es wagen, mir mein Geschenk zurückzugeben? Nie wieder werde ich dir ein Geschenk machen!" Ich weinte, bis keine Tränen mehr kamen. Es hatte mich vor ein paar Monaten so viel Überwindung und Mut gekostet, Nick zu seinem 40. Geburtstag ein Geschenk zu machen. Und nun so etwas! Für mich fühlte sich das Zurückgeben wie ein Messerstich im Herzen an. Nick schrieb mir noch eine Mail und versuchte sich damit zu erklären. Natürlich wollte er mich nicht verletzen, aber er nahm mir mit dieser Aktion meinen Stolz und meine Würde. Ich wollte diese *verhängnisvolle Affäre* zwischen uns endgültig abschließen. Mein Traum bewahrheitete sich: Nick verschwand ganz plötzlich aus meinem Leben. Was wollte ich auch von einem Mann, der nur in meinem Telefon existierte und mir Kurznachrichten schrieb? Den ich ab und zu mal auf der Straße traf und für Sekunden in den Arm nehmen durfte? Daraufhin schrieb ich ihm eine Mail: „Du hast mich zu sehr verletzt, auch wenn das nicht deine Absicht war. Außerdem glaube ich, dass meine Gefühle für dich einseitig sind. Bitte lasse mich jetzt in Gedanken gehen und neu anfangen. Ich wünsche dir alles Liebe!" Ich fühlte mich wie eine Raupe, die zum Schmetterling wurde. Die kleinen Flügel konnten mich jetzt tragen und ich hatte endlich den Mut, Nick seine Grenzen aufzuzeigen und mich von ihm zu lösen. Mit einer weiteren Aktion half mir Nick selbst dabei und gab meinem Herzen den Todesstoß. Nachdem ich ihm schrieb, dass er mir die Karten per Post zusenden könnte, weil ich selbst gerne mit einer Freundin in das Konzert gehen würde, steckte er die Karten in einen Briefumschlag und warf diesen in meinem Yogastudio ein, in dem ich arbeitete, – ohne mir dies weiter mitzuteilen. Die Karten erreichten mich deshalb erst drei Tage nach dem Konzert. So hielt ich sie geschockt vor meinem Yogaunterricht in der Hand und fühlte wieder einen unglaublichen Zorn und Schmerz in mir. Wie sollte ich mich jetzt noch auf meinen Unterricht konzentrieren!? Bea stand zufällig neben mir und nahm mir die Karten aus der Hand. „Nach dem Unterricht gehen wir kurz in den Garten und verbrennen die blöden Karten." Ich atmete tief durch, erklärte meinen Teilnehmern, dass ich gerade etwas neben mir stehen würde, und versuchte mich dann wieder zu sammeln. Die Yogastunde tat mir gut. Ich schüttelte den Zorn ab und spürte eine tiefe Dankbarkeit für die Freundschaft mit Bea und Sven. Eine Stunde später standen wir zu dritt vor einer Feuerschale und versuchten, die beschichteten Konzertkarten anzuzünden, was uns nur schwer gelang. „Ich wollte schon immer mal Geld verbrennen!" Lachend gaben wir nach der Hälfte auf. „Sollen die Dinger da drin verrotten. Für mich ist das Thema jetzt abgeschlossen." Wir nahmen uns alle herzlich in den Arm und verabschiedeten uns. In den Sternenhimmel blickend, fuhr ich mit dem Rad nach Hause – glücklich über meine Freunde, die immer für mich da waren und traurig über Nick, der mich so sehr verletzt hatte, dass meine Sehnsucht nach ihm wie weggepustet war. Nick zeigte mir den Schmerz, keine Wertschätzung von anderen Menschen zu bekommen. Dabei sah die Realität ganz anders aus. Ich war ihm nicht egal. Er wollte alles richtig machen, fühlte sich aber hilflos und traf damit noch einmal mehr die Wunde in meiner Seele. Einen Tag später rief Trish mich an, nachdem ich ihr von den Karten per Whatsapp geschrieben hatte: „Was ich dich unbedingt noch fragen wollte: Warum möchtest du immer noch mit einem Mann zusammen sein, der nicht mit dir zusammen sein möchte? Du bist so ein toller Mensch. Du hast verdient, dass man dich liebt!" Geschockt schaute ich in mein Telefon: „Will ich nicht mehr. Es ist vorbei. Nick hat nicht mit bösen Absichten gehandelt, aber er hat mich trotzdem so sehr verletzt, dass ich mir definitiv keine Beziehung mit ihm wünsche." Meine emotionalen Ausbrüche aufgrund seines Verhaltens hatten mir mal wieder meine ganze Kraft geraubt. Mein Hals schnürte sich zu und entzündete sich. Ich bekam am nächsten Tag Fieber, lag im Bett, wurde still und beobachtete, wie mein Körper die Situation verarbeitete. Doch das Ende der Fahnenstange war noch lange nicht erreicht. Besonders in den folgenden Wochen, während wir keinerlei Kontakt hatten, träumte ich weiterhin intensiv von Nick. Es waren wunderschöne Träume. Mein 43. Geburtstag rückte näher. Ich feierte diesen Tag mit meinen Freunden und der Familie im Garten bei Sonnenschein und gutem Essen. Marcel unterstütze mich, kümmerte sich um den Abwasch, versorgte alle mit Getränken, bediente den Grill, schlichtete Streit zwischen den Kindern, machte mir wundervolle Geschenke und sorgte dafür, dass dieser Tag unvergesslich schön wurde. Eigentlich vermisste ich nichts. Doch plötzlich fühlte ich diese innere Traurigkeit und konnte meine Tränen nicht mehr zurückhalten, nachdem mein Sohn aus Versehen eine Vase von meinem Geburtstagstisch stürzte. Ich schimpfte laut und alle um mich herum schauten mich erschrocken an. „Was soll das? Warum bist du so hart zu deinem süßen Sohn? Das ist nicht in Ordnung!" Meine Mutter wurde sauer und auch die anderen taten empört. Ich lief in den Keller und weinte. Marcel sah mich: „Was ist los mit dir? Was ist passiert?" Er nahm mich lieb in den Arm, fragte nicht weiter und tröstete mich, bis keine Tränen mehr kamen. Eigentlich war es doch der perfekte Tag. Was brauchte ich mehr? Warum sehnte ich mich so sehr nach einer klitzekleinen Nachricht von Nick? Nicht einmal ein oberflächliches „Happy Birthday!" kam auf meinem Handy an. Nachdem alle Gäste am Abend gegangen waren, schaltete ich mein Handy ein und hoffte immer noch, Nick hätte mir eine kurze Nachricht geschrieben. Da war absolut nichts. Innerlich weinte mein Herz. Ich spürte, dass er den ganzen Tag an mich gedacht hatte, und ich spürte auch seine innere Verzweiflung: „Du hast doch geschrieben, dass ich dich gehen lassen soll." Mein Verstand war unglaublich zornig, aber mein Herz sagte leise: „Er hat es aus Liebe zu dir getan." Drei Monate ohne Kontakt vergingen, dann arrangierte das Universum ein Treffen für uns. Meine Eltern luden mich zum Mittagessen ein. Ich zog mein schönstes Kleid an, schaute in den Spiegel und fragte mich, ob Nick mich in diesem Outfit schön finden würde. Dann nahm ich mein Fahrrad und wollte losfahren, aber ich musste noch einmal in die Wohnung und meine Sonnenbrille holen. Ich fuhr eigentlich nie mit Sonnenbrille Rad, aber an diesem Tag musste ich meine Augen bedecken. Mir wurde zehn Minuten später klar, warum. Langsam fuhr ich mit meinem Mountainbike an die Kreuzung heran, Nick stand mit dem Fahrrad auf der anderen Seite der Ampel. Neben ihm sein kleiner Sohn. Wir hoben beide grüßend die Hand und lächelten. Dann wurde die Ampel grün. Ich fuhr los. Er fuhr los. Ich schaute geradeaus und sah aus den Augenwinkeln seine Enttäuschung, als ich an ihm vorbeifuhr. Emotionslos fuhr ich zu meinen Eltern und blickte nicht mehr zurück. Nachdem ich eine Stunde später wieder zu Hause war, brach ich weinend zusammen. Was hatte mein Verhalten mit bedingungsloser Liebe zu tun? Ich führte mich auf wie ein verletztes kleines Kind, das sich schützen musste. Nachdem mir das klar wurde, schrieb ich Nick eine Nachricht, in der ich mich für mein Verhalten entschuldigte. Mich ließ das Gefühl nicht los, die Situation zwischen uns klären zu wollen. Abends meldete er sich bei mir und schrieb mir: „Liebe Karla, du brauchst dich nicht zu entschuldigen. Ich habe Fehler gemacht und dich verletzt ..." Die Emotionen überschlugen sich bei uns beiden – wohl auch, weil gerade Neumond war. In der folgenden Nacht träumte ich wieder von uns: Es war bereits dunkel und ich befand mich auf dem Nachhauseweg von meiner Arbeit, als er mir mit seinem Motorrad entgegenkam. „Hey Karla, bist du auf dem Weg nach Hause? Ich begleite dich ein Stück." „Seit wann fährst du Motorrad?" „Das ist mein neues Hobby." Nick strahlte über das ganze Gesicht – das Motorradoutfit stand ihm richtig gut. Ich dachte, Nick würde absteigen und seine Maschine für mich schieben. Stattdessen griff er mich wie bei einer Umarmung und schwang mich auf den Sitz hinter ihm. „Fahr bitte vorsichtig und vor allem langsam. Ich habe keinen Helm auf." „Natürlich, meine Schöne." Nick lächelte charmant und fuhr langsam los. Er fuhr sicher und achtsam. So saß ich hinter ihm und schmiegte mich an ihn. Ich hätte eine Ewigkeit so weiterfahren können. Kurz vor meinem Haus parkte er und wir stiegen ab. Ich nahm seine Hand und er hielt sie sehr fest. So spazierten wir noch ein wenig durch die Nacht, schauten in die Sterne und redeten: „Karla, das Geschenk, das du mir zum Geburtstag gemacht hast, ist das Wundervollste, das ich jemals von einem Menschen bekommen habe." Erstaunt schaute ich ihn an: „Ich dachte, du bist damit überfordert und findest es doof?!" „Nein. Niemand kennt mich so gut wie du und weiß, welche Sehnsüchte mich antreiben." Nick schaute mich intensiv an. Ein innerer Frieden machte sich in meinem Herzen breit und nun strahlte auch ich über das ganze Gesicht. Mit diesem Gefühl wachte ich langsam auf und öffnete meine Augen. Das Gefühl von Zorn und Wut über die verfallenen Karten wurde im Traum endlich transformiert in Verständnis und Liebe.

Jeder Traum von Nick war anders, aber alle hatten eins gemeinsam: die Zärtlichkeit, die tiefe Liebe und das Festhalten bzw. den anderen so nah an sich heranzulassen, dass man das Gefühl hatte, mit dem Partner zu verschmelzen. Im Traum konnten wir das – in der Realität war daran nicht zu denken.

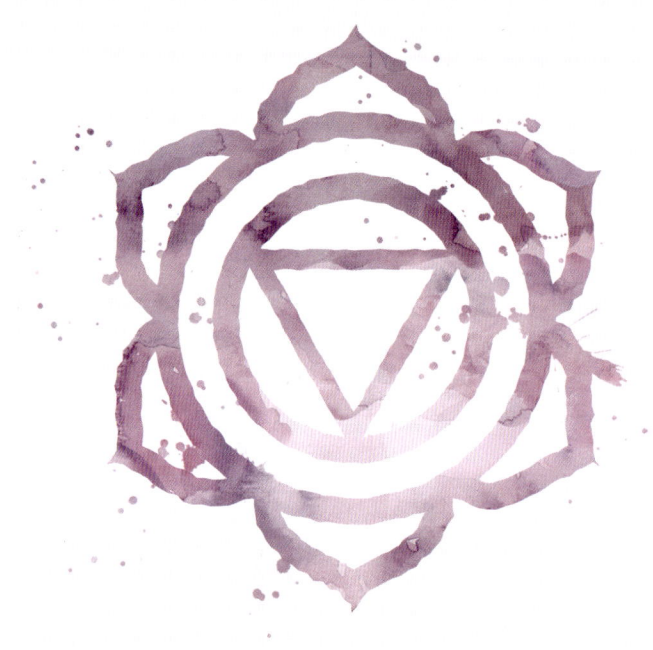

Sprich mit mir! – Gespräche von Herz zu Herz

Die Träume von Nick wurden in den folgenden Wochen seltener, dafür kam Marcel wieder in meine Träume, in denen er mir signalisierte: „Du bist eine tolle Frau. Mit dir möchte ich zusammen sein." Dann wachte ich auf und fühlte inneren Frieden. Am Tag füllte ich meine Gedanken mit positiver Energie. Andere Mitmenschen konnten mich nicht mehr so leicht aus meiner Mitte schleudern und auch die Sehnsucht nach Nick wurde weniger. Ich blickte zurück auf mein Leben und es schien so, als hätte ich jahrelang um Liebe kämpfen müssen. Tausende Tränen hatte ich vergossen, weil ich mich nicht geliebt fühlte. Dabei suchte ich diese Liebe zu sehr außen und nicht in mir selbst. Und nun, drei Jahre nach der Begegnung mit Nick, spürte ich diese Liebe, die in mir selbst steckte. Ich sagte endlich *Ja* zu mir selbst.

Ich feierte das Leben mit meiner Familie und meinen Freunden. Auf einem runden Geburtstag begegnete ich Ingo, der mittlerweile verheiratet und ständig auf Reisen ist. Ingo schien glücklich zu sein. Ich freute mich für ihn. So saßen wir an einem Tisch und erzählten uns von schönen Urlauben, Zukunftsvisionen oder alltäglichen Problemen auf der Arbeit – wie früher. „Hast du mal was von Baza gehört?", fragte ich ihn in einem Nebensatz. Ingo schaute mich irritiert an: „Das letzte Mal vor fünf Jahren. Nachdem er aus dem Gefängnis entlassen wurde, hat er seine Cousine geheiratet. Damals hatten sie schon ein Kind und haben ein Haus gebaut. Wahrscheinlich hat er jetzt noch mehr Kinder. Baza führt ein ganz normales Familienleben, geht einer geregelten Arbeit nach und hat Reue gezeigt. Ist schon irgendwie irre, wie man sich um 180 Grad drehen kann." Ich erinnerte mich an den sensiblen Baza und dann an die kalten Augen eines Mörders. Wir alle hatten eine dunkle Seite in uns und es kam schließlich darauf an, welche Seite wir in uns stärken wollten. Liebe oder Hass?

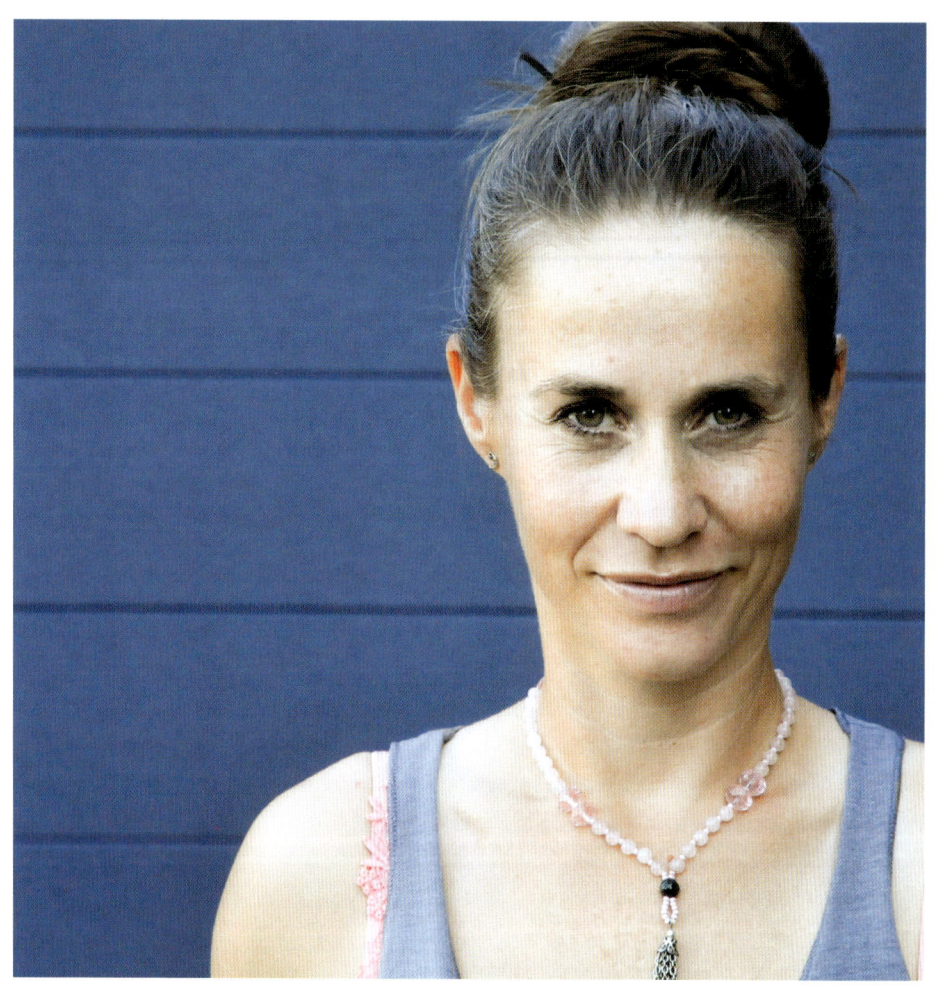

Ich hatte ihm schon längst vergeben und fühlte eine innere Ruhe, weil er noch einmal die Kurve bekommen hatte. Dieses Kapitel in meinem Leben konnte ich endlich abschließen.

Nur einen Tag später sah ich Heiko in der Innenstadt – mit Anzug und Schlips. Heiko arbeitet seit vielen Jahren als Finanzberater bei einer großen Bank. Ich war mir sicher, dass er seine Spielsucht geheilt hatte. Von Weitem sah er mich und lächelte mir zu. Innerlich schmunzelnd bog ich in die Seitenstraße mit meinem Fahrrad. Mir kam der letzte Satz von ihm in den Sinn, kurz bevor wir uns damals trennten: „Karla, du bist etwas ganz Besonderes. Aus dir wird noch eine große Persönlichkeit. Glaub mir." Damals verstand ich nicht, warum er mir das sagte, nachdem er mich betrogen hatte. Heute weiß ich es. Manchmal sagen wir Dinge, die wir selbst nicht verstehen. Es sind Weisheiten aus unserer Seele. Heiko hatte recht. Nun begann ich langsam mein Potenzial zu entdecken, damit aus mir eine echte Persönlichkeit werden konnte.

Noch in derselben Nacht träumte ich von Tom. Ich bat ihn um ein klärendes Gespräch. Plötzlich war es mir im Traum mit ihm zu anstrengend und ich hatte keine Lust mehr, über *uns* zu sprechen. „Vergangenes ist nicht jetzt", sagte eine Stimme in mir. Im Traum drehte ich mich um und ging fort. Das Einzige, was für mich nun zählte, war das *Hier und Jetzt*! Ich wachte auf und dachte an Marcel. Wir hatten im Hier und Jetzt noch einiges zu klären. Vollkommen nackt standen wir beide unter der Dusche nach einer gemeinsamen Laufrunde und fingen an, tiefgründige Gespräche zu führen. Fünf Monate waren seit unserer Trennung vergangen. Die Kinder spielten im Garten. „Ich weiß nicht, ob es besser gewesen wäre, wenn ich nicht erfahren hätte, dass du Nick liebst." Ich schaute Marcel ernst an: „Was erwartest du von mir, wenn du mir eine Frage stellst? Eine ehrliche Antwort oder eine Lüge, die dich beschützen soll?" Marcel dachte einen Moment nach: „Eine ehrliche Antwort." Er schaute traurig auf den Boden. „Marcel, wenn du nicht aushältst, dass ich einen anderen Mann in mein Herz geschlossen habe, dann verstehe ich das. Ich will nicht, dass es dich kaputt macht." „Nein, Karla. Ich kann damit leben. Es ist nicht einfach, aber ich liebe dich. Gemeinsam schaffen wir das." So standen wir minutenlang unter dem reinigenden Wasserstrahl und waren dankbar für die ehrlichen und offenen Worte, die uns letztlich wieder zusammenführten. Nach der Trennung starteten wir einen weiteren Versuch, unsere Ehe zu retten, und fanden uns schließlich auf einer neuen Ebene der Beziehung wieder. Marcel begriff, dass Eifersucht und die Angst vor dem Verlassenwerden fehl am Platz waren. Sie belasteten unser Zusammensein. Endlich waren wir uns wieder geistig nah und brachen die Kommunikationsblockaden zwischen uns auf. Marcel vertraute mir und ließ mir von nun an viele Freiheiten. Andersherum war es genauso. Er entdeckte neue Hobbies für sich und ich versuchte, ihm die Freiheit und Zeit dafür einzuräumen, was mit den Kindern neben unseren Berufen nicht immer einfach war. Wir verbrachten wundervolle Zeit im Urlaub ohne Kinder, wanderten durch die Alpen, fuhren Mountainbike, genossen gutes Essen, schwitzten gemeinsam in der Sauna und stärkten uns mental gegenseitig, wenn es dem anderen nicht so gut ging. Trotz der Verletzungen aus der Vergangenheit öffneten wir beide wieder unser Herz für die Liebe. Die wichtigste Basis für unsere Beziehung: Wir begegneten uns auf Augenhöhe und wir empfanden uns beide als liebenswert. Unsere Beziehung war nicht mehr auf einem Mangel aufgebaut, sondern ein reines Bewusstsein der Fülle. Ich entwickelte immer mehr den Wunsch, Marcel mit Liebe zu beschenken – so wie ich es auch mit meinen Freunden, Mitmenschen und meiner Familie tat. Marcel wollte mich nicht mehr ändern oder manipulieren. Manchmal überschüttete er mich mit Komplimenten. Ich spürte sein Begehren und Verlangen – als wären wir frisch verliebt. Er verlangte auch nicht mehr danach, dass meine ganze Aufmerksamkeit ihm galt. Manchmal fiel er in sein altes Muster zurück und ich stoppte ihn: „Marcel, so geht das nicht! Wenn dir etwas nicht passt, dann rede mit mir darüber." Wovor brauchten wir noch Angst zu haben? Wir folgten unseren Tagträumen und zeigten uns nur noch so, wie wir beide in Wirklichkeit waren. Auch seine Lebensthemen durfte Marcel selbst lösen. Ich konnte ihm dabei nur Hilfestellung leisten, war aber nicht dafür verantwortlich, ihn glücklich zu machen. Andersherum war es genauso. Beziehungen, die keine

Bedingungen stellen, sind ganz und gar frei, und wenn die Seele frei ist, ist sie voller Liebe und Freude. Unser Verschmelzen auf körperlicher und seelischer Ebene war nur möglich durch dieses Urvertrauen und die Heilung traumatischer Erlebnisse aus der Vergangenheit. Endlich begriff ich, was es hieß, in der Liebe aufzusteigen. Ein Neubeginn fand auch beruflich in meinem Leben statt. Aufträge und neue Projekte flogen mir plötzlich zu, weil ich der Mensch wurde, der ich immer sein wollte. Existenzielle Ängste lösten sich auf. Zum ersten Mal in meinem Leben spürte ich einen Anflug von Leichtigkeit.

In der Zwischenzeit kämpfte Hellen um ihre Ehe mit Nick. Sie spürte, dass er sich immer mehr emotional von ihr entfernte und wünschte sich sehnlichst ein ehrliches Gespräch von Herz zu Herz. Nick war noch nicht bereit dafür, weil er einfach nicht wusste, was er wollte. Sein Hauptlebensthema war in diesem Moment Karla, alles drehte sich nur noch um sie. Er suchte Antworten auf all die Fragen, die durch seinen Kopf schwirrten, aber er fand keine. Ihm fehlte der Mut, Hellen von seinen Gefühlen für Karla zu beichten. Seine Angst vor der Ungewissheit und den Verletzungen, die er ihr zufügen würde, war zu mächtig. Um Kraft zu schöpfen und klare Gedanken zu bekommen, fing er jedoch an, sein Leben selbstbestimmt zu führen. Nick verabschiedete sich von einigen alten Glaubenssätzen und fand dadurch Ruhe, Kraft und Balance. Es tat ihm gut, sich Zeit für sich selbst zu nehmen und aus dem Alltag auszubrechen. Er ließ langsam die Vergangenheit los und schloss Frieden mit sich, um wieder atmen zu können.

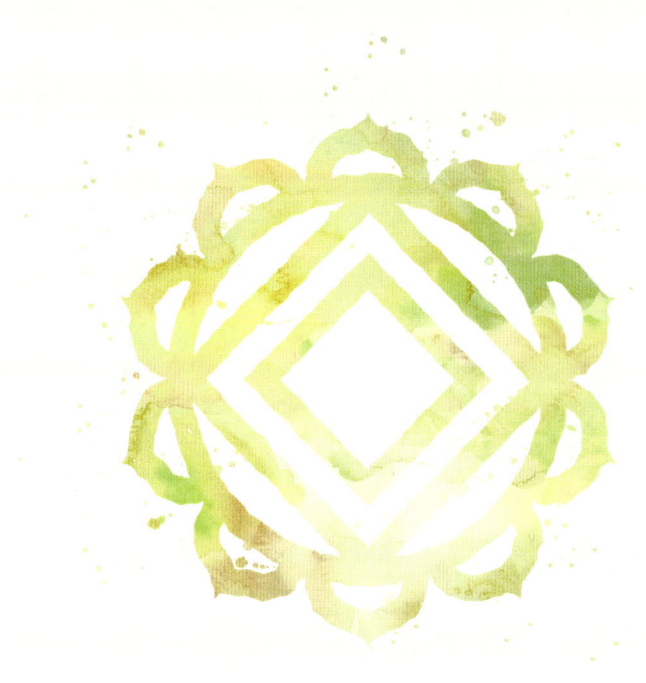

216 DIE HOFFNUNG STIRBT ZULETZT

Die Hoffnung stirbt zuletzt

Eins hatte ich in den letzten Monaten verstanden: Ich lernte von Nick – egal, ob er nun real bei mir war oder nicht. Die Sehnsucht nach ihm ließ nach, weil ich mein Urvertrauen stärkte. Das Band zwischen uns wurde jedoch trotz Trennung immer stabiler und stärker. Ich spürte ihn weiter in meinem Herzen – diese unglaublich starke Liebe, aber ich wollte kein Treffen mehr mit Nick erzwingen. Gefühlsschauer gingen durch meinen Körper, als würde Nick träumen, an mich denken und sich vorstellen, wie wir beide als verliebtes Paar ein gemeinsames Leben führten. In diesen Momenten spürte ich ihn ganz nah bei mir. Innerlich sprach ich zu ihm: „Ich weiß, wer du bist – ein sensibler Mann, der in seiner Tiefe unglaublich viel Herz hat. Aber du verbirgst deine Gefühle manchmal unter einer Maske, weil du es so gelernt hast und glaubst, dass dein Umfeld das von dir verlangt." Oft unterhielt ich mich im Geiste mit ihm und diskutierte über unsere Kommunikationsblockaden. Langsam lernte ich, die telepathische Verbindung zwischen uns beiden positiv anzunehmen und für mich zu nutzen. Das Gefühl des Getrenntseins war nur eine Illusion – Nick war jeden Tag in meinem Herzen. Verlustangst, Selbstzweifel, unterdrückte Gefühle und die Angst vor der Niederlage gehörten der Vergangenheit an, aber dieses wundervolle Gefühl der Liebe blieb.

Fleißig arbeitete ich an meinen Lernaufgaben und ging fast täglich aus meiner Komfortzone heraus. Mir war bewusst, dass in mir sehr viel Power und Stärke – fast schon Dominanz – steckten, so dass sich Männer manchmal vor mir fürchteten. Ich wollte mich mehr zurücknehmen, weil meine Selbstsicherheit von vielen als anstrengend empfunden wurde. Ich verunsicherte Marcel und andere mit meiner Art, Dinge anzugehen. Er konnte dann nicht anders, als sich von mir zurückzuziehen. Mein neues Mantra hieß deswegen: Ein bisschen weniger ist mehr! Mutig und erwachsen schritt ich weiter voran.

Neben meiner inneren Entwicklung stärkte ich weiterhin meine Weiblichkeit durch mein Äußeres: elegant und sportlich – ich wollte beides, weil es zu meinem Wesen passte. Hohe Absätze bereiteten mir noch Probleme, weil ich nicht gewohnt war, darauf zu laufen. In einem Schuhgeschäft lachte Trish über mich: „Du läufst wie ein Storch. Aber im Stehen sehen die Schuhe an dir unglaublich sexy aus!" „Aber ich muss doch damit gehen können!" Entrüstet zog ich die Schuhe im Laden wieder aus und gab sie dankend der Verkäuferin zurück. Dann nahm ich die Schuhe mit dem kleineren Absatz, die meiner Meinung nach auch sehr hübsch aussahen. Langsam füllte sich das Schuhregal zu Hause und manchmal hatte ich ein schlechtes Gewissen, weil sich für die Kinderschuhe kein Platz mehr fand. Als ich eines Tages von einem Arbeitswochenende nach Hause kam, hatte Marcel mit den Kindern das Haus aufgeräumt. Sie hatten meine schönen neuen Schuhe ordentlich aufgereiht und ihre Schuhe bis aufs Nötigste aussortiert. Ich freute mich sehr über diese liebe Geste. Nicht nur schöne materielle Dinge traten in mein Leben, sondern auch Menschen, mit denen ich von der ersten Begegnung an tiefgründige Gespräche führte. Auf Halbherzigkeiten ließ ich mich nicht mehr ein. Ich traf mich nur noch mit Menschen, die mir gut taten. Mein Mitgefühl stieg und ich spürte, dass ich meine Mitmenschen verstand, ohne sie zu bewerten. Viele fühlten sich in meiner Nähe wohl, wurden magnetisch von mir angezogen und fanden so ihren Weg zu mir. Besonders meine Heiterkeit und Lebensfreude faszinierten immer mehr Menschen um mich herum. Meinen gesamten Alltag füllte ich mit achtsamen Glücksmomenten: Ich erfreute mich an einer Blume, trank genüsslich in der Sonne einen Tee, traf mich mit meinen Freundinnen, tanzte nach meinem Lieblingslied durch das Haus, machte mich hübsch und erfreute mich an mir selbst. Diese kleinen Dinge waren meine persönliche Energietankstelle. Eine Harmonie stellte sich in meinem Leben ein, die mich immer mehr erfüllte. Ich veränderte in meinem Leben, was in meiner Macht stand – was ich nicht verändern konnte, beließ ich so, wie es war. Liebevoll nahm ich auch vermeintlich *schlechte* Situationen in meinem Leben an und sah darin die Herausforderung und Chance zur Weiterentwicklung. Durch Kamasutra lernte ich mich selbst zu lieben, die weibliche Energie zu stärken und mich zu öffnen. Endlich erkannte ich: Ich bin gut so, wie ich bin. Ich liebe und werde geliebt. Verstand, Kontrolle, Genuss und beruflicher Erfolg – was mich an Nick faszinierte, war nichts anderes als ein nicht gelebter Teil von mir selbst. Für mich gab es nur noch den Blick nach vorn. Die Vergangenheit gehörte nicht mehr zu meiner Zukunft. Sie war lediglich ein wichtiger Teil meiner Biografie und machte aus mir den Menschen, der ich heute bin. Ich hatte ein neues Bewusstsein erlangt und konnte mich reflektieren. Traurige Phasen vergingen so schnell, wie sie kamen. Manchmal schaute ich verliebt in den Spiegel und sah mich selbst an: „Wie schön du bist!" Mich selbst zu lieben hatte nichts mit Arroganz, Narzissmus oder Egoismus zu tun. Im Gegenteil: Es war ein langer Prozess, bis ich begriff, dass ich eine Beziehung nur führen konnte, wenn ich mich selbst dabei nicht aufgab und verließ. Darüber hinaus bereitete es mir große Freude, nicht nur mir selbst und meiner Familie zu dienen, sondern auch den Menschen, die mir bei der Arbeit begegneten. Ich füllte jeden Tag mit Liebe und nährte jeden einzelnen Menschen bewusst mit meiner positiven Energie. Am späten Abend fuhr ich beschwingt mit dem Rad nach Hause. Ich sang dabei Mantren und schaute in den Sternenhimmel – immer öfter war ich wie besoffen vor Glück. Wochen und Monate vergingen, in denen ich zum ersten Mal in meinem Leben jede Sekunde intensiv lebte, so als wäre es meine letzte. Hatte ich vorher mein ganzes Leben geschlafen? War alles nur ein Traum? Ich erwachte und betrat damit radikal neues Terrain. Meine Weiblichkeit trug ich mit Stolz und Demut. Ich bin geflogen und gestürzt, habe zutiefst geliebt und meinen Lebensplan erkannt. Auch die Menschen, die mich liebten, konnten nicht mehr schlafen, weil sie ebenfalls erwachten. Sie entdeckten plötzlich, wer sie waren und welche tiefsten inneren Wünsche in ihnen verborgen waren. Nichts war mehr wie vorher. Nichts war ruhig. Es war bequem für Marcel und Nick, eine Frau zu lieben, die noch nicht ihre inneren heiligen Kräfte aktiviert hatte. Doch ab jetzt drückte ich ihre Knöpfe so schmerzvoll, dass ich sie jeden Tag von Neuem herausforderte. Unterbewusst zwang ich beide Männer, ihrer Seele Ausdruck zu geben, indem ich

Vergessenes hervorholte, neue Gefühle in ihr Leben brachte und sie daran erinnerte, dass es noch weitaus mehr im Leben geben musste. Wir befanden uns alle in einer Art Transformation. Romantisch und intim mit mir in dieser Phase des Lebens zu werden brauchte männlichen Mut und Unerschrockenheit. Dafür wurde dieser Mut mit Hilfe von Kamasutra über jedes geistige Verständnis hinaus belohnt. Ich nahm meine gesamte Umgebung mit in die zum Teil unentdeckten Welten der Mystik und Magie. Ich entdeckte endlich mein ganzes Potenzial, hypnotisierte, heilte und führte mit meiner Liebe die Menschen um mich herum in eine Welt sinnlicher Ekstase und Wunder. Die Sterne am Himmel brannten nachts so hell, dass ich mich fragte, ob ich immer noch auf demselben Planeten war. Mein Erwachen brach das Herz beider Männer auf, so dass sie halb verrückt wurden vor Sehnsucht. Sie wollten mich besitzen, mich durchdringen und den Moment mit mir für die Ewigkeit verankern. Ich sah die Menschen um mich herum, wie sie noch nie zuvor von jemandem gesehen worden waren. Dafür bekam ich ein tiefes Vertrauen geschenkt. Man wusste mich zu schätzen, weil ich Glück brachte und Gutes tat. Ich lief nicht mehr vor den dunkelsten Seelenanteilen eines anderen Menschen davon. Ich umarmte, küsste und liebte andere Menschen zurück ins Leben. Meine Worte sprachen aus, was die Seele verstand, und ich bestrafte niemanden für seine Fehler. Doch nicht jeder konnte damit umgehen. Viele Menschen sahen ein gewaltiges Risiko in mir, weil es plötzlich keinen Ort mehr gab, an dem sie sich verstecken konnten. Ich sah alles – so lange und so heftig, dass sich manch einer fragte, ob er wirklich am Leben war in der Zeit, in der ich noch nicht auf ihn traf. „Warum fühle ich diese Zeitlosigkeit in Karlas Gegenwart? Warum sehe ich die Liebe in ihren Augen? Warum gibt sie mir so viel positive Energie nur durch ihre Gegenwart und das Gefühl, zu Hause angekommen zu sein?", diese Fragen geisterten ständig von Nicks Herz zu seinem Kopf. Er musste sich entscheiden: Wollte er mich lieben, so dass seine Seele in Feuer gesetzt werden würde? Es war kompliziert zwischen uns, eine karmische Verstrickung, die hammerharte Lernaufgaben für uns beide bereithielt. Sein Leben würde nie wieder dasselbe sein, wenn er nur ein einziges Mal auch

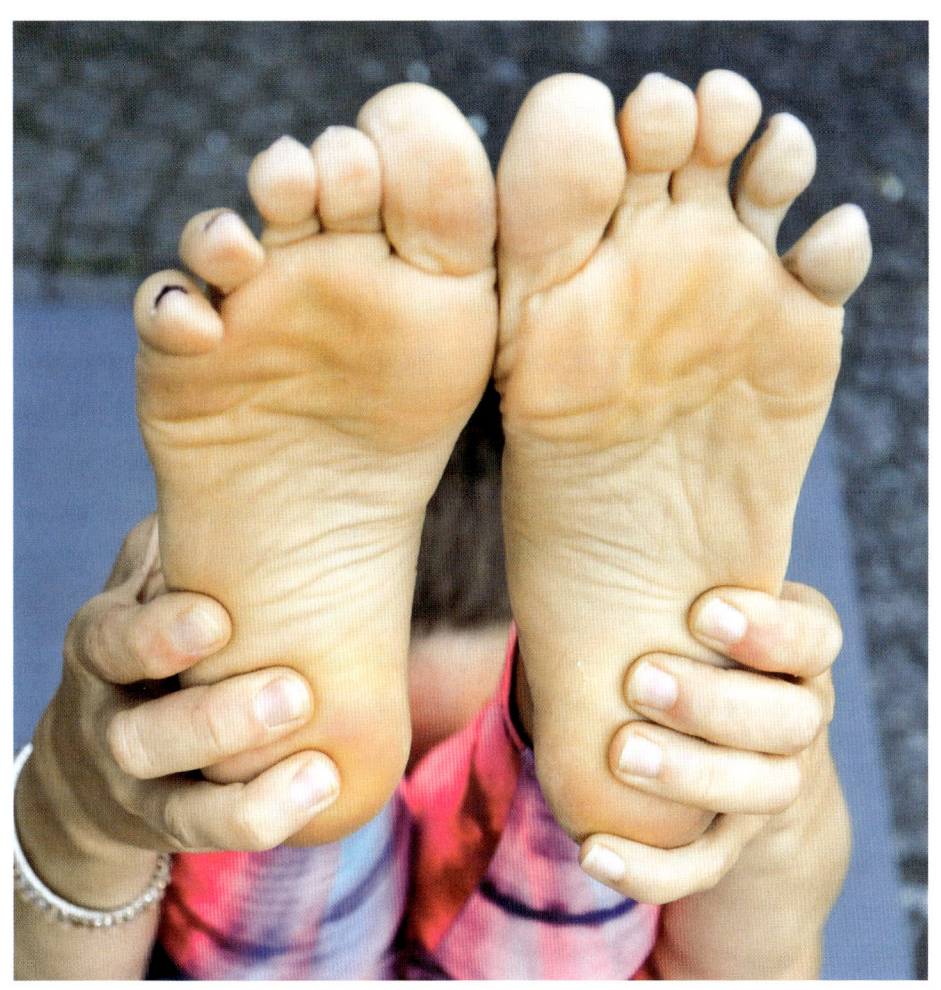

körperlich von meiner Energie gekostet hätte. Wollte er dieses Risiko eingehen oder lieber einen Schritt zurücktreten? Wäre es nicht sinnvoller, bei einer normalen Frau zu bleiben und ein anderes, sicheres und bequemes Leben zu führen? Doch wenn die Entscheidung für ein normales Leben gefallen wäre, müsste er sich sicher sein, dass er nicht den Rest seiner Tage über seine Schulter schauen würde, um noch einmal die Vision von uns beiden wiederzubeleben, die schnell aus seinem Blickfeld verschwinden würde. Nick war nun bewusst, dass unsere Verbindung einzigartig war. Manchmal fiel es ihm schwer zu verstehen, warum ich bestimmte Dinge anders anging als er, doch er respektierte mich so, wie ich war. Wir verstanden uns ohne Worte. Diese Liebe brauchte nichts vom anderen. Wir beschenkten uns mit unserer Gegenwart. Beieinander zu sitzen, meine Hand zu berühren oder mich zu umarmen ließ ihn jedes Mal die bedingungslose Liebe zu mir spüren. In seinem Kopf waren allerdings nur Nebel und Wolken. Er wollte Klarheit, aber sein Verstand konnte ihm das nicht geben. „Ich will nicht, dass andere Menschen durch mein Verhalten leiden", schrieb er mir in einem Brief. Er litt unter sich selbst und spürte nicht, wie er immer mehr ausblutete. Er spürte, wie ich mich emotional von ihm entfernte. Nachrichten von mir kamen seltener. Innerlich bemerkte er auch, dass ich mich von ihm abwandte. Eine unglaubliche Traurigkeit überkam ihn und die Panik, dass ich für immer aus seinem Leben verschwinden würde. Alles machte ihm plötzlich Angst. Schließlich war er seit Jahren verheiratet und hatte Familie. Nick dachte ernsthaft, er würde alles verlieren, wenn sein Herz sich auf mich einlassen würde. Deswegen musste er mich auf Abstand halten, während ich meine Gefühlswelt für ihn vollkommen öffnete. Ich ließ ihn in Licht und Liebe baden und bemerkte nicht, dass ich ihm damit die Chance der eigenen Entwicklung nahm. Mit meiner Liebe erdrückte ich ihn und machte es ihm leicht, immer wieder zu mir zurückzukommen. Je tiefer er jedoch seinen eigenen Weg erleben konnte, ohne meine Unterstützung, desto mehr würde er daraus lernen, ob es mir nun passte oder nicht. Nick brauchte die Chance, mich auch in seinem Herzen zu fühlen und Sehnsucht zu empfinden, damit er das göttliche Geschenk erkennen würde, das uns beiden diese positive Kraft verlieh. Mein Herz liebte ihn weiterhin – ich konnte nichts dagegen tun. Doch Nick sah alles, was ich ihm schrieb, als Vorwurf. Er dachte ernsthaft, dass ich ihm eine Absicht hinter seinem Handeln unterstellte. Drohungen, Vorwürfe und Schweigen prägten sein gesamtes Leben. Daraus resultierten bei ihm Schuldgefühle und ein immer stärker zunehmender Druck. Durch dieses Verhalten entstand eine unbewusst ablaufende *emotionale Erpressung*. Weil er es nicht anders gewohnt war, projizierte Nick diese Vorwürfe automatisch auf mich.

An seiner Oberfläche hatte er jahrelang gearbeitet: sein Haus, seine Familie, seine Autos, sein gepflegtes Aussehen. Wenn es um Gefühle ging, schwieg Nick und ging allen – auch seiner Frau – aus dem Weg. Sein ganzes Umfeld saß ihm im Nacken und machte ihm zusätzlich das Leben schwer. Eine Beziehung mit mir oder eine Freundschaft waren deswegen wie ein schier unüberwindbares Hindernis. Es wurde Nick einfach alles zu anstrengend. Mit 15 Jahren war er selber noch ein Kind, als er Hellen traf und sich in sie verliebte. Nick zweifelte nie daran, dass sie die Liebe seines Lebens wäre. Als Teenager waren die Gefühle in Wallung, die Körper drängten zueinander. Zwischen den beiden herrschte von Anfang an eine Vertrautheit und Freundschaft, die sie viele Jahre glücklich machten. Sie hatten aufgrund gefühlsmäßiger und körperlicher Anziehung geheiratet, aber geistig waren sie in diesem Moment voneinander getrennt. Jeden Tag ließ er sie neben sich schlafen, aber zwischen Ihnen entstand wie bei vielen Paaren auf dieser Welt mit den Jahren der Beziehung eine gläserne Mauer. Ihre Privatsphären kamen nicht mehr zusammen. Sie hatten Geheimnisse voreinander und waren nicht wirklich offen füreinander. Ihre Körper waren zwar physisch manchmal vereinigt, aber mental in die Psyche des anderen einzudringen ließen beide nicht mehr zu. Bei dem flüchtigen Gedanken an eine Trennung dachte Nick nun an all die Tage, Jahre und Nächte, in denen er mit Hellen zusammen gelebt und gemeinsam geliebt hatte, in denen sie Erfahrungen gesammelt und viele wertvolle Geschenke erhalten hatten. Er verstrickte sich in diesen Gedanken und machte Hellen weiterhin Versprechungen. Sie kamen aus seinem Herzen und waren der verzweifelte Versuch, das Gefühl aus der Vergangenheit wiederzubeleben. Er ging auf Hellen zu und wünschte sich einen ehrlichen Neuanfang mit ihr, plante schöne Urlaube, romantische Abende und nahm sich wieder mehr Zeit für sie. Doch dann kam der graue Alltag und brachte beide auf den Boden der Tatsachen zurück. Sie stritten sich wegen Kleinigkeiten und dann gingen sie sich wieder aus dem Weg. Eigentlich wollte er doch nur neben seinem erfolgreichen Beruf mehr Liebe, Zeit und Lebenslust spüren. Endlich seinen festen Platz im Leben finden und zu Hause ankommen. Nick sorgte für ein angenehmes materielles Familienleben und arbeitete so viel, wie es bereits sein Vater ihm vorgelebt hatte, als er ein Kind war. Hellen *funktionierte* in dieser Ehe für das geliebte Kind. Sie tat alles für ihren Sohn, was eine Mutter tun konnte: engagierte sich in der Schule, traf sich mit anderen Müttern und deren Kindern zum Austausch und sorgte für erfüllende Freizeitaktivitäten. Sie kaufte ihrem Kind alles, was sie selbst in ihrer Kindheit vermisst hatte. Sich selbst vergaß sie jedoch oft dabei. Wenn sie sich schöne Dinge fürs Haus oder zum Anziehen kaufte, war die Freude darüber schnell verblasst. Sie waren beide Eltern, die aus dem Strudel des grauen Alltags nicht mehr herauskamen. Zu den Pflichten gesellten sich Schuld und Sünde. Nick fühlte sich schuldig, weil er Gefühle für mich hegte. Er fühlte sich schlecht, wenn er Lust auf mich und meinen Körper verspürte. Manchmal dachte er daran, wie es sich wohl anfühlen würde, mich zu küssen und mit mir zu schlafen. „Karla ist eine *femme fatale*!", dachte er, wenn er an das Bild in Spitzenunterwäsche dachte, das ich ihm vor langer Zeit geschickt hatte. Ich zog Nick in den Bann und löste wilde erotische Phantasien in ihm aus. Dabei stärkte ich seine Männlichkeit und das gefiel ihm einerseits. Nick fühlte sich in diesen kostbaren Momenten begehrt. Andererseits hatte er ein schlechtes Gewissen, wenn ich ihm unmoralische Angebote machte – Hellen gegenüber und auch Marcel. Hellen fühlte sich ebenfalls schuldig, weil sie ihrer Meinung nach Nick nicht gerecht werden konnte. Auch sie hatte kürzlich jemanden getroffen, der ihr Interesse geweckt hatte und ihr liebevoll Aufmerksamkeit schenkte. Einer, der auch ihr zeigte, dass sie eine begehrenswerte Frau sei. Ihre Gedanken waren nicht mehr so oft wie früher bei Nick. Flüchtig dachte sie daran, ihren Mann zu betrügen, aber auch sie wollte diesen Schmerz ihrer Familie nicht antun. Ihr war bewusst, dass die Moral für Nick an oberster Stelle stand. Emotional und in Gedanken waren jedoch beide bei ihren Wunschpartnern. Sie handelten nicht aus Liebe zueinander. Zumindest nicht bewusst. Sie taten alles dem anderen zuliebe, weil sie es so gewohnt waren, und dachten, es müsste so sein. Sich selbst zuliebe etwas zu tun erschien ihnen befremdlich. Oft gaben sie sich dann gegenseitig die Schuld, wenn etwas schieflief in ihrem Leben. In diesen Momenten fühlten sich beide schlecht, weil sie sich doch in Wahrheit gegenseitig viel bedeuteten. In die eigene Tiefe seiner Seele zu schauen machte Nick schrecklich Angst. Er hatte sich so sehr in sein Schneckenhaus verkrochen, dass niemand an ihn herankam. Niemand bemerkte, was in diesem hochsensiblen Mann vor sich ging. Einer Sache war ich mir sicher: Nick liebte mich – vielleicht so tief, wie er noch nie einen Menschen geliebt hatte. Auch ihm wurde langsam bewusst: Unsere Verbindung gab es nur ein einziges Mal auf dieser Welt. Seine Mauern rund ums Herz bekamen mit jedem Tag mehr Risse und bröckelten langsam auf. Sein Herz funkte meines jeden Tag an. Ich fühlte seinen süßen Schmerz und das Glühen im Brustkorb, während Nicks Herz mir von seiner Sehnsucht, seinem Begehren und seinem Verlangen nach Liebe erzählte. Es erzählte mir auch, dass er sein eigenes Herz oft nicht beachtete. Ständig wollte es ihm mitteilen, dass es nach mehr Liebe im Leben verlangte, aber in seinem Kopf lief ein Kino und Gedankenkarussell ab, das ihn wahnsinnig machte und von den Botschaften seines Herzens fernhielt. Im Moment war er noch ein Meister im Verdrängen von Gefühlen. Nick hegte sehr tiefe Gefühle für mich und setzte sich damit auch auseinander, jedoch hielt er sich dabei verschlossen und machte alles mit sich selber aus. Zu viele Gefühle und Gedanken bereiteten ihm Sorgen. Sie überforderten ihn, weil er gerade erst den Zugang zu seiner Herzebene fand. Innerlich zerriss es ihn. Immer wenn diese Gedanken zu viel wurden, platzte er. Dann wurde er wütend, rastlos oder meldete sich bei mir. Sein Verstand konnte das nie begreifen: In seinem Brustkorb schlug sein Herz wie wild, wenn er mir auf der Straße zufällig begegnete. Sein Atem beschleunigte sich, sein Körper zitterte, wenn ich plötzlich vor ihm stand. Durch meinen Anblick blieb ihm förmlich die Luft weg. Irgendwann war Nick an einem Punkt, wo er diesen Zustand der Ohnmacht nicht länger aushalten konnte. Tief in seinem Herzen wusste er, dass er um eine Veränderung seiner Lebenssituation nicht herumkam. Gleichzeitig hatte er das Gefühl, dass wir beide an einem Endpunkt angekommen waren, an dem es nicht weiterging. Wir konnten an unserer Situation nichts ändern. Das war frustrierend. Dennoch mussten wir der Realität ins Auge sehen: Wir wussten beide, dass eine gemeinsame Partnerschaft und auch eine Freundschaft zum jetzigen Zeitpunkt unmöglich waren. Nicks Verstand plapperte unentwegt: „Denke an deine Pflichten und Versprechen. Belasse alles beim Alten. Du musst für deine Familie sorgen. Was würden die anderen sagen?" Es war ihm unglaublich wichtig, was andere Menschen über ihn dachten. Trotzdem wollte er das symbolische Seil, an dem ich hing, nicht loslassen. Es fesselte ihn an die Wand. Es schmerzte ihn, dass ich in seinem Kopf immer präsent war und die romantische Liebe verkörperte, nach der er sich unterbewusst sehnte.

Er wollte ausbrechen aus dem Alltag, alles hinter sich lassen und neu beginnen. Das Gelübde erinnerte ihn jedoch daran, dass es nur ein Traum bleiben würde. Vor Gott hatte er Hellen versprochen, für sie zu sorgen, bis dass der Tod sie scheide. Diesen Glauben pflegte er: Die Religion mit ihren moralischen Glaubenssätzen verbot ihm, eine Sünde zu begehen und sich körperlich auf mich einzulassen. Dabei spürte er täglich unsere Anziehungskraft, die ihn innerlich zerriss. Auch als ich aus seinem Leben wieder verschwand, hörte diese Anziehungskraft nicht auf. Im Gegenteil – sie wurde nur noch stärker. Nick litt zum ersten Mal in seinem Leben unter Liebeskummer. So verliebt war er noch nie gewesen. Während seiner Erinnerung an mich schaltete sich das Licht in seinem Herzen an. Trotz der Trauer heilte sein Herz langsam, weil er sich die Zeit für seine innere Gefühlswelt nahm. Wut, Angst, Trauer, Liebe und Glück waren allesamt Gefühle, die ihn lebendig machten.

Er stand in der Küche und schaltete das Radio ein. Clueso sang: „Wenn du liebst, dann lass sie gehen!" Zur gleichen Zeit hörte ich diesen Song. Gefühle der Traurigkeit überkamen mich ganz plötzlich. Nick spürte, dass das Band zwischen uns schwächer wurde und abzureißen drohte. Diese Situation belastete ihn so sehr, dass es ihn krank machte. Er wollte viel lieber stark sein und mich fest in den Arm nehmen. „Eigentlich will ich dich nicht gehen lassen. Aber ich möchte, dass du endlich wieder das Leben genießt, wie du es schon immer getan hast. Vergeude deine Zeit nicht mit mir und hör auf, in deiner Traumwelt zu leben!" Sein Herz weinte. Erschöpft faltete er seine Hände, sprach ein Gebet mit der Bitte um Hilfe und ließ danach seinen Kopf auf die Hände sinken. Ich zitterte und schluchzte leise vor mich hin, weil seine Gefühle ungefiltert in meinem Herzen ankamen. „Ist es nun wirklich ein Abschied für immer?", dachte ich und schaute mir diese Traurigkeit in all ihren Facetten an, bis sie von alleine wieder ging. Auch ich bat das göttliche Prinzip um Hilfe in diesem Prozess. Während Nick seine Tränen wegwischte, fällte er eine wichtige Entscheidung. „Seit vielen Jahren fühle ich mich nirgends zu Hause. Plötzlich kommst du in mein Leben und ich kann es mir nicht mehr ohne dich vorstellen. Ich werde einen Weg für uns beide finden. Ich liebe dich und ich glaube tief in meinem Inneren an ein Happy End", sprach er in Gedanken zu sich selbst. Seine Gedanken hallten laut in meinem Kopf nach. Es war, als würde Nick direkt vor mir stehen und mir diese Worte ins Gesicht sagen. Ich meditierte und nahm in Gedanken seine Hand, schaute ihn an und *badete* in diesem wundervollen Gefühl: in Liebe vereint!

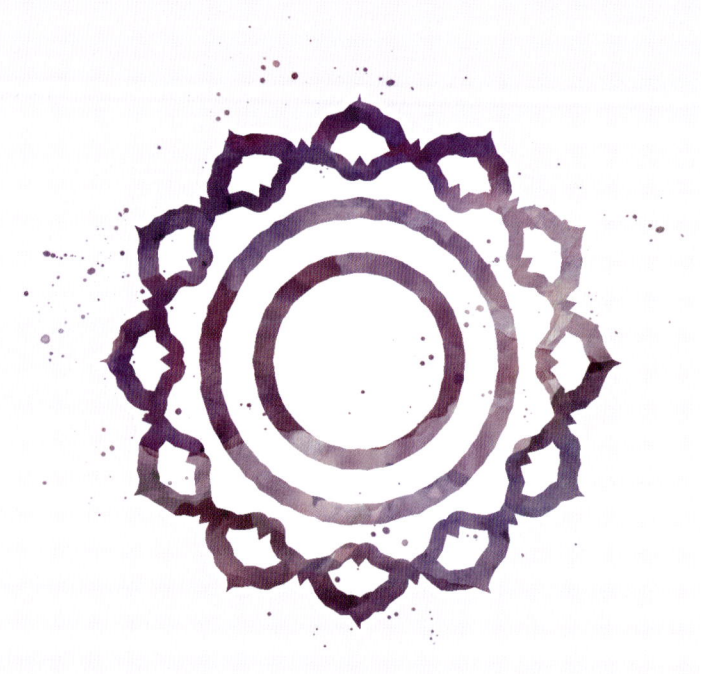

Über die Autorin

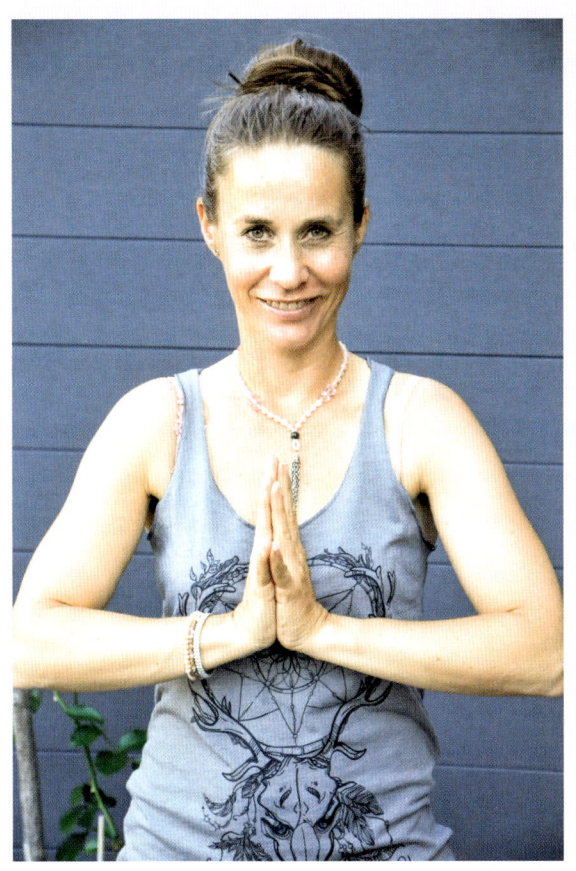

Sandra Cammann, geb. 1975 in Lüneburg, schrieb schon in der Grundschule phantastische Geschichten. Zum Journalismus fand sie allerdings erst nach ihrem Sportwissenschaftsstudium im Jahre 2005. Seitdem schreibt sie Bücher und Fachartikel für Frauenzeitschriften und Reisemagazine. Außerdem ist sie als Coach und Trainer jeden Tag auf der Yogamatte. In ihrem ersten Buch „Der Blutgruppencode – Das Fitnessgeheimnis" geht es um wissenschaftliche Erkenntnisse und die Lebensgeschichten Ihrer Kunden, die manchmal auf Umwegen zu mehr Gesundheit und ihrem passenden Sport gefunden haben.

Weitere Infos:
www.sandracammann.de

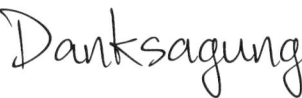

Danksagung

Mein Dank geht an alle Menschen, die dieses Buch vor der Veröffentlichung gelesen haben, zur kreativen Umsetzung beitrugen und durch ihr Feedback diese fiktive Liebesgeschichte zu einer wahren Begebenheit aufblühen ließen.

An einem heißen Spätsommertag ist die Fotoserie für die authentischen Yogabilder dieses Romans in einer privaten Atmosphäre entstanden. Sarah Muthig hat mit ihrer lockeren und fröhlichen Art mal wieder zauberhafte Bilder geschossen, auf denen ich mich innerlich fallen lassen und gedanklich vollkommen auf Kamasutra einlassen konnte.

Nachdem alles fertig war, bat ich meine Mutter diesem Roman noch mehr Leben einzuhauchen durch Aquarellzeichnungen zum Thema Becken und Beckenbodenmuskeln. Ich bewundere ihre Freude und Hingabe während sie den Pinsel über das Zeichenblatt schwingt.

Weiter danke ich meiner Familie, die mir den Freiraum gelassen hat, dieses Buch zu schreiben und mich immer wieder darin bestärkt, meine Berufung auszuleben.

Bereits von Sandra Cammann im Windpferd Verlag erschienen

Jetzt ist der Zeitpunkt gekommen, Gewohnheiten zu verändern. Das Erfolgsgeheimnis steckt in nur einem Tropfen Blut. Der darin enthaltene genetische Code beeinflusst das Bewegungsverhalten, die Persönlichkeit und die Ernährungsbedürfnisse.

Sandra Cammann entwickelte für jeden Blutgruppentyp etliche „10-Minutenprogramme" für mehr Energie, Lebensfreude, Ausdauer und Entspannung. Mit diesem Buch stellt sie die Quintessenz einer 20-jährigen Sportpraxis verschiedenster Typen vor. Dieser ganzheitliche Ansatz richtet sich an Sportler, Menschen mit chronischen Unpässlichkeiten, ebenso wie an Gesundheitsbewusste, die auf der Suche nach neuen Wegen und erfolgversprechenden Alternativen für bessere Leistungen sind.

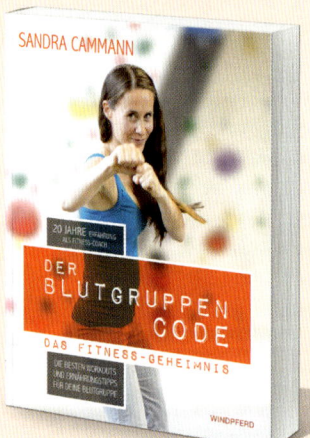

Der Blutgruppen-CODE

Das Fitness-Geheimnis

ISBN: 978-3-86410-154-0

Broschiert 224 Seiten

Format: 16,8 x 22,0 cm

18,95 € [D]

www.windpferd.de